AF649063

Verlag von Veit & Comp. in Leipzig, Marienstraße 18

Die Formen der Vergesellschaftung im Tierreiche

Ein systematisch-soziologischer Versuch

Von

Dr. P. Deegener,

Prof. der Zoologie an der Universität Berlin

Gr.-Oktav. Geheftet M. 12.50, gebunden M. 15.—

Obwohl es eine ganze Reihe wissenschaftlicher und volkstümlicher Schriften über Tiergesellschaften und Tierstaaten gibt, fehlte es doch bisher an einem Werke, das wie das vorliegende die Formen der Vergesellschaftung der Tiere von ihren einfachsten Anfängen bis zu ihrer vollkommensten Ausbildung von einem höheren Standpunkte aus betrachtet und ordnet. Deegener hat es sich zur Aufgabe gestellt und diese auch glänzend gelöst, die ungeheuere Mannigfaltigkeit des gesellschaftlichen Zusammenlebens der Tiere in seiner Entwicklung und gegenseitigen Abhängigkeit darzustellen und so ein System zu schaffen, das allen weiteren Forschungen auf diesem Gebiete als Grundlage dienen wird. Der erste Teil der Arbeit behandelt die nur durch äußere Umstände bedingten „akzidentiellen" Gesellschaften, wie sie in den Kolonien der Blattläuse, den Zügen der Wanderheuschrecke und den Wanderungen der Lachse allgemein bekannt sind. In dem viel umfangreicheren zweiten Teil werden die „essentiellen" Gesellschaften erörtert, bei denen die einzelnen Mitglieder gegenseitig in einem gewissen Abhängigkeitsverhältnis stehen, aus dem sie jedoch mehr oder weniger Nutzen ziehen, wie wir dies in der höchsten Vollendung im Ameisenstaat sehen, der in vieler Beziehung mit der menschlichen Staatenbildung gemeinsame Züge aufweist. Das Buch bietet jedem, der sich mit biologischen oder soziologischen Fragen befaßt, eine Fülle wertvoller Anregungen und Tatsachen. Es ist für jeden Gebildeten leicht lesbar. **Dr. Enslin-Fürth (Fränk. Kurier).**

Verlagsteuerungszuschlag bis auf weiteres 30 %

Verlag von Veit & Comp. in Leipzig, Marienstraße 18

Neu erschienen:

Grundriss der Zoologie

Eine Einführung in die Lehre vom Bau und von den Lebenserscheinungen der Tiere für Studierende der Naturwissenschaften und der Medizin

Von

Otto Steche

Prof. Dr. med. et phil., Privatdozent der Zoologie an der Universität Frankfurt a. M.

Mit 6 Abbildungen im Text und 40 mehrfarbigen Doppeltafeln

Gr.-Oktav. Geheftet M. 18.—, gebunden M. 23.50

So vorzüglich unsere Lehrbücher der Zoologie sind, so sind sie doch für den Fachzoologen geschrieben und enthalten daher eine Menge von Tatsachen, aus denen der Fernerstehende das für ihn Wichtige mit unverhältnismäßiger Mühe hervorsuchen muß. Aus diesem Gefühl eines Bedürfnisses entstand der **Grundriß der Zoologie**, der bestimmt ist, eine **Einführung** zu geben und der sich vor allem an solche wendet, die wie **Mediziner**, **Lehramtskandidaten** und die **Spezialarbeiter** in den anderen Fächern der Naturwissenschaften, mehr eine klare Vorstellung der Hauptpunkte dieser Wissenschaft suchen, als Einzelkenntnisse.

Hugo de Vries, Professor der Botanik an der Univ. Amsterdam:

Die Mutationstheorie

Versuche und Beobachtungen über die Entstehung von Arten im Pflanzenreich

Zwei Bände. Roy.-Okt. Geh. M. 43.—, geb. in Halbfranz M. 53.—

Erster Band: Die Entstehung der Arten durch Mutation. Mit zahlreichen Abbildungen und acht farbigen Tafeln. (XII u. 648 S.) Geh. M. 20.—, geb. in Halbfranz M. 25.—

Zweiter Band. Elementare Bastardlehre. Mit zahlreichen Abbildungen und vier farbigen Tafeln. (XIV u. 752 S.) Geh. M. 23.—, geb. in Halbfranz M. 28.—

Befruchtung und Bastardierung

Vortrag, gehalten in der 151. Jahresversammlung der holländischen Gesellschaft der Wissenschaften zu Haarlem. Geh. M. 1.50

Die Mutationen und die Mutationsperioden

bei der Entstehung der Arten

Vortrag, gehalten in der allgemeinen Sitzung der naturwissenschaftlichen Hauptgruppe der Versammlung deutscher Naturforscher und Ärzte in Hamburg. Mit acht Figuren. Geh. M. 1.40

Verlagsteuerungszuschlag bis auf weiteres 30 %

Die technischen Leistungen der Pflanzen

von

R. H. FRANCÉ
Direktor des Biolog. Institutes München

Mit zahlreichen Abbildungen im Text

Leipzig ◎ Verlag von Veit & Comp. ◎ 1919

Alle Rechte, einschließlich des Übersetzungsrechts, vorbehalten

Druck von Metzger & Wittig in Leipzig.

Vorrede.

Der nachstehende Versuch, eine Übersicht des technischen Könnens der Pflanze zu schaffen, ist das zweite Glied einer Kette, die in ihrer Gesamtheit das Weltbild einer objektiven Philosophie darstellen soll.

Von keinem anderen Fundament geht eine solche aus, als der unmittelbaren Gewißheit des erlebten Seins, das natürlich in den Erlebungsvorgang und das „Erlebnis", den Inhalt des Erlebens zerfällt. Ihr Problem ist nichts anderes, als diesen Seeleninhalt mit den Gesetzen dieses bewußten Lebens zu vergleichen. Fallen sie zusammen, dann ist die denknotwendige Einheit des Seins auf die sicherste, nämlich auf die unmittelbar gewisse Basis gebracht. Der Erlebnisinhalt aber ist nichts anderes als die Summe der Gesetze des Seins, mit anderen Worten der Inhalt aller Naturwissenschaft im weitesten Sinne; der Erlebungsvorgang dagegen deckt sich mit der Leistung der Seele, mit ihrem Schöpferischen, letzten Endes also mit der Summe aller Kulturleistungen.

Die Methode der objektiven Philosophie ist demnach eine vergleichende. Sie muß eine Reihe von vergleichenden Wissenschaften schaffen, die noch nicht existieren, um die Natur auf eine einheitliche Formel zu bringen. Dieser Weg wurde beschritten nach mehreren Vorarbeiten in meinem Grundriß einer vergleichenden Biologie.[1]

Andererseits mußte der, sich aus dieser Tätigkeit ergebende Monismus der objektiven Welt mit dem der subjektiven Welt (der großen Kultureinheit) verglichen werden. Fallen auch diese beiden zusammen, besteht eine Identität der Gesetze von Kultur und Natur, dann muß es erlaubt sein, die Methode umzukehren und von dem Objekt auf das Subjekt zurückzuschließen. So entsteht der Hauptsatz der objektiven Philosophie, daß alles, was in in den objektiven Gesetzen enthalten ist, auch Eigenschaft des Subjektes sein muß.

[1] Erscheint bei Theod. Thomas-Leipzig in zwei Bänden.

Das vorliegende Werk geht nun einen Schritt weiter auf dem Weg der vergleichenden Forschung und versucht die Parallelen zu ziehen zwischen den technischen Leistungen des Pflanzenorganismus und des menschlichen Intellektes. Welche Fülle von Einsichten dadurch gewonnen wird, ist auf den folgenden Seiten abgeleitet. Daß aber aus ihnen auch auf allen Seiten hervorgeht, daß die objektiven (Natur)-Gesetze wirklich mit einer Unzahl von subjektiven (Kultur)-Leistungen übereinstimmen, erfüllt die obige Forderung der objektiven Philosophie. Man konnte sogar noch einen Schritt weiter gehen. Wenn alles, was in den objektiven Erscheinungen verwirklicht ist, sich in den Kulturleistungen realisieren läßt, dann müssen sich aus dem Tatsachenmaterial der Biologie Erfindungen ableiten lassen.

Und so ereignete es sich in der Geschichte der Philosophie zum erstenmal, daß eine philosophische Theorie am Beginn ihrer Laufbahn durch praktische Erfolge gerechtfertigt wird. Auf Grund meiner biotechnischen Theorien ließen sich eine Anzahl technischer Neuerungen auf dem Gebiet der Optik, Nahrungsmittelproduktion, der Mechanik, der Schiffskonstruktionen usw. errechnen, die dem Patentamte vorliegen und der Gemeinnützigkeit und der technischen Praxis zugänglich gemacht wurden.

Das vorliegende Werk hat also die Feuerprobe der Richtigkeit seiner Ideen bereits bestanden, bevor es der theoretischen Beurteilung unterliegt; auf Grund seiner Ideen wurde unsere Industrie bereits bereichert, unsere Kultur praktisch gefördert.

Das macht mir Hoffnung, daß auch seinem philosophischen Kern der Beifall nicht versagt bleiben wird.

Es ist mir eine angenehme Pflicht, meiner unermüdlichen Mitarbeiterin, Frau Dr. A. Friedrich-Harrar, welche auch die Illustration besorgte, ferner der Deutschen Bank, die meine Untersuchungen und Arbeiten eine Zeitlang subventionierte, sowie dem Verlag für die trotz der Zeitschwierigkeiten glänzende Ausstattung des Werkes zu danken.

R. H. Francé.

Inhalt.

I. Einleitung.

Seitdem vor nun mehr denn hundert Jahren Lamarck den Entwicklungsgedanken in die Wissenschaft vom Leben einführte, hat sich durch ihn eine Umwälzung in Denken und Leben vollzogen, wie sie in der Geschichte der Menschheit bisher eigentlich nur einmal dagewesen ist, damals nämlich, als dem antiken Natur- und Lebensbegriff jene Logoslehre entgegengesetzt wurde, die in einer volkstümlichen Verdünnung und, merkwürdigerweise zugleich Vertiefung den neuen Weltabschnitt des Mittelalters einleitete.

Mit der Entwicklungslehre hat sich in einem gewissen Sinn das Umgekehrte vollzogen wie mit der christlichen Idee. Sie hat sozusagen volkstümlich begonnen, fast sofort ihre praktischen Wirkungen geltend gemacht und verdichtet sich erst seitdem ganz langsam zu einer in alle Tiefen des Denkens hinabschürfenden Philosophie.

Wie ein phantastisches Bilderbuch reißt sich mit solcher Behauptung die Kulturgeschichte der letzten hundert Jahre auf. Seitdem der Entwicklungsgedanke ausgesprochen war und, wenn auch nur auf engstem Gebiet, einigermaßen überzeugend wirkte, wurde alsbald eine breite Menge von wahrlich nicht wissenschaftlich erhellten Köpfen von ihm ergriffen. Es ist doch kein Zufall, daß Lamarck Franzose war und daß auch die Entwicklungslehre der Politik, nämlich der Saint-Simonismus, der Vater des Sozialismus, aus Frankreich stammt. Einfach übertragen in die Politik war der Entwicklungsgedanke, wenn es seit 1815, eigentlich schon seit 1796 eine soziale Forderung, eine Demokratie und einen Liberalismus gab.

Jene bescheidenen Handwerker und kleinen Leute des Handels, in deren Brust damals das Empfinden zwingend wurde: die Welt kann nicht immer so bleiben, alles muß vorwärts gehen, alles muß sich entwickeln, sie hatten natürlich keine Ahnung von irgendwelchen biologischen

Gesetzen, von Lamarck und Philosophie, nur ihre Führer, ein Saint-Simon, Enfantin, Fourier und Louis Blanc wußten darum, und für sie war es angewandte Naturwissenschaft, wenn ihnen als Ideal vorschwebte, „allen Menschen die freieste Entfaltung ihrer Fähigkeiten zu sichern".

Durch sie und ihre englischen und deutschen Nachtreter war längst eine praktische Entwicklungstheorie ins Volk getragen, der Boden mit Keimen bepflanzt, als endlich Darwin und Haeckel von seiten der Naturforschung aus den fallengelassenen Faden aufnahmen. Es wäre interessant, nachzuforschen, ob dies nicht unter dem Einfluß der Zeitströmung geschah. Längst hatte man das Schlagwort freie Entwicklung auf den Straßen ausgeschrien, Entwicklung als Losungswort in Volksversammlungen ausgegeben und damit zwei politische Parteien, den Liberalismus und die Demokratie, ins Leben gerufen. Nach Entwicklung drängte man in Handwerkerstuben und Handelskontoren, Entwicklung war längst verwirklicht, in vollem Gange, als die Naturforscher endlich wieder entdeckten, daß es Entwicklung tatsächlich auch in der Natur gebe.

So wurde das Paradoxale zur Wirklichkeit: Zuerst war die „populäre" Bewegung, die kulturelle Wirkung da, dann erst erschien die wissenschaftliche Idee, aus der sie gerechtfertigt werden sollte.

Wenn man meinem Gedankengang folgt, versteht man das bisher Unverständliche, warum Darwin-Haeckels Entwicklungslehre einen Siegeslauf durchmaß, für den es in der Geistesgeschichte kaum ein Gegenstück gibt.

1859 trat Darwin auf, im Jahre 1859 trat Haeckel für ihn ein, und schon fünf Jahre später war die Entflammung der Geister allgemein.

Sogar wir Jüngeren, die wir uns die Begeisterung und Aufwallung dieser längst vorübergelebten Zeiten nur aus ihrem gedruckten Niederschlag mühsam wiederherstellen, erhalten daraus noch einen überwältigenden Eindruck, wie allgemein dieser Taumel war und bis in welche Tiefen eine wissenschaftliche Idee die Menschenseele aufzuwühlen vermag.

Binnen wenigen Jahrzehnten, eigentlich schon in einem, zwischen 1865—1875, war die evolutionistische Umwertung der Wissenschaften beendet. Es gab eine Entwicklungslehre in der Biologie, daneben aber durchdrang reformierend der Entwicklungsgedanke auch die anorganischen Wissenschaften. Er verhalf der Menschheit zu einer neuen

Wertung der Vorgänge im Himmelsraum, er schuf eine Kosmogonie und eine Erdgeschichte, die den Erdball und den Menschen einordnet in einen großen Sinn des Seins; er schuf uns in der Chemie ein neues System der Elemente, er griff wie ein Flugfeuer an allen Grenzgebieten über das rein Naturwissenschaftliche hinaus, gab der Forschung den Mut, nach einer Prähistorie des Menschen zu suchen; in der Geschichte legte erst der Entwicklungsgedanke dem Werden und Vergehen der Völker den erhebenden Sinn des per aspera ad astra unter. Kulturgeschichte wurde eine Entwicklungslehre, Sprachwissenschaft entdeckte neue Probleme unter diesem Zeichen; das ganze praktische Leben wurde reformiert unter dem Zwange von Schlagworten wie etwa, daß schon Stillstand Rückschritt sei, und daß alles obligatorisch sich „entwickeln", das heißt schon in kurzen Zeiträumen dem Gesetz der Moden unterworfen werden müsse — worüber man ja seine eigenen Gedanken haben kann.

Und dennoch ....

Dieser Sieg des Entwicklungsgedankens ist nicht vollkommen. Wohl zweifelt niemand mehr daran, daß Entwicklung Weltgesetz sei, es gibt aber eine Menge Gebiete, auf denen man dieses Gesetz nicht anwendet. Nicht weil man triftige Gründe hat dazu, sondern weil man ... meine Feder stockt, je länger ich an diesem Punkte nachdenke und schließlich finde ich doch keinen anderen Grund als den, daß man es vergaß, den Entwicklungsgedanken ganz zu Ende zu denken.

Um es gleich klar herauszusagen, was hier gemeint ist: man geriet vielfach in falsche Perspektiven. Der uralte Denkzwang, nur Bestehendes zu sehen, verführt immer wieder, alles Seiende wohl als Gewordenes zu werten, nicht aber als ein Werdendes!

Zu schwer kann sich der Geist des Menschen damit befreunden, daß der Sinneneindruck nur ein Punkt einer unendlich langen Linie sei, die ebensoweit hinausstrebt in unerkennbares Dunkel, wie sie aus dem Grau einer Vergangenheit zu unseren Sinnen heranreicht. Stolz erfüllt den modernen Menschen, seine Kultur mit der von längst vergangenen Zeiten zu vergleichen; fast unfaßbar dagegen dünkt es ihm, daß das Heute gegenüber dem Künftigen notwendigerweise ein elender und stümperhafter Anfang ist; ganz außer dem Bereich des gewohnten Denkens aber ist es ihm, daß im Heute schon, außer seinem Willen und Bewußtsein, alle die Kräfte wirksam sind, aus denen sich das Kommende, die Steigerung, erbaut!

Hier aber greifen wir ans Herz der Weltgeschichte selbst. Das Goethesche Wort: Man glaubt zu schieben und wird geschoben, umschreibt dieses tiefste Problem aller Geschichtsphilosophie.

Auf diese Weise vollzieht sich jedes geschichtliche Werden. Aus einer unerkennbaren Tiefe steigen die Ideen auf, welche von den führenden Geistern aller Gebiete in Taten umgesetzt werden. Als Inspiration und Göttergeschenk empfindet sie der allegorisierend denkende Künstler, als Gottes Gnade der Theologe, als Ausfluß seiner machtwollenden Persönlichkeit der Herrscher und Staatsmann, als genialen Einfall und blitzartige Erleuchtung der Erfinder, als Axiom und intuitive Erkenntnis der kühl wägende wissenschaftliche Geist, alle zusammen aber als etwas Schöpferisches, von uns nicht Erzwingbares, sondern uns Gegebenes, das unser Verstand und unser Wille dann nur mehr anwendet, erweitert und einordnet in das große Gefüge des schon bisher Erreichten.

Und so ist zu jeder Stunde die Schöpfung unserer Kultur im Gange. Stets wirkt sich auch des Menschengeistes lebendig Kleid, ohne daß er sich dessen bewußt, sogar ohne daß sein Willen darauf gerichtet ist.

Auf diese Weise geht die Entwicklung des Menschen ständig weiter. Und es ist wohl eine durchaus erlaubte Übertragung, anzunehmen, daß auch die Entwicklung überhaupt, sowohl des Organischen wie des Weltganzen, auf gleiche Weise stets am Werke ist, daß also, um auf den Kern dieser Betrachtung zurückzukehren, wirklich alles Lebende stets zugleich ein ständig Werdendes ist.

Dies ist der Kern alles dessen, was ich zu sagen habe, die lebende Ursache dieses Werkes.

Wer diesen grundlegenden Satz anzweifeln kann, der mache mein Buch zu, denn es steht und fällt mit ihm.

Wer ihm aber beipflichtet, muß zugeben, daß dieser Satz in seiner praktischen Anwendung eminent fruchtbar und noch gar nicht ausgewertet ist. Ganze Wissenschaften rücken durch ihn in neue Beleuchtung und zeigen im neuen Lichte auch eine Fülle bislang unbekannter Zusammenhänge. Dies gilt für die Geologie ebensowohl wie für die Zoologie und Physiologie des Menschen, vor allem aber gilt es für die Wissenschaft, die mir am Herzen liegt: die Botanik.

Die Pflanze wurde bisher stets als etwas Gegebenes betrachtet, viele Jahrzehnte hindurch sogar als etwas gegeben Konstantes. Dies war die Auffassung der Botanik des Linnéschen Zeitalters.

Linné, und mit ihm seine Generation, hatte einen theologischen Begriff von der Pflanze. Er hielt sie für geschaffen, nicht aber für schöpferisch. Es war daher völlig logisch und erfüllte vollkommen die für ihn mögliche Aufgabe, wenn er sie damit umschrieb: Aufgabe des Botanikus sei die Registrierung des Pflanzenbestandes und die Anfertigung eines Übersichtsplanes, vulgo Systems, mit dessen Hilfe man aus dem ganzen Wirrwarr der Arten die einzelne, jeweils gewünschte leicht und sicher herausfinden könne. Faßt man die Pflanze als unveränderlich in die Welt gesetztes Ding auf, so beschränkt sich unser Verhältnis zu ihr wirklich darauf, daß man sie beschreibt und zu unserem Nutzen verwendet.

Dieser Standpunkt mußte sich jedoch notwendigerweise ändern, als man unter dem Einfluß der Entwicklungslehre in dem Gewächs etwas Gewordenes sah.

Der erste Botaniker, der mit diesem Auge auf die Pflanzen blickte, war Goethe, der bekanntlich aus Eigenem, wenn auch nicht ganz unbeeinflußt von Lamarck, eine Entwicklungslehre aufstellte. Und sofort erwachte in ihm der Drang, das Werden der Pflanze als den Kern ihres Lebens hinzustellen (seine Metamorphose der Pflanzen).

Er war damit ein seiner Zeit vorauseilender Vorläufer, der so lange keinen Anhang fand, bis die Entwicklungslehre durchgedrungen war. Sofort entstand damit eine Fülle neuer Problemstellungen, eine neue Botanik: nämlich die entwicklungsgeschichtliche Richtung der Hofmeister, Sachs und ihrer Schüler, die den Jahrzehnten 1860—1880 den Stempel aufdrückte.

Von da ab war Systematik und Floristik im alten Sinne ein überholter Standpunkt. Die neue Fragestellung lautete bei allem von nun an historisierend: Wie ist das, was ich sehe, geworden? Vor allem wurde diese Frage auf das System angewendet. Es trachteten schon die Zeitgenossen des Lamarck nach einem natürlichen System; immer wieder wurde es ausgesprochen: Wie kam die jetzt erkennbare Fülle von Pflanzenformen zustande, bis der Stammbaum der Pflanzenwelt aufgebaut war? „Genetisch“ hieß das neue Schlagwort. Aus der bloßen Beschreibung der Pflanzenteile wurde eine genetische Morphologie, die Organographie;

die Frage des Woher? verschwisterte sich mit der des Warum? und machtvoll erblühte nun aus der Gestaltenbeschreibung die Kenntnis der Lebenserscheinungen (Ökologie) nach außen und nach innen (Physiologie).

Es ist daher keineswegs gewagt, zu behaupten, daß alles, was den Stolz der Pflanzenkunde von heute ausmacht: die physiologische Anatomie, die Organographie, die biologische Betrachtungsweise und die Physiologie, in der genetischen Betrachtung ihre Wurzel und zugleich nährendes Erdreich hat.

Aber es gibt zwei genetische Betrachtungsweisen, eine historisierende, wenn ich sie so nennen darf, und eine aktivierende, in die Zukunft hinaus weisende. Die erstere fragt bei jeder Erscheinung: Warum und wie ist dies so geworden? Wenn man darauf die Antwort sucht, entdeckt man Gesetze des Werdens, Kräfte und Fähigkeiten, sinnvolle Zusammenhänge, kurz gesagt, den ganzen Wunderbau von Erfahrungen, der heute moderne Botanik heißt.

Die aktivierende Betrachtungsweise dagegen hat eine andere Frage. Nicht nach Herkunft, nicht nach dem Einfacheren, sondern nach der Zukunft fragt sie und sucht das den vorliegenden Erscheinungen Verwandte auf den höheren Lebensstufen. Sie sieht in den vorhandenen Kräften der Pflanze Werkzeuge, die Werte schaffen, ihr ist das Leben der Pflanze ein Entwicklungsweg zur Lebenssteigerung, die Tätigkeit der Pflanze ein Versuch zu solcher Erweiterung und Steigerung des Daseins. Sie fragt daher in folgender Weise: Ich sehe an dieser Pflanze diese und jene Einrichtung und Tätigkeit. Was soll damit erreicht werden, was wird dadurch erreicht?

Nicht genetisch, sondern dynamisch denkt diese neue Art von botanischer Forschung, für die die Aktivität, das in der Pflanze Ringende, das Belebte das wahre Problem ist.

Dieser Weg ist bisher noch niemals beschritten worden und alle weiteren Schritte, welche ich in diesem Buche wage, führen in ein Neuland des Wissens. Sie werden daher mit der Nachsicht beurteilt werden müssen, mit der man erste Versuche und Skizzen betrachtet. Was ihnen aber an Festigkeit abgeht, ersetzen sie durch die hundert Aussichtspunkte, zu denen sie führen, durch die neuen Forschungsmöglichkeiten, die sich nun erschließen, und die überraschenden Zusammenhänge, die sich nach allen Seiten hin eröffnen.

Natürlich wird diese neue Anwendung des Entwicklungsgedankens ebensogut neue Wissenschaften nach sich ziehen, wie es seine historisierende Anwendung getan hat. Es ist zu früh, sich das heute schon auszumalen, und was sich zudrängt, ist so ungeheuer, daß man sich notwendigerweise selbst beschränken muß. Ich will vorläufig nur einen Punkt in den Vordergrund rücken, weil er mir besonders wichtig erscheint und weil ich mich besonders befähigt fühle, ihn auszuarbeiten.

Die Aktivität der Pflanze[1] als Problem ist eigentlich das Biologische an sich. Dieser Forschungsrichtung ist die vor uns in einem bestimmten Zustand stehende Pflanze nur ein Durchgangspunkt; das eigentlich Fragwürdige und dauernd Bleibende, weil durch die Fortpflanzung stets wieder Erneuerte, ist die Aktivität. Woran wird sie erkannt, an was wird sie studiert? An ihren Leistungen, an dem Schöpferischen, jenem Gegenstück zu dem unbewußt Aktiven des Menschengeschlechts, aus dem wir vorhin den Begriff der werdenden Entwicklung abgeleitet haben. Diese schöpferischen Leistungen der Pflanzen haben längst eine Bezeichnung gefunden und sind genetisch liebevoll studiert. Man nennt sie die Anpassungen der Pflanzen, könnte aber ebensogut Erfindungen sagen. Es ist das bunte, wundersam gewebte Kleid, das sie anhaben, es sind ihre Werkzeuge, ihre Waffen und Schutzmittel, die schöne und sinnvolle Verstrickung feinster Zusammenhänge, durch die sie sich nicht nur am Leben erhalten, sondern auch alle Lebensräume erobert haben, das Meer und die süßen Wasser bis in die lichtlosen Tiefen, die Festländer im goldenen Licht und unter der Erde bis in den luftleeren und dunkelerstickenden Schlamm hinab, das Luftreich so gut wie sogar das Innere anderer Lebewesen, durch die sie schließlich die tausendfach gestaltete Kette des Lebens aus den fernsten Zeiten der Erdgeschichte hinüberwerfen von einem Äon zum anderen, weit über unseren Horizont, vielleicht bis in die fernsten Zeiten.

Diese Anpassungen sind im neuen Sinne, mit dem hier auf die Pflanze geblickt wird, gelungene Versuche, das Leben zu erhalten und zu steigern, alle seine Möglichkeiten auszukosten.

Solche Versuche sind uns Menschen aber aus eigener Erfahrung nur zu wohl bekannt.

---

[1] Ebenso zu bearbeiten ist die Aktivität der Tiere, beziehungsweise die des Plasmas als Einzeller und Organbildner.

Lebenssteigernde Wertung unserer Daseinsmöglichkeiten — diese Formel ist sehr wohl eine Definition für die menschliche Kultur selbst. Was will sie denn anderes, was soll denn ihr Zweck sein, wenn nicht die größtmögliche Ausweitung des Begriffes Mensch, das Auskosten aller erworbenen und ererbten Möglichkeiten als Technik, künstlerisches Schaffen, Wissen und soziale Organisation durch die größte Erweiterung unserer Sinne, was ist sie anderes als die Summe aller Leistungen, Erfindungen und Menschenwerke, durch die das Dasein gesteigert, das Leben intensiver, erfüllter, vollkommener, reicher und tiefer geworden ist?

Nun — und hier tun wir unseren ersten wirklichen Blick in das Neuland, das jetzt entdeckt ist — dieselben Möglichkeiten einer Lebenssteigerung durch Schöpferisches, durch Leistungen, Erfindungen, kurz Anpassungen hat auch die Pflanze, so gut wie das Tier!

Es wäre also nicht sinnlos, von einer „Kulturwelt" und einer „Kulturgeschichte" der Pflanzen zu sprechen. Es ist hier eine außermenschliche Kulturmöglichkeit postuliert. Das, was man bisher Anpassungen der Pflanzen nannte, scheint das Gebiet ihrer Kulturgeschichte zu sein. Und diese Kulturmöglichkeit zu beweisen, sie begrifflich zu fassen, sie auch in Umrissen darzustellen, ist der weitere Inhalt dieses Werkes.

II. Ingenieurleistungen der Pflanze.

Keine Frage steht nun so unabweisbar und Antwort heischend vor uns wie die:

Was ist das Aktive in der Pflanze?

Ebenso unabweisbar ist aber auch die Antwort: Aktivität zeigen nur die Pflanzenteile, in denen lebendes Plasma vorhanden ist. Also steckt das Aktive im Plasma.

Um daher Leistungen der ganzen Pflanze beurteilen zu können, müssen uns die des Plasmas an sich vollkommen klar sein.

Hierüber gibt es eine Fülle von Vorarbeiten. Man braucht sie nur aufzuschlagen, um zu erfahren, daß Protoplasma ein Gemenge hochmolekularer Eiweißverbindungen ist, so kompliziert, daß man heute noch keine Formel dafür angeben kann.

Dieser komplizierte Bau ist überaus labil und der Abnützung unterworfen. Er enthält als bindendes Glied das beweglichste aller Elemente, den Sauerstoff, der sich mit allen anderen Elementen (die wenigen Ausnahmen [Fluor, Helium] zählen für das Leben nicht) verbindet und dem Leben nie fehlen kann, da es von sämtlichen Urstoffen am meisten verbreitet und in größter Menge vorhanden ist. 44—48% aller Gesteine der Erdrinde sind Sauerstoff, ebenso 89% des Wassers und 23% der Luft.

Wegen dieser großen chemischen Affinität schlägt das Oxygen ununterbrochen Brücken von Verbindung zu Verbindung und bedingt eine unausgesetzte Auswechslung chemischer Bausteine und die Neuaufnahme von Oxygen in diesen Betrieb. Das nennt man Atmung und Ernährung.

Die Atmung ist die reine Oxydation, die Ernährung hält der bei solch raschem Umbau unvermeidlichen Abnützung die Wagschale.

Atmung und Ernährung sind also erhaltungsnotwendige, technisch nötige Leistungen des Plasmas, um dessen auf Lebensdauer unveränderlichen chemischen Bau zu gewährleisten.

Wir wissen aber alle aus Erfahrung, daß dieser Erfolg nicht auf die Dauer verbürgt ist. Nicht nur gegen äußere Zufälle ist das Plasma oft genug wehrlos, es kann auch bei normalem Ablauf der Dinge seinen schließlichen Zerfall nicht hintanhalten. Ihn nennen wir Tod. Chemisch-technisch ist er nichts anderes als ein Abweichen vom normalen Stoffwechsel, in der Sprache des Biochemikers ein Abbau des Eiweißmoleküls.

Diesem unabwendbaren Zerfall versteht nun das Plasma entgegenzuwirken. Es entzieht Teile der Gesamtmenge dem intensivsten Stoffwechsel eine Zeit hindurch und erhält sie dadurch am Leben, während der übrige Teil dahinsinkt und stirbt. Indem es den Vorgang in regelmäßigen Pausen mit den aus dem Latenzleben erwachenden Plasmateilen wiederholt, erreicht es, daß stets lebendes Plasma da ist, wenn auch immer ein Teil des Plasmas zerfällt. Die latent lebenden Plasmateile nennen wir Geschlechtsprodukte, die absterbenden heißen Pflanze, Tier und Mensch, den ganzen Vorgang nennt man Fortpflanzung. Ihre Notwendigkeit ist durch die des Todes gegeben.

So fließen Tod und Leben eines aus dem anderen. Um nun aber Atmung, Ernährung und Fortpflanzung ausführen und sichern zu können, müssen die „Möglichkeiten" dieser Betätigungen so abgewogen werden können, daß von zwei technisch ausführbaren Abläufen immer der für die Erhaltung günstigere ausgeführt wird. Die Umwelt des Plasmas läßt dieses nicht unbeeinflußt, die physikalisch-chemischen Kräfte wirken als anziehender und abstoßender Reiz, um es jeweils in eine erhaltungsgemäße Lebenslage zu bringen. Reizbarkeit und gelegentliche Beweglichkeit nennt die Wissenschaft die Eigenschaften, durch die sich das Plasma in einer großen Zahl von „Weltkombinationen" erhalten kann. Für alle vorkommenden Fälle reichen beide nicht aus. Die Kugel tötet den, den sie trifft, das Gebiß des Raubtieres beraubt sein Opfer des Lebens, der aufs Trockene geratene Fisch stirbt, so wie der Mensch ohne Luft erstickt, die den Giften eines Schmarotzerpilzes ausgesetzte Pflanze verdorrt, aber so trefflich funktionieren Reizleben und Bewegung, daß die Unglücksfälle des Lebens die Ausnahme sind, das Beharren die Regel ist, und die rechtzeitige Fortpflanzung vor dem Tode vieltausendmal häufiger gelingt, als den lebensfeindlichen Mächten ihr absoluter Sieg. Wenn auch die Individuen binnen wenigen Stunden oder Jahren dahinsinken, die Fortpflanzungskette, die wir als Spezies bezeichnen, bleibt viele Jahre, ja ungezählte Jahrtausende hindurch, jedenfalls so lange bestehen, daß die Menschen einst fest davon überzeugt waren, sie sei überhaupt ewig.

Diese Reizbarkeit des Plasmas eröffnet uns aber durch den Gesichtspunkt, von dem aus wir sie hier betrachten, ihre ursprüngliche und wahre Bedeutung. Sie ist ein Mittel zur Erhaltung des Lebens, also dem Leben zuliebe und weder vor noch nach dem Leben da. In ihr steckt eine entscheidende und regelnde Kraft. Ihre Aufgabe ist, stets das „juste milieu" zu finden, von dem der Ablauf des Lebens abhängt. Nicht nur zu Bewegungen veranlaßt sie das Plasma, sondern sie regelt jeweils nach den von außen einwirkenden Umständen auch Ernährung, Atmung und Fortpflanzung, mit einem Wort das Leben selbst. Wie sein Lenker und Herr schwebt es über allem, was „lebendiges Geschehen" heißt und veranlaßt alle die tausend Änderungen und Handlungen, die man Anpassungen nennt. Wie wir jetzt erkennen, zu keinem anderen Zweck, als damit das Plasma leben kann.

Primum est vivere — eine andere Philosophie hat das Leben nicht. Alles ist seinetwegen da. Leben hat keinen anderen Zweck als das Leben. Alles Leben will Ewigkeit. Und um sie zu erreichen, schafft es sich sein Reizleben, schafft es sich seine Kultur.

Aber es hat keine absoluten Kräfte, sondern ist überaus beschränkt. Vor allem durch seine eigene Existenz und die darein gelegte Kraft, dann durch die Umwelt, das heißt durch die technischen Qualitäten der vorhandenen Dinge, die es als Mittel zum Leben, als Material seiner Anpassungen verwenden kann.

Mit diesen Einsichten haben wir einen neuen und wichtigen Begriff gewonnen. Die gesamte Anpassungsfähigkeit, vulgo Kultur des Plasmas ist beschränkt. Nach innen und nach außen innerhalb der technisch und lebenssituationsmäßig gegebenen Grenzen. Die ganzen Wunder des Lebens sind abhängig von der Physik und Chemie und von der Vergangenheit, aus der das Plasma herkam.

Denn was sich da so leicht und ungezwungen vor unseren Augen entwickelte, sind ja die Wunder des Lebens, jene vier elementaren Lebenserscheinungen des Stoffwechsels, der Fortpflanzung, Bewegung und Reizbarkeit, die als die Grundlage jedweden, auch des menschlichen Lebens gelten. Längst sind wir gewohnt, die ganze ungeheuerliche Komplikation der gesamten Lebensbetätigung, mag sie al Kraft oder Blütenschönheit, als wunderbare Ausbildung von Früchten als Herstellung von tödlich feinen Giften, als Kampf von Tier und Pflanze miteinander, oder als Blutzirkulation, geheimnisvoller Verdauungsvorgang, als unbegreiflicher Instinkt, als über das Leben hinausgreifender Geschlechtstrieb, als feinste und rätselhafte Geistesbetätigung, als Kunsttrieb oder gar als Flamme des Genies unseren Wissensdrang reizen, nur als Erweiterung dieser vier Elementareigenschaften der Lebewesen aufzufassen. In einer fast lückenlosen Folge hat die moderne Forschung vom einfachsten Plasmawesen bis zum Menschen die langsame, stufenweise Vervollkommnung der Lebensbetätigung verständlich gemacht. Und wenn wir jetzt mit Recht sagen können, daß uns auch diese elementaren Lebensbetätigungen als notwendige Bedingung des plasmatischen Erhaltungstriebes erscheinen, und zugleich die notwendigen Folgen der chemisch lockeren und hochmolekularen Zusammensetzung des Plasmas sind, dann sind wir ziemlich nahe einer befriedigenden Antwort auf die Grundfrage aller Biologie, die da lautet: Was ist das Leben?

Das Leben ist also für unseren Standpunkt die durch die Umwelt im Plasma ausgelöste Aktivität.

Diese Umwelt gibt nun dem Lebensstoff im allgemeinen folgende Betätigungsmöglichkeiten:

Das Protoplasma ist eine Emulsion, korrekt gesprochen eine kolloidale Lösung. Als solche bedarf es zu seiner Existenz, wieviel mehr erst bei allen seinen Leistungen, die vorerst zunächst chemische Umsetzungen sind, des für alle Gele benötigten Lösungsmittels. Das ist jene chemische Verbindung der Gase Wasserstoff und Sauerstoff, die gemeinhin unter dem Namen Wasser bekannt ist.

Deshalb ist ohne Wasser kein Leben möglich. Wenn das Gel eintrocknet, stirbt das Plasma ab. Das Leben muß also feuchte Medien aufsuchen. Ohne weiteres, am sichersten kann der Lebensstoff im Wasser selbst bestehen. Nicht umsonst hielt man schon seit des Thales Zeiten das Meer für die Wiege alles Lebens. Leben kann aber das Plasma unter gewissen Garantien auch in der Erdrinde und in der Luft. Garantiert werden muß nur ein bestimmter Minimalgehalt an Wasserdampf oder tropfbaren Niederschlägen. Es sind also Wasser-, Luft- und Landwesen möglich. Die Existenz der letzteren ist noch durch eine mechanische Tatsache beschränkt. Nur soweit die Erde auch luft- und wasserhaltig, das heißt porös ist, beherbergt sie Lebewesen.

Besonders geeignet für die Pflanzenbesiedelung ist gerade die Grenzzone zwischen Erdreich und Luft, in der die Pflanzen gewissermaßen ein amphibisches Leben führen können, mit den Wurzeln eingetaucht in das feuchtigkeitsführende Erdreich, in dem sie in den Zeiten der Niederschläge gleich einer Wasserpflanze leben. Mit den Blättern ist die Pflanze freilich einem meist weitaus trockenerem Medium ausgesetzt, das ihr mehr Wasser durch die Verdunstung entzieht, als es ihr gibt.

Sie ist demnach in einer zweifachen Situation und dadurch vor eine verwickelte technische Aufgabe gestellt. Die oberirdische Umwelt entzieht ihr mechanisch (denn die Verdunstung von Wasser aus den Blättern erfolgt an sich nach physikalischem und nicht nach biologischem Gesetz) in anderen Mengen und zu anderen Zeiten Wasser, als es den Wurzeln zugänglich ist. So wird z. B. gerade an schönen Tagen in den heißen Stunden die Wasserabgabe ein vollkommenes Widerspiel der Wasseraufnahme sein; umgekehrt ist bei Regenwetter an den Wurzeln ein Überfluß da, dessen größter Teil ungenützt im Boden versickern muß, während in den an sich meist kühleren Regenstunden die Verdunstung auf ein Minimum herabgesetzt ist.

Aufgabe der lebenden Substanz ist hier wieder die Aufrechthaltung eines konstanten Mittelwertes der Transpirationsökonomie gegenüber den veränderlichen Werten von Zufuhr und Abgabe.

In dieser Bedürfnislage befindet sich vielfach auch der Mensch und hat ihr mit einer Reihe von oft höchst scharfsinnigen Einrichtungen abgeholfen. Sein einfachstes Mittel war, die Orte zu meiden, an denen die Wasserversorgung besonders erschwert ist. Er siedelte sich besonders zu Zeiten, da andere Hilfsmittel fehlten, gerne in unmittelbarer Nähe größerer und kleinerer Wasserläufe und Seen an. Die liebvertrauten Bilder des Dorfbächleins, der Stadt am Fluße, bezeugen diesen Trieb. Nirgends hat er eine so beredte Illustration gefunden, wie in der Besiedelung des wasserreichen Nildeltas mit hundert Städten und in der ergreifenden Menschenleere der Einöden viele hundert Kilometer rings um die Niloase. Wo kein Raum mehr zur Besiedelung unmittelbar am Flusse blieb, leitete man das nur allzu rasch enteilende kostbare Naß in Kanäle, die eine weitere Ausdehnung des „Lebensraumes" gestatteten.

In der flußlosen Steppe suchte man sich des unterirdischen Stromes der Grundwässer zu bemächtigen, indem man ihn mit Brunnen anbohrte, in denen infolge des Gesetzes der Kapillarität das Wasser höher stand, denn im Boden selbst. Oder wenn man angewiesen war, an einem Orte zu leben, der weder Bäche noch Quellen, Kanäle und Brunnen besaß, sammelte man das himmlische Naß in Zisternen für die Tage der Trockenheit.

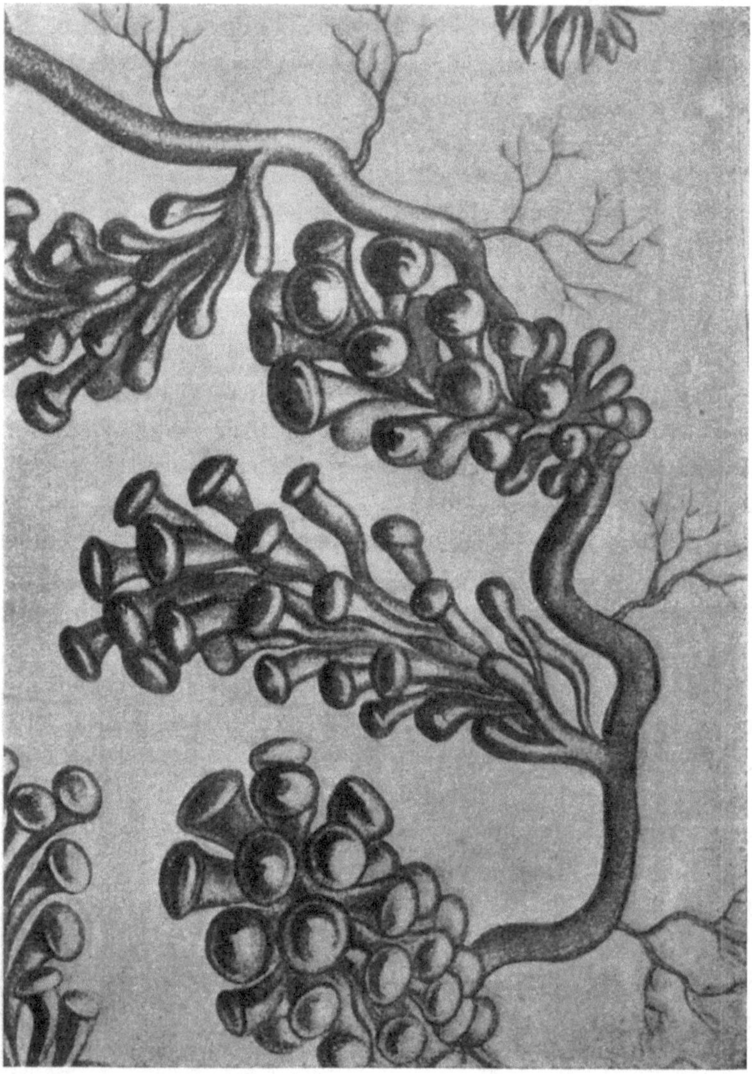

Abb. 1. Caulerpafäden der südlichen Meere, eine zellenlose Pflanze. (Nach Haeckels Kunstformen.)

Besiedelung der Flußtäler ist das einzige Hilfsmittel des kulturlosen Menschen; will er sein Leben reicher entfalten, will er über weitere Räume herrschen, muß er Kultur entwickeln. Auf ihrer primitiveren Stufe gräbt er Kanäle, errichtet er Stauseen und Zisternen, senkt er Brunnen ins Land; auf höherem Niveau schafft er in Röhrenleitungen Wasser in seine Städte, hebt er durch Pumpen tiefstehendes Wasser, durch Hebewerke das köstliche Naß aus den Niederungen auf die Höhen, auf denen er lebt.

Auch das Plasma überschritt die Stufe der bloßen Besiedelung wasserreicher Gebiete; es legte Zisternen an, es bildete Röhrenleitungen und schuf Hebewerke und Pumpvorrichtungen, um sein Wasserbedürfnis in jeder Weise zu decken.

Eine Wasserpflanze braucht freilich keine solche Sicherungen. Hieraus allein erklärt es sich, daß alle untergetauchten Pflanzen nur so weit wurzelartige Gebilde ausbilden, als es ihr, in fließenden Gewässern oder in der Brandungszone wohlverständliches Bedürfnis nach Festhaften erfordert. Jedenfalls fehlt hier der bei Landpflanzen so ausgesprochene Gegensatz zwischen Wurzel und Krone. Wenn trotzdem einzelne Tange (ich erinnere an die Beerentange oder an *Caulerpa* [Abb. 1]) laubartige Entfaltung ihres Lagers aufweisen, sogar ganze laubwaldartige unterseeische Triften vortäuschen, so tritt uns darin eine andere Verwertung eines Lebensreizes entgegen, nämlich eine Befriedigung des Assimilations-, also Ernährungsbedürfnisses. Warum ist man noch nicht auf den Gedanken geraten, genaue, vergleichende Untersuchungen zwischen Gestalt und Bau der Laubblätter und blattartigen Ausbreitungen der Tanglager anzustellen? Man würde dadurch sehr lehrreichen Einblick erhalten, was an den ersteren alles Transpirationsanpassung ist. Es steckt mit darin in dem Plus an Einrichtungen, durch die sich das Laubblatt vor dem Tangblatt auszeichnet.

Schon bei den ersten Algenformen, welche über das reine Wasserleben hinausgehen, ist ein reiches System wassersaugender Fäden unentbehrlich. Als Beispiel sei die reizende kleine Botrydiumalge herangezogen, ein birnförmiges, einzelliges, grünes Pflänzchen, das auf feuchtem Lehmboden Köpfchen an Köpfchen aufstellt, die aber ihren prallen Turgor nicht bewahren könnten, wenn sie nicht mit sehr zahlreichen Verzweigungen sich der Bodenfeuchtigkeit bemächtigen würden (Abb. 2a).

Es ist die technische Form der Röhre, die schon bei diesem einfachsten Beispiel von dem Plasma geschaffen wurde und im ganzen Pflanzenreich ebensowenig wie von der menschlichen Technik wieder aufgegeben wurde, weil sie eben die vollkommen zweckentsprechende ist.

Es seien hier aus dem weiten Gebiet der niederen Pflanzenwelt 4 Typen eingehender betrachtet, die uns das Verständnis für die einfachsten technischen Leistungen des Plasmas in dieser Hinsicht eröffnen mögen.

Als erster Vertreter sei *Pilobolus crystallinus* genannt (Abb. 2b), der Schleuderschimmel aus der Familie der Mucoraceen, die so ziemlich

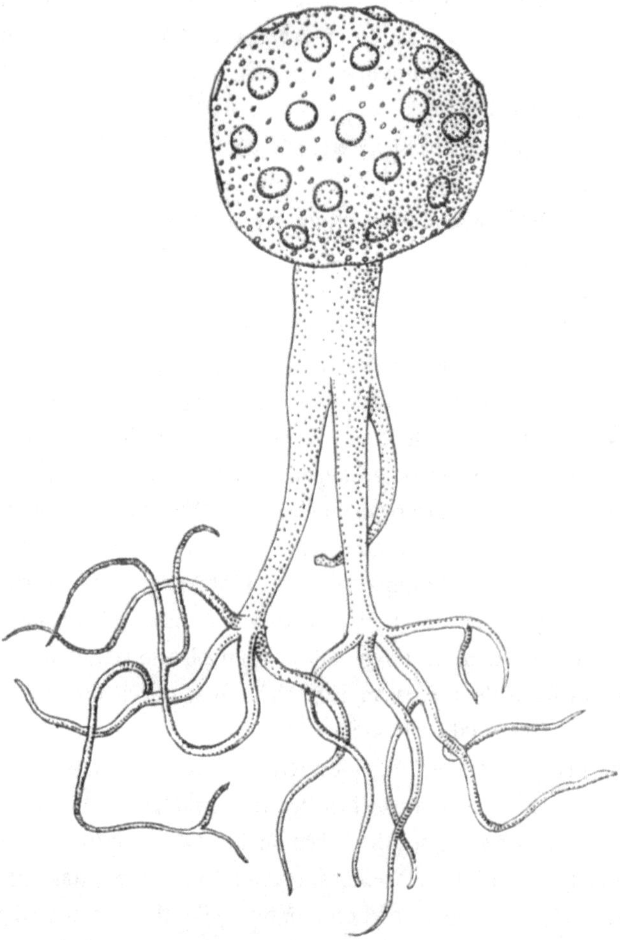

Abb. 2a. *Botrydium granulatum*, eine zellenlose Pflanze mit Wassersaugfäden. (Leicht vergrößert nach der Natur.)

als erste Vertreter der Algenpilze den Einzellern noch nahestehen. *Pilobolus* ist ein ebenso niedliches Pflänzchen wie es unappetitlichen Gewohnheiten fröhnt. Es lebt auf Pferdemist, namentlich wenn er feucht und breiig ist, und saugt daraus stickstoffhaltige Abfallstoffe.

Dadurch deckt sein Plasma zugleich sein Wasserbedürfnis. Wie wird das Wasser aufgenommen? Durch röhrige Fasern, die nach allen Seiten hin in den Brei eintauchen und Wasser pumpen. Daß es sich um ein Pumpen handelt, geht daraus hervor, daß in dem kleinen, keulenartigen Stämmchen, in dem die Pilzfäden zusammenlaufen und das man den Sporenträger nennt, ein noch ungemessener, aber höchst intensiver Wasserdruck herrscht. Er ist so stark, daß er kleine Tröpfchen Wasser wie schimmernde Perlen aus dem Sporangium herauspreßt, so daß es

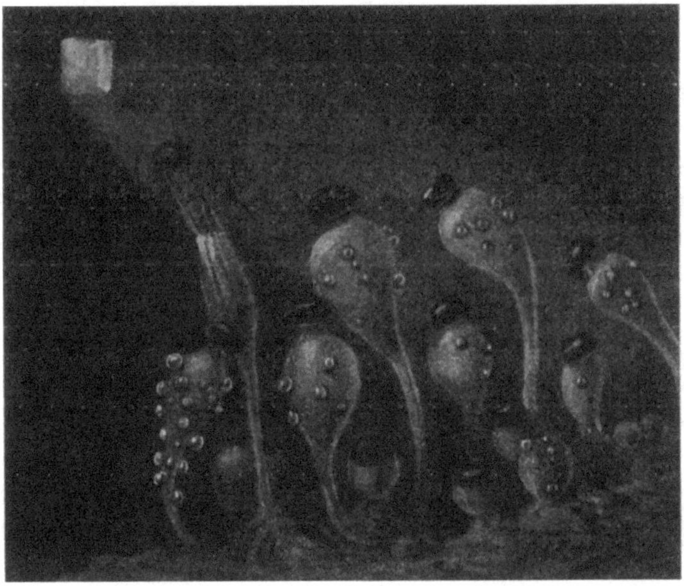

Abb. 2b. *Pilobolus crystallinus*, der mit dem geleiteten Wasser nach Art einer Wasserbüchse das schwarze Sporenköpfchen abschießt. (Leicht vergrößert nach der Natur.)

gewöhnlich fein betaut ist, wie ein Grashalm am Herbstnebelmorgen (Abb. 2b); er steigert sich sogar dermaßen, daß er schließlich die am wenigsten widerstandsfähige Stelle, nämlich das Vorderende des Köpfchens sprengt, und, da sich gerade dort die der Fortpflanzung dienenden Zellen befinden, diese eine ganze Spanne weit fortschleudert, nach dem Prinzip der Druckluft- oder Wasserbüchsen.

Ein anderer Typus findet sich bei fast allen Waldbäumen und Sträuchern verwirklicht. Sie — vor allem gilt dies für die Gruppe der

Kätzchenträger, zu denen die Eiche oder die Erle gehört — haben ein großes Wasserbedürfnis angesichts ihrer reichen Krone, und besitzen dem entsprechend eine Wasserleitung in den zahllosen feinen Pilzfäden, durch die ihre Wurzelenden auf das Zierlichste umsponnen werden. Pilzwurzel (*Mykorrhiza*) nennt der Botaniker diese artige Tatsache und weiß sie nicht anders zu deuten, als daß für die große Pflanze von der kleinen, feinverzweigten mehr Wasser aus dem Boden aufgeschlossen werden kann, als sie ihm allein entziehen könnte.

Das Röhrensystem der Pilze ist eben ungemein leistungsfähig. Hierfür kennt man einen Beleg, der auch den Nichtbotanikern alljährlich schmerzlich genug ins Gedächtnis geprägt wird. Das tut der Hausschwamm, der unheilvoll berüchtigte *Merulius lacrimans*, dadurch, daß er Bodenfeuchtigkeit bei Tag und Nacht in trockene Häuser hinaufpumpt, bis die Balken faulig zerfallen und die feuchten Stuben unbewohnbar werden.

Allermeist findet die Weiterverbreitung dieses Pilzes durch die Wände statt, und zwar in Form von Mycelsträngen. Soweit diese nicht dem Holz direkt anliegen, also besonders, soweit sie im Mauerwerk verlaufen, müssen sie von rückwärts ernährt werden. Die Länge der Mycelstränge, von der Nahrungsquelle ab gerechnet, wird von Hartig auf öfters mehr als 3—4 m angegeben. Mit ihrer Hilfe kann der Hausschwamm, von Etage zu Etage steigend, ein ganzes Haus, oder in die Breite gehend mehrere nebeneinander gelegene Häuser in allen Teilen befallen.

Merkwürdigerweise kann nun der Hausschwamm dort, wo er kein Wasser hat, welches selbst bereiten, indem er Zellulose spaltet, einen Teil ihres Kohlenstoffes aufnimmt und den Rest als Kohlensäure und Wasser ausscheidet. So zersetzt er das Holz und wirkt besonders verderblich. Hartig und Mez haben diese Tatsache zweifellos gemacht.[1] Mez wies bei einem Versuch einwandfrei nach, daß eine ganz kleine Hausschwammkolonie binnen vier Wochen aus gedörrten Holzspänen 20 g Wasser herstellte.

Die merkwürdigsten Anwendungen dieser technischen Leistungen aber haben wir dort vor Augen, wo sich symbiotische Lebensverhältnisse ausbildeten, wie wahrscheinlich bei den Mykorrhizen der Bäume oder ganz sicher bei dem Gemeinschaftsleben zwischen Algen und Pilzen in der Lebensform der Flechten (*Lichenes*).

[1] Vgl. C. Mez, Der Hausschwamm. Dresden 1908.

Um den Nichtbotanikern unter meinen Lesern das Verständnis zu erleichtern, will ich hier sowie im Folgenden zunächst die für den gegebenen Fall notwendigen allgemeinen Vorkenntnisse voraussenden.

Die Flechten oder Lichenomyceten, wie man sie gegenwärtig nennt, sind fädige Pilze, die einzellige oder fädige Spaltalgen und Grünalgen einfangen und in einem etwas entarteten Zustand in Gefangenschaft halten, wie in einem Stall. Der Botaniker von heute gebraucht hierfür

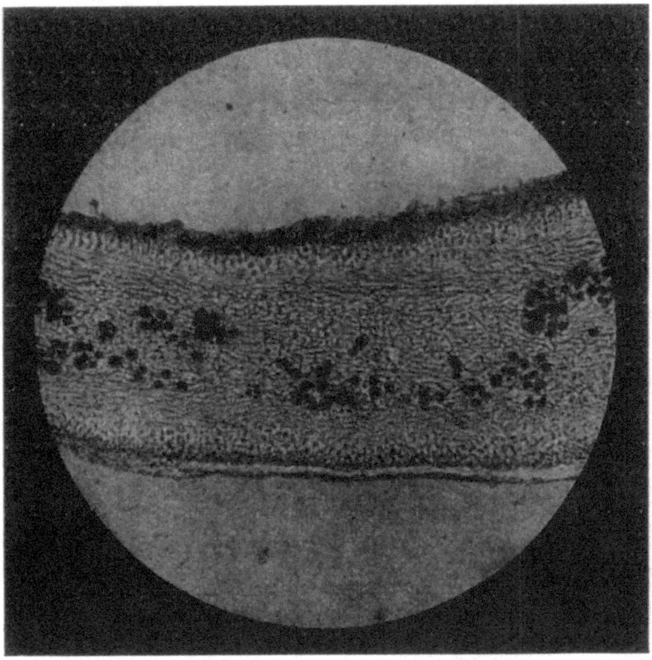

Abb. 3. Querschnitt durch ein Flechtenlager mit Fortpflanzungsorganen und wasserkondensierenden Haaren. (Stark vergrößert. Original.)

ungescheut den Ausdruck Domestikation. Die Algen verlieren dadurch die Fähigkeit einer komplizierteren Fortpflanzung, wenn sie eine solche vorher besaßen, und vermehren sich nur durch Spaltung. Sie geben den Pilzen einen Teil der durch die reduzierte Fortpflanzung eingesparten Nährstoffe ab und erhalten von ihnen dafür Wasser und damit aufgesaugte Nährsalze, wohl auch Stickstoff. Durch diese Gegenseitigkeit ist es beiden möglich, Lebensräume zu besiedeln, die ihnen für sich allein verschlossen wären, den Pilzen aus Nahrungsmangel, den Algen aus Wassermangel, sowie wegen der zu starken Erwärmung und Belichtung. Denn die Flechten leben doch bekanntlich auf Baumrinden, trockenen Brettern, Mauern und vor allem auf ganz glatten Felsen, die sich im Gebirge im prallen Sonnenschein auf 60° C erhitzen, eine Temperatur, bei der alle anderen Pflanzen abzusterben pflegen.

Nachdem wir so die Leistung erkannt haben, wollen wir nun die Mittel betrachten, durch die der Lichenomycet sie verwirklicht. Wieder ist es das Prinzip der Röhre, das im Pilzfaden Anwendung findet; von weither wird mit besonderen „Wurzelhyphensträngen“ (Rhizinen) Wasser herangeleitet. Im Flechtenlager selbst verspinnen sich die Pilzfäden zu einem dichten Filz, in dessen feinen Röhrchen sich das Gesetz der Kapillarität geltend machen muß. Dadurch wird das Wasser bis an die Algenzellen im Innern des Flechtenlagers herangesogen. Dort wird eine zweite technische Leistung vollbracht. Die Menschenerfindung des Wasserbehälters hat hier ihr Vorbild. Die Spaltalgen besitzen eine wasserspeichernde gallertige Hülle. Vollgesogen mit dem Wasser quillt sie auf und hält zähe ihr Wasser zurück in den Stunden der Trockenheit. Sie gibt den Zellen nur nach Bedarf ab.

Der Flechtenthallus verwirklicht noch ein drittes technisches Prinzip, das auch in der Technik des Menschen komplizierte Anwendung gefunden hat, als Kondensation. Die meisten unserer Kondensationseinrichtungen, wie solche bei vielen Dampfmaschinen in Gebrauch sind, bestehen im Prinzip aus einem geschlossenen Raum, in dem der wirksam gewesene Abdampf durch Kühlung niedergeschlagen wird, und aus den Vorrichtungen (meist sind es Röhren) zum Beschaffen des Kühlwassers und zum Entfernen des im Kondensator entstandenen Wassers. (Abb. 4.)

Bei der Flechte haben wir die entsprechenden Einrichtungen in Folgendem gegeben:

Dem Gasaustausch der Flechte dient das lockere Röhrengewirr im Markteil des Lagers, das man als Hyphengewebe bezeichnet. Es steht durch sog. Zyphellen mit der Außenwelt in Verbindung; unter diesem Namen werden besondere Lücken im Rindenteil der Flechte verstanden. Hier oder an der Unterseite des ganzen Lagers stehen viele Röhrchen, nämlich Zellfäden, empor. (Abb. 3.)

Sie entsprechen den Messingröhren, die bei den geschlossenen Oberflächenkondensatoren, wie man sie z. B. an stehende Schiffsmaschinen gern anschließt, in den Kessel eingebaut, vom Abdampf umspült werden. Dieser „Abdampf“ ist im Falle der Flechte die feuchtigkeitsgesättigte atmosphärische Luft, die wärmer ist als die rasch verdunstenden, daher abgekühlten Zellfäden. Bei dem Kondensator werden sie mit Kühl-

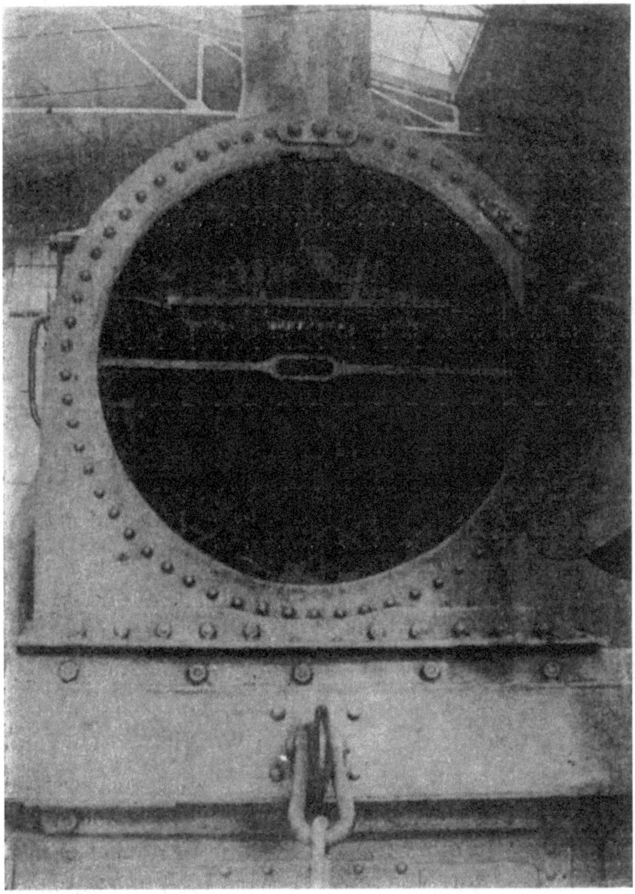

Abb. 4. Geschlossener Oberflächenkondensator (Querschnitt).
Aus den Sammlungen des Deutschen Museums München.

wasser gespeist. An ihnen schlägt sich das Kondenswasser nieder. In unserem oben abgebildeten Oberflächenkondensator (Abb. 4) wird es abgelassen, die angewärmte Luft oft auch durch eine Luftpumpe. In unserer Flechte läßt die Pflanze das Kondenswasser nicht ab, sondern es wird aufgenommen vom Gallerteschlauch der Alge; die Luft wird allerdings auch hier abgesaugt durch die Zyphellen.

Die Pflanze hat also die gleiche Erfindung gemacht, annähernd dieselbe technische Leistung vollbracht, vor allem das gleiche Prinzip angewendet wie die menschliche Kultur. Man beachte wohl, daß es sich dabei nicht um Ähnlichkeiten, nicht um bloße Analogien handelt, sondern um Identisches; das gleiche Prinzip, ein und dieselbe Gesetzmäßigkeit wird angewendet von der Pflanze und vom Menschen, um dieselbe Wirkung, nämlich die Herstellung von tropfbar flüssigem Wasser aus Wasserdampf, zu erzielen. Was sich uns theoretisch in Aussicht stellte, wurde damit zur Wirklichkeit.

In der Flechte, sowie in dem Hausschwamm und *Pilobolus* ist zugleich ein Hebewerk einfachster Art gegeben, das auch in jeder Pflanzenwurzel vorliegt.

Wenn die technische Definition der Pumpe lautet, sie sei eine Vorrichtung, um Flüssigkeiten zu heben oder in unter Druck stehende Räume zu befördern, so muß man der Pflanze die Ehre der Pumpenerfindung geben, denn sie leistet in dieser Beziehung etwa folgendes:

Im indischen Pflanzenbezirk sind die Wälder von zahlreichen kletternden Palmen durchsponnen, die mit dem gemeinbekannten Namen Rotang (*Calamus*) belegt, mit Widerhaken auf ihren Blattspitzen sich langsam über alle anderen Bäume emporziehen und so statt im Düster des Tropenwaldes, im Sonnenglanz des südlichen Himmels ihr Dasein genießen. Spanisches Rohr nennt man im Handel ihre nur wenige Zentimeter dicken Stämme, denen man es wirklich nicht ansieht, daß sie auf ihrem vielgewundenen Wege bis an 180 m Länge erreichen, sich erst auf den Baumkronen aufrichten und dort ihre großen Blätter ausbreiten. Damit dies möglich sei, müssen sie Wasser vom Boden bis zur Höhe der höchsten Kirchtürme (Mole Antonelliana zu Turin 164 m, Ulmer Münster 161 m, Kölner Dom 156 m) emporpumpen. Auch andere Kletter- und Schlingpflanzen von 100 m Länge machen dies nach, desgleichen eine Anzahl von Bäumen, von denen die Eukalypten Australiens in 152 m Höhe ihre Krone breiten, die Wellingtonien Kaliforniens in 142 m, während die höchsten Bäume unserer Heimat, nämlich die Weißtannen, ihr Wasser bis zu 75 m, also zu ansehnlicher Kirchturmhöhe emporheben.

Das bedeutet eine höchst ansehnliche Kraftleistung, die man am besten beurteilt, wenn man den Druck, unter dem sich das in der Pflanze vorhandene Wasser befindet, so mißt, wie man einen Saugbrunnen zu prüfen pflegt: man pumpt und sieht zu, mit welcher Kraft wieviel Wasser ausfließt. Zu diesem Zwecke muß man die Pflanze öffnen. Wenn man nun, am besten im Lenz, eine Weinrebe (*Vitis*) etwa 80 cm über dem Boden abschneidet und die aus dem Stumpf hervorquellende Feuchtigkeit in eine gebogene Glasröhre, die mit Quecksilber gefüllt ist und genau auf den Stumpf paßt, fließen läßt, wird der aus der Pflanze emporsteigende

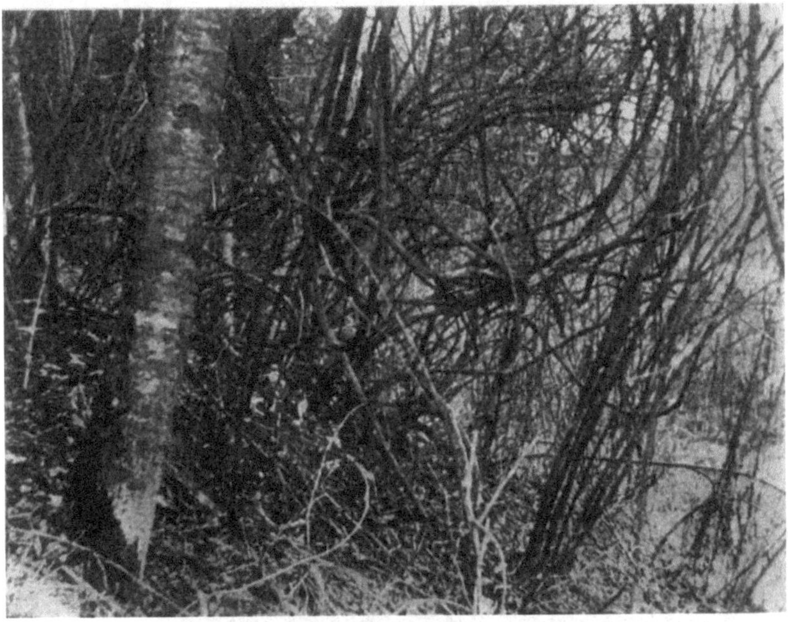

Abb. 5. Lianen des heimischen Waldes (*Clematis*).
(Originalaufnahme von Frau Dr. Friedrich.)

Saft Gelegenheit haben, seine Kraft dadurch zu verraten, daß er das Quecksilber aus der Röhre drängt. Mit anderen Worten, man wendet das Prinzip des Barometers zur Messung des Wurzeldruckes an. Man fand nun, daß das Quecksilber dieses Barometers um 1120 mm gehoben wurde. Das ist ein Gewicht, wie es eine gleichdicke Wassersäule von 15,2 m Höhe besitzt.

Im Stamme der Weinrebe wird also von der Pflanze eine Kraft angewendet, die genügt, um ihren Saft an 16 m zu heben, höher als es die keineswegs so lange Rebe braucht (Versuch von Hales).

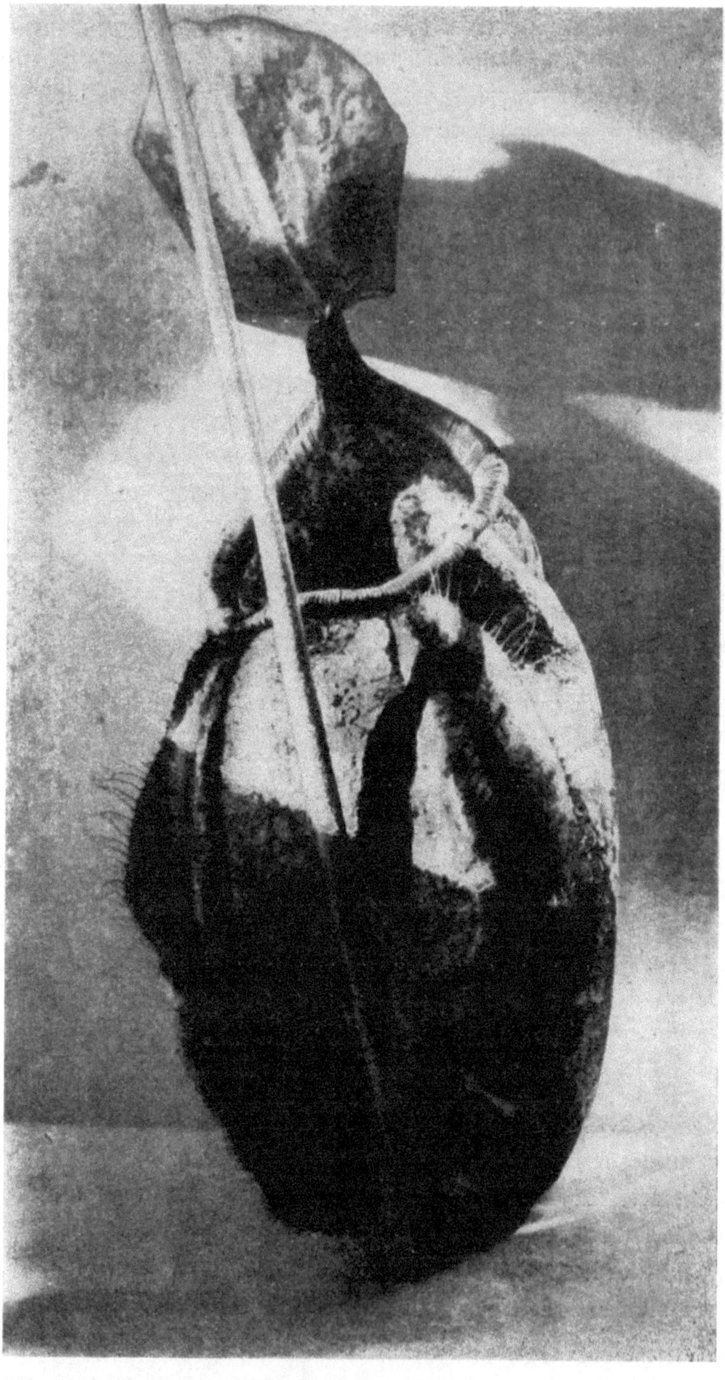

Abb. 6. *Nepenthes,* ein Blatt der Kannenpflanze, die in ihre Kannen Flüssigkeit pumpt. (Original von Frau Dr. A. Friedrich.)

Dieser sog. Blutungsdruck (Wurzeldruck) ist natürlich nicht in allen Teilen der Pflanze gleich. Er nimmt nach oben zu ab und zeigt tägliche, sogar stündliche Schwankungen. Auch ist er nicht bei allen Gewächsen gleich stark. Im Stengel des krautigen Fingerhutes (*Digitalis*) hebt er das Wasser nur 6,45 m, im Stengel der Brennessel (*Urtica*) 4,80 m, merkwürdigerweise im Stamme des weißen Maulbeerbaumes (*Morus*) gar nur 16 cm hoch.

Da nun dieser Saftdruck längere Zeit wirkt, liefert die Pflanze erhebliche Mengen von Flüssigkeit, wie jedermann weiß, der einmal im Frühjahr die jungen Birken anbohrte. Aus einer solchen sammelte man im Tage bis 6,8 kg Birkensaft, in 7 Tagen 36 Liter. Die Rebe liefert täglich etwa einen Liter Saft. Aus einem abgeschnittenen Musangastamm wurde sogar ein stündlicher Ausfluß von 0,71 Liter Wasser beobachtet und A. v. Humboldt berichtet, daß ein geköpfter Blütenschaft der amerikanischen Agave täglich etwa 7,5 Liter, in 4—5 Monaten 995 Liter süßen Saft lieferte.[1]

Man hat also wirklich ein gewisses Recht, von „Pflanzenquellen" oder „Pflanzenbrunnen" zu sprechen, wie man die in Indien einheimischen Phytocrenearten benannt hat. Auf Java verwendet man die lianenartigen Cissusreben längst als natürliche Brunnen. Hat man Durst, schneidet man einen der Stämme an. Binnen kürzestem füllt er den darunter gehaltenen Becher mit erfrischend kühlem Trank. Eine Pflanze gibt es, die sogar noch einen Schritt weiter geht. Sie bereitet selbst die Kanne, in der sie das von ihr zur Höhe hinaufgepumpte Wasser aufbewahrt. Das ist die in jedem botanischen Garten als Sehenswürdigkeit gezogene Kannenpflanze (*Nepenthes*, Abb. 6) Australiens und Indiens, die an Bäumen emporklettert und an den Enden der Blätter bis $^1/_2$ m hohe Kannen ausbildet, in die sie Flüssigkeit pumpt. Das von ihr emporgehobene Wasser wird dann in die Kannen ausgepreßt.

An der Tätigkeit der Pflanzen als Saug- und Druckpumpen können wir also keinen Zweifel mehr hegen.

Nach welchen Prinzipien sind nun die Pumpen in der menschlichen Kultur eingerichtet?

Als eigentliche Pumpen gelten gemeinhin die Kolbenpumpen (Abb. 7). Sie sind dem Wesen nach ein Zylinder, in dem ein abgedichteter Kolben

---

[1] Nach Pfeffer, Pflanzenphysiologie, I, S. 240.

(*b*—*b*) bewegt wird. Vom Zylinder führt das Saugrohr (*a*) zu der zu hebenden Flüssigkeit, ein Steigrohr (*b*) oder Druckrohr dagegen an die Stelle, wohin die Flüssigkeit gehoben werden soll. Die Verbindung wird durch je ein Ventil hergestellt, das im Saugrohr als Saugventil, im Steigrohr als Druckventil bezeichnet wird.

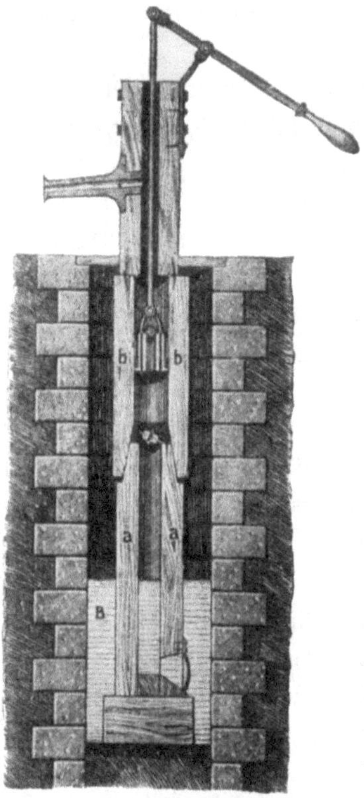

Abb. 7. Schema einer Saugpumpe. *B* = Wasserbehälter (Zisterne). *a* = Saugrohr mit dem Verschlußventil. *b* = Steigrohr mit dem Ausflußrohr. Im Steigrohr die Kolbenstange mit dem Kolbenventil.

Wenn sich das Druckventil im Kolben befindet, nennt man die ganze Vorrichtung eine Hubpumpe, wenn aber am Pumpenzylinder, dann eine Druckpumpe. Der Abstand vom Flüssigkeitsspiegel bis zum Pumpenmittel ist die Saughöhe; von da bis zur Höhe der Wassersäule die man unter Druck zu halten wünscht, rechnet man die Druckhöhe der Pumpe. Saughöhe und Druckhöhe zusammen geben die Förderhöhe.

Wenn nun der Pumpenzylinder senkrecht steht, hat die Pumpe gewöhnlich nur geringe Förderhöhe; eigentlich besteht diese dann nur aus der Saughöhe allein. Daher wendet man, um Wasser auf große Höhe hinaufzupumpen, meist Druckpumpen an, bei denen dann die Druckhöhe von der Festigkeit des Materials abhängt. Je mehr Widerstandsfähigkeit die Rohre besitzen, desto leistungsfähiger ist die Pumpe. Die Saughöhe dagegen ist (bei Wasser) an sich beschränkt durch den barometrischen Druck der Luft. Sie kann nicht höher sein, als eine Wassersäule von 10 m, denn nur die wird vom Luftdruck im Gleichgewicht gehalten.

Außerdem hängt sie von der Güte der Dichtungen und der Geschwindigkeit ab, mit der das Wasser im Saugrohr steigt. Besonders schädlich für die Wirksamkeit einer Pumpe sind „Luftsäcke“ im Saugrohre, d. h. lufthaltige Unterbrechungen der Wassersäule.

Wenn wir nun aus diesem Elementarwissen über die Pumpen den Kernsatz herausschälen, so ist es wohl der, daß Wasser in Röhren steigt, wenn über dem Wasserspiegel in der Röhre die Luft verdünnt wird. Es steigt desto höher, je fester die Wandungen sind. Auf bloße Saugwirkungen hin könnte es nur 10 m hoch steigen; um höher zu steigen, muß es unter Druck stehen.

Diese Verhältnisse finden wir tatsächlich in der Pflanze wieder. Bis 180 m wird das Wasser in ihnen gehoben in besonderen Saug- und Druckröhren, die der Botaniker Tracheen nennt und in denen erfahrungsgemäß verdünnte Luft über dem Wasserinhalt steht. Als Saugkraft wirkt bei ihr die Verdunstung aus den Blättern, durch die, von oben nach unten, sich Zelle um Zelle das Wasser entreißt. Als Druckkraft wirkt der noch unerklärte, aber durch die vorhin beschriebenen Tatsachen an Weinrebe, Agave und Birke genugsam erhärtete Wurzeldruck. (Abb. 8.)

Man hätte also, wenn es nicht dem menschlichen Genie von selbst gelungen wäre, der Pflanze die Erfindung der Druck- und Saugpumpe nachmachen, durch ihre Kultur die unsere bereichern können. Tatsächlich hat man auch, gestützt auf das Studium der Botanik, mehrfach Apparate zusammengestellt[1], welche den Mechanismus des „Blutens" nachahmen sollten, und wenn solche bisher noch keine praktische Verwendung in der Technik gefunden haben, so beruht das nur darauf, daß eben bisher Botanik und Technik fremd, einander nicht kennend, nebeneinander statt miteinander gingen.

Alle Prinzipien des Pumpenbaues sind in der Pflanze verwirklicht, und angesichts der großen Leistungen bei so einfacher Technik steckt in ihr auch in dieser Hinsicht noch manches, wovon wir lernen können.

Dem alten Prinzip, daß in wasserleitenden Röhren die Adhäsion verringert werden muß, will man viel Wasser rasch leiten, ist in den Lianen dadurch Rechnung getragen, daß sie viel weitere Tracheen besitzen als andere Pflanzen. Sie haben ein Lumen von nahezu $^3/_4$ mm, während die Gefäßröhren sonst bloß an 0,1 mm Durchmesser erreichen.

Die Ansaugung durch die Transpiration ist sehr stark; es entspricht nach den Berechnungen von Nathanson die Kraft, welche die Verdunstung bewirkt und die Wasserbewegung in der Pflanze einleitet, etwa dem Druck von 15 Atmosphären.

---

[1] So Hoffmann in Annalen der Physik und Chemie, Bd. 117, ferner Askenasy und Dixon.

Allerdings ist in diesen Gefäßbahnen die Luft nur in Gestalt einer sog. Jaminschen Kette vorhanden, d. h. Luftblasen wechseln mit Wasserstrecken, und das beeinträchtigt, wie wir vorhin gesehen haben, die Pumpenwirkung. Aber die Pflanze muß das eben in Kauf nehmen; außerdem handelt es sich dabei um verdünnte Luft, so daß das Prinzip der besonders günstig tätigen Evakuationspumpe dabei gewahrt bleibt.

Freilich haben wir noch nicht völligen Einblick, was bei dem Saftsteigen in der Pflanze eigentlich alles vor sich geht, aber daran ist kein Zweifel, daß die Gesetze der Pumpen angewendet und offenbar zu einer Vollkommenheit gesteigert sind, welche in der Pflanze den uns überlegenen Techniker verehren läßt.

Eine Zeit hindurch dachte man, daß eine geheimnisvolle Lebenskraft in dem Wassersteigen der Pflanzen mitwirke; seitdem aber Strasburger seine berühmten Experimente mit gefällten Bäumen machte, die noch monatelang nach ihrem Tode bis in die 20 m hohen Spitzen ihrer Krone stark giftige (also die Bäume tötende) Substanzen aufsaugten, ist man davon abgekommen und hat keinen Zweifel mehr, daß es eine reine Maschinenvorrichtung sei, welche der Pflanze eine so ausgiebige und bewundernswürdige Wasserbewegung gestattet.

Aus dem hier erlernten Tatsachenmaterial wissen wir, daß auch die Festigkeit, mithin das Material der Röhren bei ihrer Verwendung in Pumpen eine große Rolle spielt; uns werden also wieder neue Einblicke in die technische Befähigung der Pflanze verstattet sein, wenn wir die „Gefäße" in dieser Hinsicht eingehender studieren.

Die Wasserleitungsgefäße der höheren Landpflanzen sind gleich den Kabeln im Untergrund unserer Städte in Bündel vereinigt. Mehr als eine Beschreibung sagt hierüber ein Bild, wie das beistehende, auf dem man ein „Gefäßbündel" im Längsschnitt und zugleich Querschnitt erblickt (Abb. 8).

Man sieht darauf einen Schnitt durch den Stengel eines Kürbisses (*Cucurbita pepo*), in dessen mittlerem Teile mächtige, des Verständnisses halber zum Teil aufgeschnittene Wasserleitungsröhren (*t*) von verschiedenem Kaliber sichtbar sind; rechts und links werden sie umgeben von feineren Röhren, in deren Verlauf da und dort siebartig durchlöcherte Platten eingeschoben sind.

Das Ganze heißt ein Leitbündel und steht mit seinen Nachbarn meist so im Zusammenhang, daß viele Leitbündel einen ununterbrochenen

Ring bilden, (Abb. 9), der die ganze Länge der Pflanzenstengel und Baumstämme durchzieht.

Betrachtet man eine einzelne dieser Gefäßröhren bei stärkerer Vergrößerung, so erkennt man, daß ihre Wand ziemlich dünn ist. Sie besteht aus Holz, hat daher dessen, dem Techniker wohlbekannte Eigenschaften der Wasserundurchlässigkeit, Elastizität, Zähigkeit, Dauerhaftigkeit und Festigkeit, die sich dermaßen steigern können, daß man

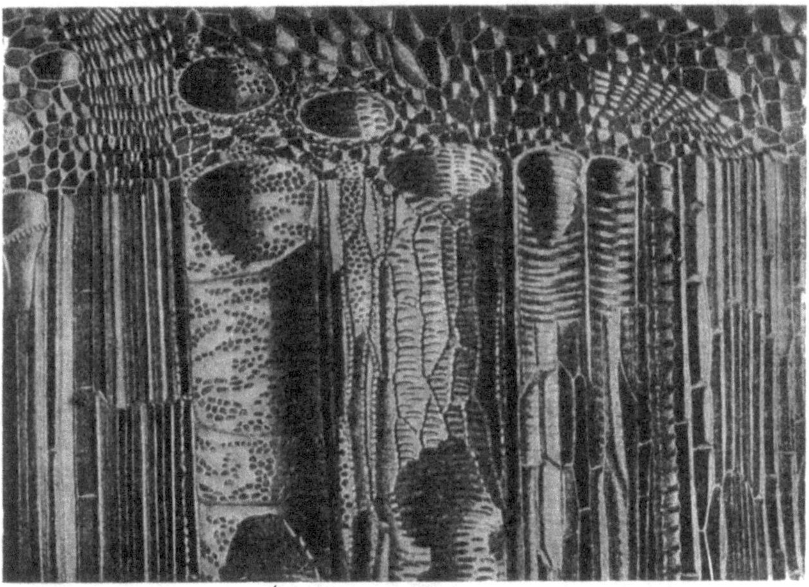

Abb. 8. Leitbündel aus dem Stengel des Kürbisses im Längs- (*a*) und Querschnitt (*b*), *t* = Tracheen, *s* = Siebröhren. (Nach Hegi.)

z. B. beinharte (Sauerdorn, Syringa) oder steinharte (Ebenholz) Hölzer unterscheidet. Aus diesen Gründen ist uns Holz in vielen Fällen, namentlich auch für Röhrenleitungen, ein sehr gesuchtes technisches Material, das vielfach durch Ton und Eisen, den zwei anderen Hauptmaterialien der Röhrenindustrie, deswegen nicht ersetzt werden kann, weil jene zu brüchig sind.

Die lebenden Röhren der Gefäße haben außerdem noch einen unbezahlbaren Vorteil voraus; sie sind durch ihren Wassergehalt im höchsten Grade elastisch, daß sie mit Gummiröhren in gewissen Fällen geradezu wetteifern können, was die zur Korbflechterei verwendeten gefäßhaltigen

Weidenruten ebensogut beweisen, wie die vom Winde bis zum Boden gebeugten Palmenstämme, die wieder zurückpendeln, ohne zu brechen.

Ihre besondere Elastizität und Zähigkeit verdanken sie einer Einlagerung, die im Pflanzenreich allgemein ist, in der menschlichen Kultur vorläufig erst ausnahmsweise angewendet wird. Sie haben in ihrem Innern ringförmige oder spiralige Verdickungsleisten, auch Auflagerungen

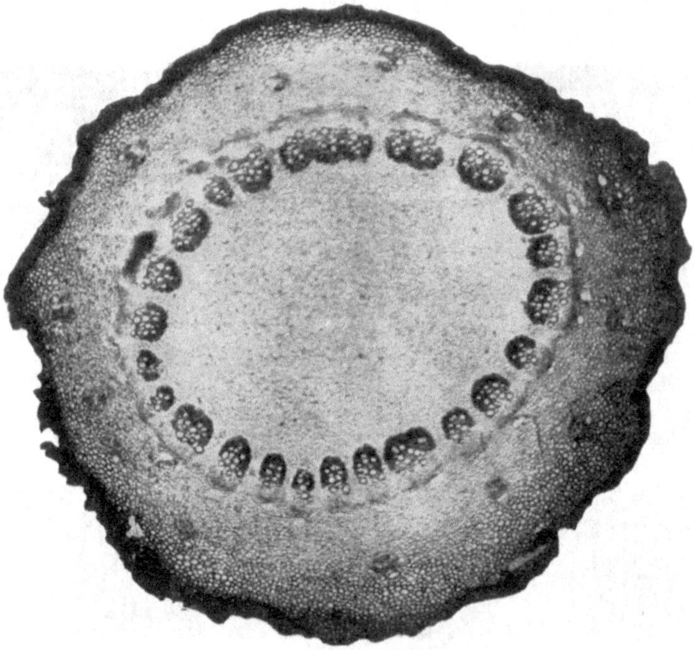

Abb. 9. Gefäßbündelring einer dikotylen Pflanze (s. S. 29). (Original von Frau Dr. A. Friedrich. Stark vergrößert.)

unregelmäßig durchbrochener Wandüberzüge, die man netz-, treppen- oder leiterförmig verdickt (vgl. Abb. 8) nennt.

In der Regel sind die spiraligen und ringförmigen Verdickungen in jungen, rasch wachsenden Pflanzenteilen zu finden, die anderen in älteren Partien.

Die menschliche Technik stellt nach ähnlichem Prinzip dem nur die biegsamen Metallröhren (Abb. 10) der Karlsruher Munitionsfabrik entgegen, die als nahtlose Messingröhren hergestellt werden, an denen man durch Einwalzen spiralig verlaufende Wülste anbringt. Schon dadurch wird ein außerordentlich hoher Grad von Biegsamkeit erreicht, der diesen Röhren für Dampf-, Gas-, Luft-, Petroleum-, Spiritusleitungen weite Verwendbarkeit sichert. Sie besitzen aber noch einen weiteren Vorteil darin, daß ihre vergrößerte Oberfläche sie für alle Kühl- und Heizungszwecke geeignet macht.

Das in der sehr umfangreichen Röhrenindustrie investierte Millionenkapital wird sich aber nach den hier gegebenen Einsichten nicht nehmen lassen, von der Pflanze zu lernen. So wie man neuestens Panzerröhren herstellt, um erhöhte Festigkeit gegen inneren Druck hervorzubringen, wobei ein gußeiserner Röhrenkern kalt mit warmen Stahlreifen überzogen wird, die sich dann als Panzer infolge der Abkühlung sehr fest an die

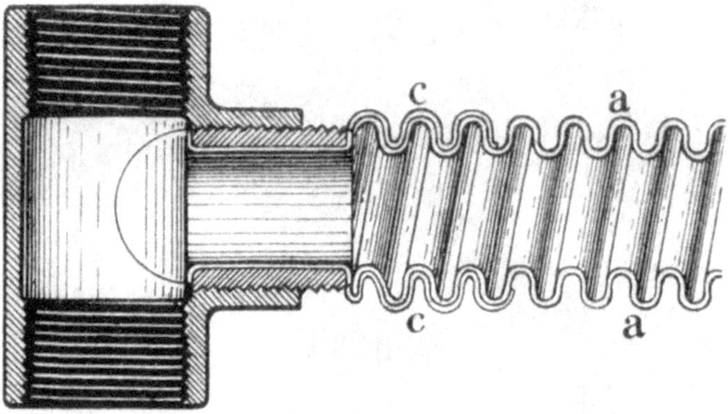

Abb. 10. Karlsruher biegsame Metallröhre.

Röhren anlegen, so wird man alsbald sich die technischen Vorteile nicht entgehen lassen können, die in der Nachahmung spiraliger oder netzförmiger Wandverdickungen liegen. Als besonderer Nutzen springt hierbei in die Augen, daß man dadurch gleiche Druckfestigkeit erzielen kann, wie wenn der Röhrenmantel ganz massiv wäre.

Welcher Nutzen in dieser Anregung steckt, leuchtet besonders ein, wenn man sich einmal das massive, gußeiserne Wasserleitungs- und Leuchtgasröhrenmaterial einer Großstadt vorstellt, das in mehreren hundert Kilometer Länge unter dem Straßennetz liegt. Wenn es durch die hier angeregte bessere Ausnützung der Druckfestigkeit auch nur gelingt, an diesen Röhren einen halben Zentimeter Wandstärke einzusparen, bedeutet dies schon für jeden Kilometer Rohrleitung eine Eisenersparnis von mehreren Zentnern, bei einer Gesamtanlage eine Verbilligung von mehreren hunderttausend Mark für je hundert Kilometer Rohrleitung.

Die Pflanze macht von diesem Ökonomieprinzip übrigens noch

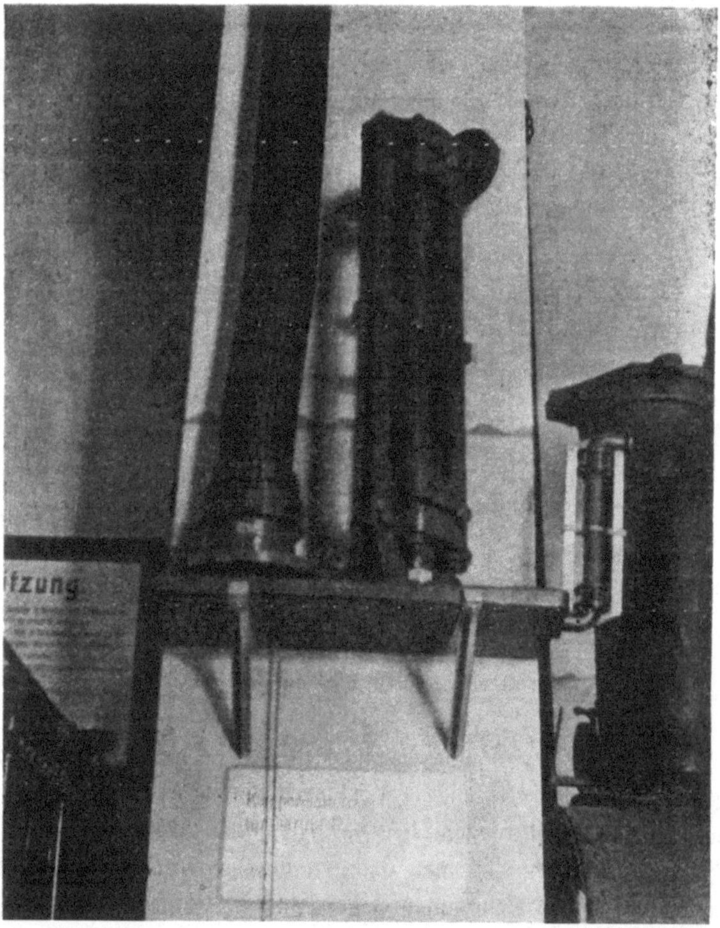

Abb. 11. Die unbewußte Nachahmung einer biogenen Erfindung. Biegsame Röhren aus Kupferbändern, ein Gegenstück der Gefäße mit leiterförmigen Verdickungen. (Deutsches Museum München.)

in einem anderen Falle Gebrauch, der nicht nur unsere Industrie ebenfalls zu neuen Leistungen, an die man bisher nicht gedacht, anregen könnte, sondern auch das vorhin über die Röhren Gesagte stützt und in helles Licht setzt, weshalb es erlaubt sei, schon hier davon zu sprechen. Um diese Sache verständlich zu machen, muß ich aber etwas ausholen.

Nicht nur das Wasser, sondern auch der Erdboden birgt reichlich einzellige Pflanzen. Besonders häufig sind im humösen Erdreich, also in der Ackerkrume, sog. Kieselalgen (Diatomaceen), von denen

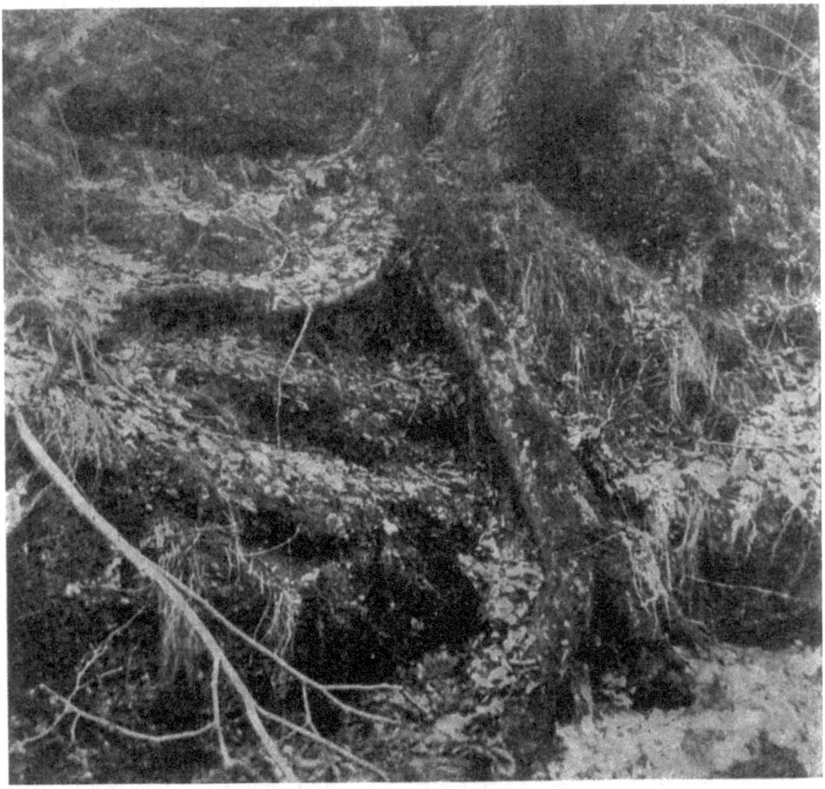

Abb. 12. Eine natürliche Wasserleitung der Pflanze. Die Wurzel transportiert Wasser über den Felsen.

einige für unseren Zweck besonders vielsagende Formen auf Abb. 11 dargestellt sind.

Ein kleines Protoplasmazellchen ist in einen gläsernen, d. h. aus Kieselsäure bestehenden Sarg gesperrt. So wie der Deckel des Sarges über den anderen Teil greift, so umfaßt die Epithek der Kieselalgenschale die Hypothek. Das Pflänzchen kann die zwei Teile der Schale etwas auseinanderspreizen; wenn sie eng zusammenschließen, sperren sie das Zellchen fast hermetisch ein. Das ist auch der Zweck der Schale. Sie soll den wasserreichen Protoplasmakörper vor Verdunstung, damit also vor dem „Trockentod" schützen. Von dem ist die Kieselalge nur zu oft bedroht. Sie lebt in den engen, mit Wasser erfüllten Spalten des Bodens und ist darauf angewiesen, in ihnen hin und her zu gleiten, um Luft, Nahrung und etwas Licht aufzusuchen. Der Boden behält jedoch nicht immer sein Wasser, sondern trocknet hin und wieder doch völlig

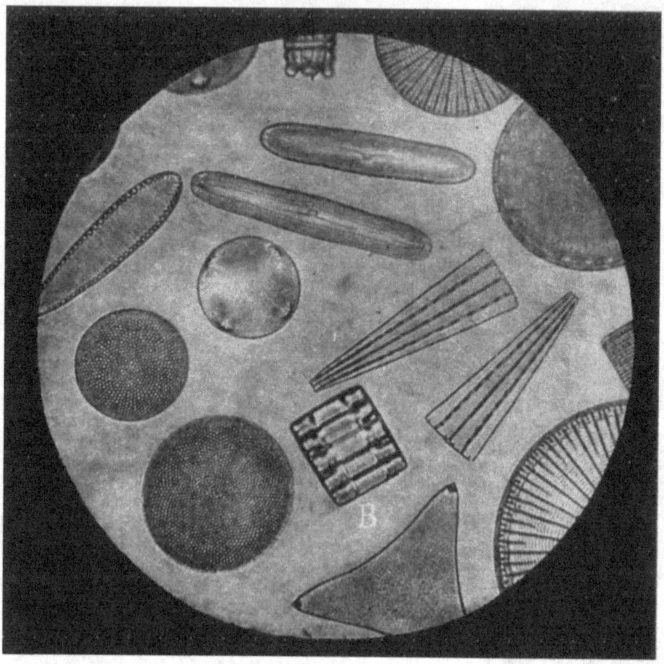

Abb. 13. Verdickungsleisten (Spreizen- und Pilastersysteme) von Kieselalgen. *A = Pinnularia. B = Grammatophora. D = Surilella.* (Näheres im Text.) Original.

aus. Dann schließen sich seine Wasserspalten, die Erde backt zusammen; von allen Seiten rücken die Bodenkrümchen den Kieselalgen zu Leibe und drohen sie zu erdrücken.

Für diesen Fall ist ihre Kieselschale berechnet. Sie schützt die Zelle vor dem Vertrocknen und vor dem Zerdrücktwerden. Darum besteht sie aus bestem „steinhartem" Material.

Je fester, je dicker sie ist, desto mehr Vorteil hat in dem Augenblick des Austrocknens die in ihr eingeschlossene Pflanze.

Wenn aber die schreckliche Trockenzeit vorüber ist und wieder Wasser im Boden zirkuliert, dann wäre eine dicke, daher schwere Kieselschale für das Zellchen eine arge, ihre zum Leben nötige Beweglichkeit schwer hindernde Last.

Es sind also diesen Pflanzen zwei, einander widerstreitende technische Aufgaben gestellt. Ihre Schale soll fest und doch möglichst leicht sein. Wie erreicht man das?

Hier ist der Anschluß an das Konstruktionsprinzip gegeben, für dessen Beachtung in der Industrie hier eine Lanze gebrochen wird. Auch die Kieselalge verwendet zur Konstruktion ihrer Schalen Platten mit Verdickungsleisten, gleich den Gefäßröhren. Nur sind diese hier nicht ringförmig oder spiralig angeordnet, sondern gemäß den jeweils optimalen mechanischen Bedingungen in so ungeheuer mannigfaltiger Art, daß man auf die Form und Skulptur der Kieselalgenschalen ein System von über 4000 Arten gründete. (Abb. 13.)

Die menschliche Kultur ist weit entfernt davon, diese Möglichkeiten in ihrem Bereich ausprobiert zu haben oder auch nur zu kennen. Im höchsten Grade verlockende Aufgaben stehen dem Ingenieur oder Architekten oder Konstruktionsmechaniker offen, der sich einmal in die Welt der Kieselalgen vertieft und die mechanischen Konstruktionen nachrechnet, die in ihren winzigen Schalen zur Erreichung größter Festigkeit bei möglichster Materialersparnis verwirklicht sind. Und hundertfach sind dann die Anwendungsmöglichkeiten dieser rechnerisch nachgeprüften Erfindungen der Pflanzen im Bauwesen, bei Hallenkonstruktionen, bei der Herstellung von Möbeln, Koffern, festen Kisten und Gebrauchsgegenständen des täglichen Lebens, die Festigkeit mit geringem Gewicht vereinen sollen. In diesem Sinne ist die stillschöne Welt der Diatomeen eine wahre Hochschule der Erfinder. (Abb. 16.)

Ein besonders häufig wiederkehrender Typus der Erdkieselalgen steift eine Wand mit lauter Säulchen aus, die zur Längsachse der Wand in einem Winkel von 90° stehen, wobei dann erhebliche breite Zwischenstücke frei gelassen werden können, ohne der Festigkeit des Ganzen zu schaden (Abb. 13 *A*, *D*). Besonderes Augenmerk wird darauf verwendet, daß die acht Ecken mit verdickten „Beschlägen" bedacht seien (Abb. 13 *B*).

Gerade dieses Modell wurde unabhängig von der Pflanze auch vom menschlichen Erfindungsgeist verwirklicht, als man in der Architektur die ersten Pilaster anwandte, um die Tragfähigkeit einer Mauer zu erhöhen. An sich ist im Hausbau die Erfindung des Fensters schon nichts anderes, denn die Anwendung des gleichen Prinzips; man erkannte eben schon frühzeitig, daß es möglich sei, die „Füllungen" aus einer Wand herauszunehmen, ohne daß ihre Stabilität darunter leidet, und wenn dieses Prinzip in höchster Vollendung dann zur Schöpfung der Säulenhallen ägyptischer und griechischer Baukunst, später zu den Arkadenbauten und Loggien der gotischen und Renaissancebauten führte, so ist das in seiner wunderbar vielgestaltigen Anwendung, wie sie die Architektur dem trunkenen Auge gleichsam wie ein herrliches Bilderbuch aufschlägt, nur ein Gegenstück zu den unbeschreiblichen Meisterwerken der Kieselalgenbaukunst. Die Höhepunkte menschlicher Bauideen, etwa der Dogenpalast der Venetianer oder das „Maison du roi" zu Brüssel erinnern nicht durch Zufall an den Eindruck, den so eine *Pinnularia-* oder *Actinoptychus-* oder *Clathrulina*zelle auf den Beschauer macht (Abb. 15 und 14). Hier wie dort gleiche Zierlichkeit, gleiche Auflösung aller mechanischen Festigkeit in harmonische Form, das gleiche Maß in der Vereinigung von Stabilität und Materialökonomie.

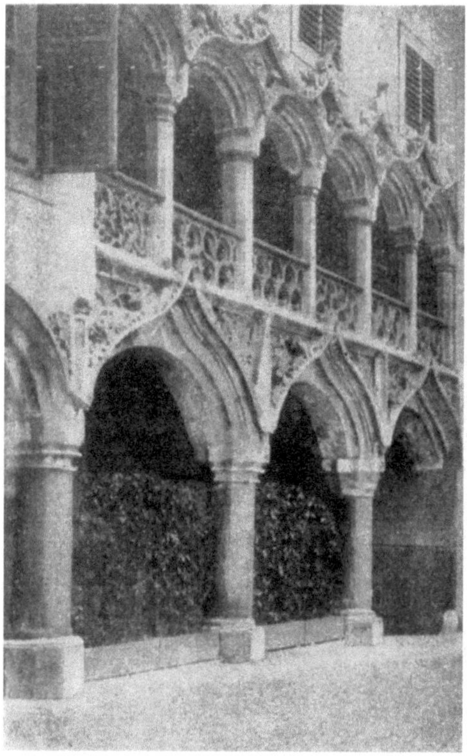

Abb. 14. Gotisches Haus zu Bruck a. M. als Gegenstück zur Kieselalgenarchitektur.

Diese Prinzipien, die im Steinbau eine vollkommene Bewältigung des Problems der Erdenschwere erlaubten, sind von der Technik auch auf ein anderes Material übertragen, dort zwar nicht zu ästhetisch befriedigenden, dafür aber die praktischen Zwecke glänzend erfüllenden Baumethoden angewendet worden, nämlich zum Eisenbau.

Man wählt Eisen für Teile, die einer starken, ruhenden Belastung ausgesetzt sind, besonders gern deshalb, da Gußeisen den 20fachen Druck des Holzes und 200fachen Druck des Steines, Schmiedeeisen noch immer den 100fachen Druck des Steines ertragen kann, dabei aber nur viermal soviel wiegt. Deshalb kann man Konstruktionen viel kühner spannen als in Holz und Stein, wofür gerade Deutschland ein glänzendes Beispiel in der Eisenbahnbrücke von Müngsten bei Solingen aufzuweisen hat.

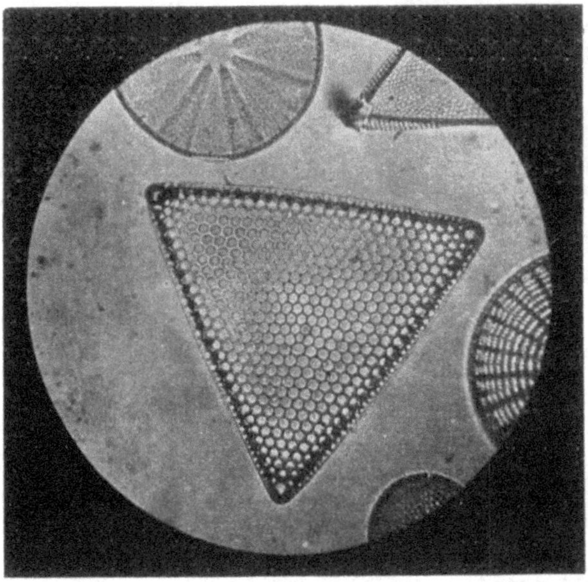

Abb. 15. Gitterwerke und Füllungen bei Kieselalgen. (Stark vergr. Original.)

Wenn nun durch die geringe Masse des Eisens der Formenbildung ganz andere Gesetze gegeben werden als unserem überkommenen ästhetischen Empfinden entspricht, wodurch der Stil moderner Bauten bei der reichlichen Verwendung von Eisenkonstruktionen von Grund auf unkünstlerisch wirkt, so rührt dies nicht notwendigerweise von der Natur des Materials her. Wir wagen dieser Überzeugung Ausdruck zu geben angesichts der Kieselalgenbauten, bei denen die Bedingungen der technischen Leistung durchaus ähnlich gelagert sind. Ein starres Material von höchster Stabilität und geringer Elastizität wird von der Kieselalge höchst sparsam verwendet. Sie muß den Materialüberschuß, aus dem man sonst die Schmuckformen besorgt, vermeiden, um geringes Gewicht und damit noch Beweglichkeit zu behalten; den Eisenbautechniker zwingen die nach dem Gewicht berechneten hohen Kosten und die Herstellungsweise seines Materials zu einfachen Formen und zu gleicher Sparsamkeit. Ihm ist es bisher nur in seltenen Fällen gelungen, Schönheitswirkungen zu erreichen. Am ehesten noch im französischen Eisenbau (Beispiele: Hauptausstellungsgebäude von Paris 1889, Ecole des Beaux-arts ebendort, St. Augustin ebenda, Börse zu Antwerpen), der vor allem im Eiffelturm ein Meisterwerk der Ingenieurkunst in architektonischer Beziehung hervorbrachte. Die Schönheit mußte hierbei in der Linienführung und der Kühnheit sowie allgemeinen Anordnung der Großkonstruktion gesucht werden. Zu den Füllungen wurde dabei meist Glas oder Fayence ver-

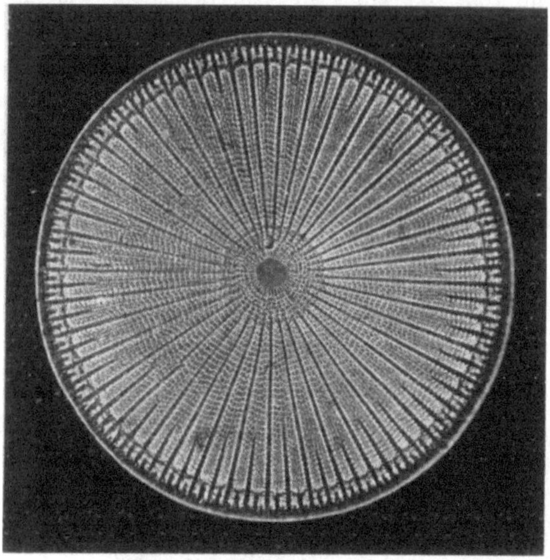

Abb. 16. Kantenverstärkungen und Schottenbildung an Pflanzenformen (Diatomeen).

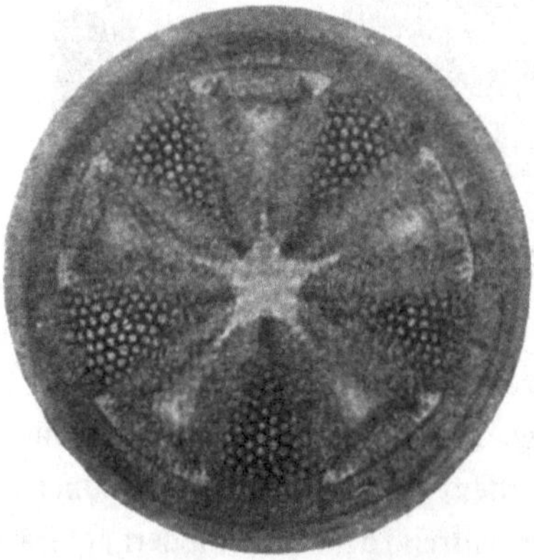

Abb. 17. Eisenfachwerk und Füllungen von Kieselalgenschalen. Oberfläche der Schale von *Arachnoidiscus*. (Nach der Natur aufgenommen von Frau Dr. A. Friedrich.)

wendet. Dies gilt im besonderen für moderne Eisenbahnhallen (Abb. 18), bei denen Decke und Wand zu einer Einheit zusammenzuschmelzen pflegen. Das hierbei frei gezeigte Gitterwerk der Gurte, Binder usw. entspricht konstruktiv völlig den Rippen der Kieselalgenschale. Und wenn diese ästhetisch doch noch befriedigendere Bilder aufweist (Abb. 17),

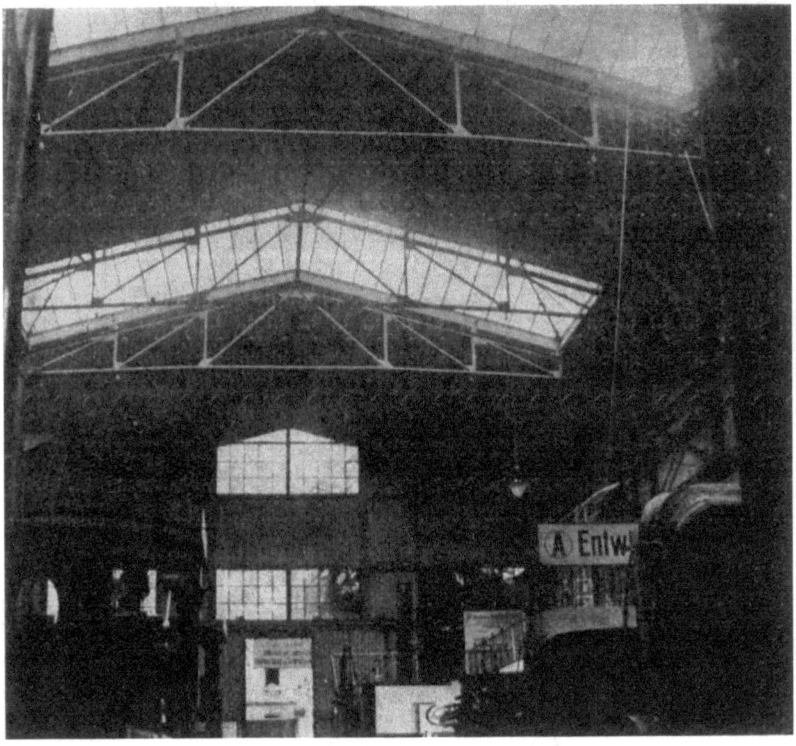

Abb. 18. Halle im Deutschen Museum zu München als Beispiel eines Hallenbaues in Eisen und Glas, bei dem Decke und Wand verschmolzen sind und das konstruktive Gerüst durchaus den Rippen der pennaten Diatomaceen (*Pinnularia*) entspricht.

so mag hierin der Eisenbauarchitekt Vorbilder, sogar unmittelbar kopierfähige Vorlagen für die ihm gestellten Aufgaben sehen, deren Befolgung unsere Eisenhochbauten rasch zu bisher ihnen abgesprochenen künstlerischen Wirkungen befähigen würden.

Als reine Nutzkonstruktionen finden wir die im Kieselalgenpanzer angewandten Prinzipien übrigens technisch längst nicht nur in den Eisenhallenbauten, sondern noch mehr in den Schotten und Versteifungen der Schiffswände (Abb. 21) und der Hartguß-Panzerbatterien verwirklicht (Abb. 19). Ein Vergleich dieser Konstruktionen mit der Struktur gewisser Kieselschalen, z. B. Triceratien, wird auf den ersten Blick jeden Zweifel nehmen an der Anwendung der gleichen Prinzipien in Menschen- und Pflanzentechnik.

Das System der Schotten und Versteifungen der Schiffswände, das im modernen Schiffsbau so grundlegend angewendet ist, hat seine technische Parallele in den „Septen" gewisser Kieselalgen (so z. B. *Grammatophora*, *Licmophora*, *Tabellaria*), bei denen die Schalen durch querverlaufende Kammerwände, die nur wenige Fenster tragen, ausgesteift sind.

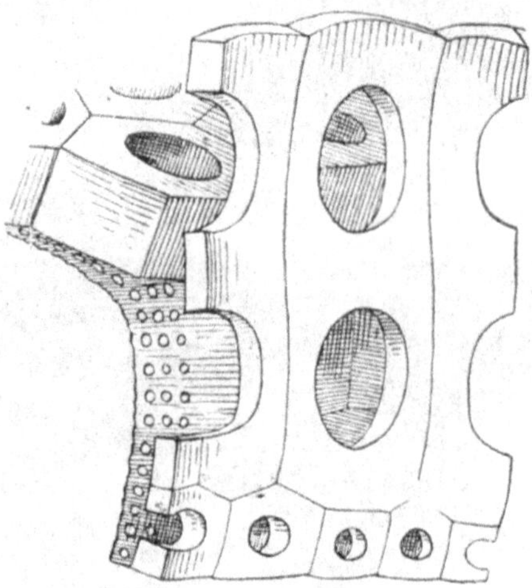

Abb. 19. Konstruktion des Kieselpanzers von *Triceratium*·Favus. (Nach Müller.)

Eine alltägliche Anwendung des gleichen Prinzips findet sich übrigens verwirklicht bei der Herstellung von Kisten, Koffern u. dgl., schließlich ins Kunstgewerblich-dekorative gesteigert in den Beschlägen der Truhen und Schränke, in rein industrieller Beziehung in den Querbändern der Kessel. Das Prinzip der Verstärkungsleisten ist so unbeschreiblich mannigfaltig angewendet und anwendbar, daß es genügt, darauf nur hinzuweisen, um jedermann Dutzende von Belegen erleben zu lassen.

Es ist nur gerade auf eine der frappantesten Übereinstimmungen gedeutet, wenn daran erinnert wird, daß die Verstärkung der Kanten, die an eckigen Behältern überall angewandt wird, wo stärkere Abnutzung zu erwarten ist (Koffer, Kisten, Photokameras), sich auch an dem Kieselalgenpanzer verwirklicht zeigt (Abb. 16).

Durch diese so überaus mannigfaltig variierte Anwendung mechanischer Grundprinzipien erreicht nun die Pflanze eine Sicherung ihrer

Wasserleitung, daß sie jeweils ein vollkommenes Gleichgewicht ihrer Wasserökonomie erzielt.

Es ist ein relativ selten vorkommender Fall (und fast immer durch Elementarkatastrophen verursacht), daß die Vegetation eines sonst dauernd von Pflanzen besiedelten Bodenstrichs verdorrt. In der Regel ist im Wasserhaushalt der Gewächse die Bilanz der Einnahmen und Ausgaben aufs feinste abgestimmt.

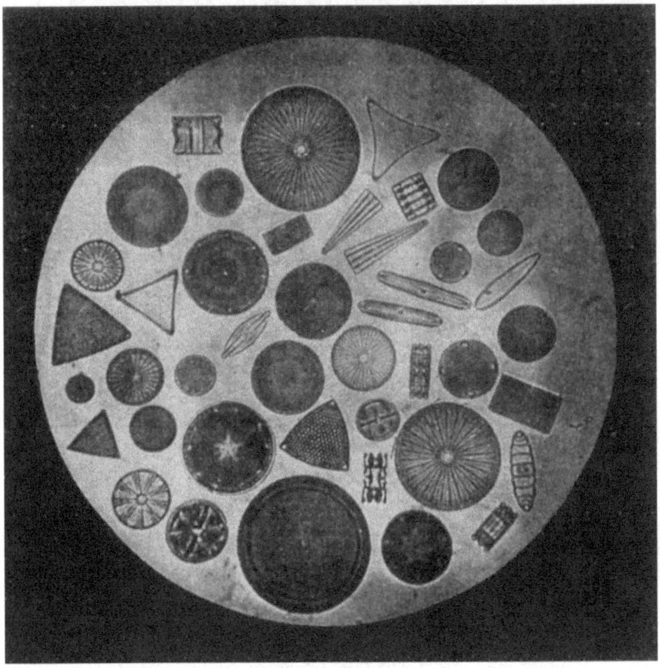

Abb. 20. Schottenbildungen bei Kieselalgen.

Um dieses Gleichgewicht zu erreichen, wendet die Pflanze in überreichstem Maße technische Mittel an, deren Betrachtung und Abschätzung an der menschlichen Technik uns im Restabschnitt dieses Kapitels beschäftigen soll.

Es gibt für sie drei Lebenssituationen im Wasserhaushalt. Entweder der im gegebenen Fall vorhandene Status der Ausbildung ermöglicht ebensoviel Aufnahme als die Abgabe von Wasser erfordert. Dieser Zufallszustand wird naturgemäß überaus selten zutreffen und dann nur kurze Zeit währen, da sich ja durch Temperaturänderungen, Sonnenstand, Wind usw. die Transpirationsgröße ununterbrochen verschiebt. Im zweiten Fall, und das ist weitaus der häufigste, übersteigen die Ausgaben die Einnahmen, wenn nicht für Transpirationseinschrän-

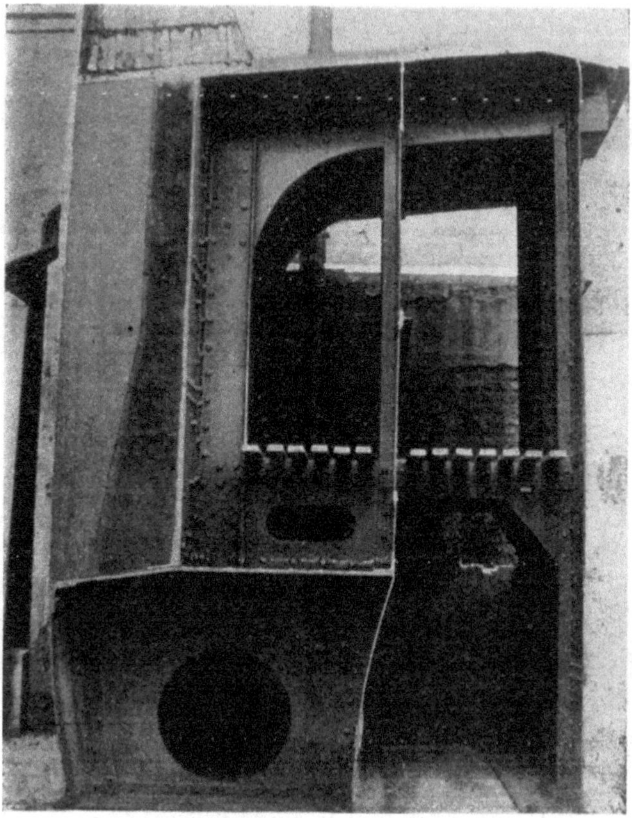

Abb. 21. Schottenanwendung in der Schiffsbautechnik. Aus den Sammlungen des Deutschen Museums zu München.

kungen gesorgt wird. Im dritten fließt so reichlich Wasser zu, daß besondere Entwässerungstechniken erfordert werden.

Man nennt Pflanzen, welche sich in der zuletzt erwähnten Lebenslage befinden, Hygrophyten (als Beispiel mögen etwa die heimischen Sumpfpflanzen oder die des tropischen Regenwaldes dienen). Die an Trockenheit angepaßten bezeichnet man als Xerophyten (Beispiel die **Wüsten- und Steppenvegetation**). Außerdem schuf die Besonderheit des gemäßigten Klimas einen dritten Typus der Pflanzen, der die Bezeichnung **Tropophyten** erhalten hat, worunter man etwa die laubwechselnden Bäume versteht, die im Sommerhalbjahr unter Wasserüberfluß, in den Wintermonaten aber durch den Bodenfrost unter Wassermangel zu leiden haben.

Von ihnen sollen zuerst die Hygrophyten unserer Untersuchung unterworfen werden. Die wichtigsten botanischen Fakta über sie sind etwa die folgenden:

Es kommt der Pflanze nicht darauf an, wieviel Wasser sich rings um sie befindet, sondern wieviel sie aufnehmen kann. Sie ist nicht imstande, unbeschränkt zu „trinken", sondern das Eindringen des Wassers in ihre Wurzeln erfolgt, soweit es überhaupt flüssig ist, nach ganz bestimmten Gesetzen. Wasser, dessen Salzgehalt einen gewissen Perzentsatz übersteigt, passiert nach dem Gesetz der Osmose nur schwer die Membran der Wurzelzellen, ebenso Wasser, das reichlich **Huminstoffe** gelöst enthält. Es wird also der schlickige, feuchtigkeitsgetränkte **Wattenboden** des sumpfigen Meeresstrandes den Pflanzen ebensowenig dienlich sein, wie der **Rohhumusboden** auch im feuchtesten Klima oder der glucksende Morast des Moores. Tatsächlich sehen wir das Wattenmeer mit den typischen xerophilen Beständen der **Glasschmelz- (Salicornia-)** Vegetation bedeckt, die regentriefenden Rohhumusböden des gebirgigen oder kälteren Europas, Asiens und Amerikas sind mit **Heidekräutern**, ferner Fichten und anderen Nadelbäumen, also Trockenheitspflanzen besiedelt, und alle typischen **Moorpflanzen** (der Pflanzenkenner denke an *Ledum*, *Andromeda*, *Empetrum* u. a.) sind ebenso echte Xerophyten.

Dadurch schränkt sich der Bereich der hygrophilen Anpassungen ein auf die Tropen, soweit sie dauernd Niederschläge erhalten, im gemäßigten Klima auf die warme Jahreszeit und die in reinem Süßwasser wurzelnden Gewächse.

Hygrophil sind also die Baumfarne der Insulinde, die überwältigende Pflanzenpracht der Wälder Südamerikas und etwa die Buchenwälder im Sommerhalbjahr.

Allen diesen Pflanzen eignet etwas Gemeinsames: sie besitzen viele und große Blätter. Dahinter steht ein gemeinsames technisches Prinzip. **Die Pflanze entledigt sich des Wasserüberschusses durch Verdunstungsflächen.**

Die Botanik hat längst gelernt, die Ursache der Blattbildung hauptsächlich in der Befriedigung des Verdunstungs- oder, wie sie es nennt, Transpirationsbedürfnisses zu sehen.

Würden die Blätter ebenso notwendig für das Assimilationsbedürfnis sein, könnte es keine assimilierende Pflanze ohne Blätter geben; die schrecklichen Dornstraucheinöden Persiens oder die Spartiumdickichte an den Küsten der Adria bedecken aber viele Quadratmeilen Boden mit grüner Wildnis, in der sich auch nicht ein Blättchen befindet, weil eben die Zweige und Dornen allein die Assimilation übernommen haben.

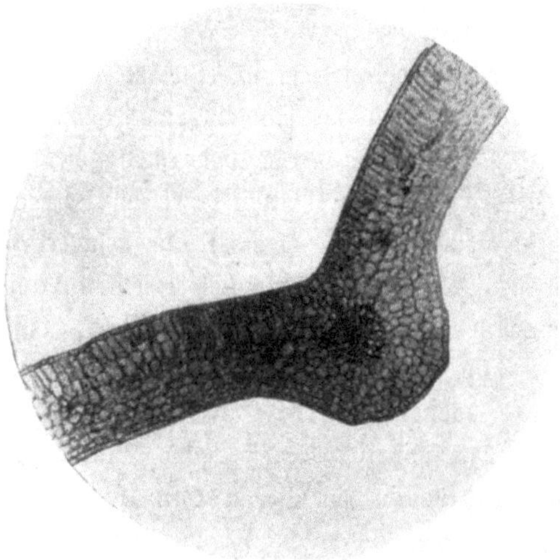

Abb. 22. Querschnitt durch ein Laubblatt mit der oberen und unteren Epidermis, der Pallisaden- und der Schwammschicht. (Original.)

Das Blatt ist also das technische Mittel der Hygrophilie. Eine große und wichtige Erfindung der Pflanze, welche der Vegetation geradezu das Gepräge und den höchsten sinnlichen Reiz verleiht.

Die menschliche Technik empfindet das Bedürfnis reichlicher und konstanter Wasserabgabe in ihren Betrieben nur selten. In der chemischen Industrie, in der Landwirtschaft und im Bergbau haben wir dennoch Entwässerungsanlagen geschaffen.

Wenn Materialien von einem Wasserüberschuß befreit werden sollen (Farbwerke, Ziegeleien), breitet man sie in möglichst großer Oberfläche an der Luft aus. Man läßt sie lufttrocken werden. Den Ziegeln gibt man sogar blattartige Gestalt. Das Prinzip der Pflanzentranspiration ist also auch hier realisiert, wie im täglichen Leben beim Wäschetrocknen.

Bedarf man dagegen der Entwässerung von Flächen, die nicht unmittelbar der Luft ausgesetzt sind, muß das Wasser erst abgesaugt oder durch Druck abgepreßt und durch Röhren abgeleitet werden.

Die Landwirtschaft leitet die überschüssige Bodenfeuchtigkeit in Drainröhren ab, der Bergwerksingenieur saugt das Wasser aus den „ersaufenden" Stollen mittels Pump- und Hebewerken ans Tageslicht; aus zu feuchtem Stoff, Papier, Käse, überhaupt feuchten Halbfabrikaten, deren Austrocknung nicht erwartet werden kann oder mag, wird der Wasserüberschuß durch Pressen entfernt.

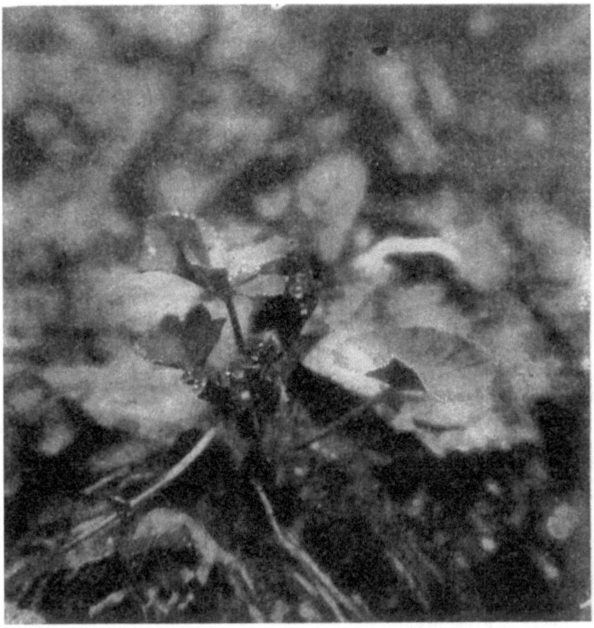

Abb. 23. Die Hydathoden des Frauenmantels *(Alchimilla)* mit hervorgepreßten Wassertröpfchen. (Naturaufnahme von Frau Dr. A. Friedrich.)

Alle diese Dinge sind der Pflanzentechnik geläufig. Die Wurzeln sind es, die im allzu nassen Boden Gefahr laufen, zu „ersaufen"; aus ihnen wird durch die „Drainröhren" der Gefäße und das „Pump- und Hebewerk" der Leitbündel das Wasser zu den Ausflußstellen gefördert, deren Inhalt nur dann, wenn die „Entwässerung" nicht vordringlich ist, den „Verdunstungsschirmen" der Blätter anvertraut wird. Besteht Gefahr, wendet das Gewächs neue Erfindungen an, die den Techniker aufs höchste interessieren müssen.

Der Botaniker bezeichnet den Vorgang als Guttation und nennt die zu diesem Zweck in Tätigkeit tretenden Organe Emissarien oder moderner Hydathoden. Nur bei einfachen Pflanzen, z. B. Pilzen, bedarf es ihrer nicht und alle Fäden des Körpers können an beliebiger Stelle Wasser austreten lassen (Beispiel *Pilobolus* oder der Hausschwamm). Bei den höheren Pflanzen kommt es zur Ausbildung von ziemlich komplizierten Vorrichtungen (Abb. 23), gewöhnlich umgebildeten Spaltöffnungen, die aber nur als Austrittsrohr tätig sind. Das hervorgetriebene Wasser sammelt sich vielmehr zuerst in dem darunter liegenden substomatären Raum, zu dem eine Anzahl Gefäße leitet. Zwischen ihnen und dem Reservoir sind häufig lockere, filtrierende Zellen eingeschaltet. Bei den Aroideen, den bekannten riesenblättrigen Bewohnern des tropischen Regenwaldes, welche die ausgiebigste Guttation zeigen, ist dieser substomatäre Raum besonders erweitert; als langer Kanal verläuft er entlang dem marginalen Blattbündel. Bei diesen Pflanzen zählten französische Forscher[1] 25—85 Tropfen, die jede Minute von jedem Blatt hervorgetrieben wurden, und nach älteren Angaben will man aus Aroideenblättern sogar einen feinen Wasserstrahl, gleich einer kleinen Fontäne, hervorspringen gesehen haben. Jedenfalls verbürgt sich Musset, daß das Wasser bei *Colocasia* plötzlich hervordringt und etwa 10 cm weit fortgeschleudert wird. In einer Nacht kann dadurch etwa $^1/_{10}$ Liter Wasser entleert werden.

Auch an heimischen Pflanzen fehlen derartige Einrichtungen nicht. Man kann sie an Balsaminen, an den Blättern der Erdbeere (*Fragaria*), denen des „Taubechers" (*Alchimilla*) (Abb. 23) oder der Kapuzinerkresse (*Tropaeolum*) jederzeit leicht beobachten. Namentlich unmittelbar nach einem warmen Regen erglitzern oft die Blattränder und Zähnchen der genannten Pflanzen von zahllosen herausgepreßten Tröpfchen, wie es auf der beigedruckten Abbildung dargestellt ist.

Aus den vorgebrachten Angaben ist der Nutzen dieser Entwässerungsanlagen deutlich zu sehen. Nicht aber, welche Kraft, bzw. welches technische Prinzip ihnen Wirksamkeit verleiht.

Leicht erkennt man, daß ein „Überdruck" das Wasser aus den Poren preßt; eine Steigerung des Wurzeldrucks (vgl. S. 31), die sich leicht provozieren läßt.[2]

---

[1] Zitiert nach Pfeffers Pflanzenphysiologie.

[2] Entscheidende Untersuchungen hierüber veröffentlichte Moll, Untersuchungen über Tropfenausscheidung und Injektion von Blättern. (Botan. Zeitung, 1880.)

Um so unklarer ist bislang das dabei angewandte technische Prinzip geblieben. Man beschränkt sich darauf, die Hydathoden mit Pfeffer als „Ventile" zu betrachten, durch welche „der genügend hochgesteigerte Blutungsdruck Wasser hervortreibt". Man übersicht aber dabei folgendes:

Wenn gleichzeitig an einem Blatte 25 und mehr (s. Abb. 23) Tropfen, an den oft vorhandenen 10 Blättern einer guttierenden Pflanze also 250 Tropfen austreten können, oft auch ausgeschleudert werden (S. 46), so ist damit eine Arbeit vollbracht, die durch den Blutungsdruck allein unmöglich geleistet werden kann. Sie ist um ein Vielfaches größer als jener, wie jeder Techniker leicht wahrnehmen kann. Damit das Wasser als Strahl herausspritzen kann, muß es sich im substomatären Raume unter einem so erheblichen Druck befinden, wie er in den Gefäßen nicht vorhanden sein kann. Woher stammt diese Drucksteigerung, woher der nicht in den Gefäßen, sondern erst in den Hydathoden vorhandene Überdruck? Wäre er schon in den Gefäßen da, müßte ja das Wasser bei all den tausend Spaltöffnungen hervorquellen und nicht bloß bei den 12 Wasserspalten!

Unsere Antwort ist für die Botanik, nicht aber für die Technik neu. Denn dem Physiker ist es sehr wohl bekannt, daß bei der leichten Verschiebbarkeit von Flüssigkeitsteilchen ein auf einen Teil der Flüssigkeitsoberfläche ausgeübter Druck sich nicht bloß in der Druckrichtung, sondern nach allen Richtungen in gleicher Stärke fortpflanzt. Wenn also (vgl. Fig. 24) in einem Wasserbehälter an irgendeiner Stelle ein Druck ausgeübt wird, z. B. durch ein Gewicht der Druck eines Kilogramms auf einem Quadratdezimeter, so wird sich dieser Druck so fortpflanzen, daß jeder Quadratdezimeter Oberfläche des Wasserbehälters den gleichen Kilodruck empfängt. Es wird also, wenn zwei Kolben von je einem Quadratdezimeter Querschnitt vorhanden wären, die man mit je einem Kilo belastete, das Wasser sie beide heben, es wird also eine erhebliche Drucksteigerung eintreten. Ihre Größe hängt immer von dem Übersetzungsverhältnis zwischen dem den Druck vermittelnden, zuleitenden Kolben (Druckkolben) und dem den Druck fortpflanzenden Kolben (Preßkolben) ab. Ist der Durchmesser des einen gleich 1, des anderen 10, so ist das Übersetzungsverhältnis natürlich dann 1 : 100. Es wird auch eine hundertfach gesteigerte Leistung durch eine solche Anordnung erzielt werden.

Eine solche sehen wir aber auch in den Hydathoden bestens realisiert. Die dünnen Zuleitungsgefäße entsprechen dem Druckkolben. Der Durchmesser einer Trachee, die in ein Blatt führt, beträgt maximal 8 μ. Im substomatären Raume pflanzt sich der Druck an der ganzen

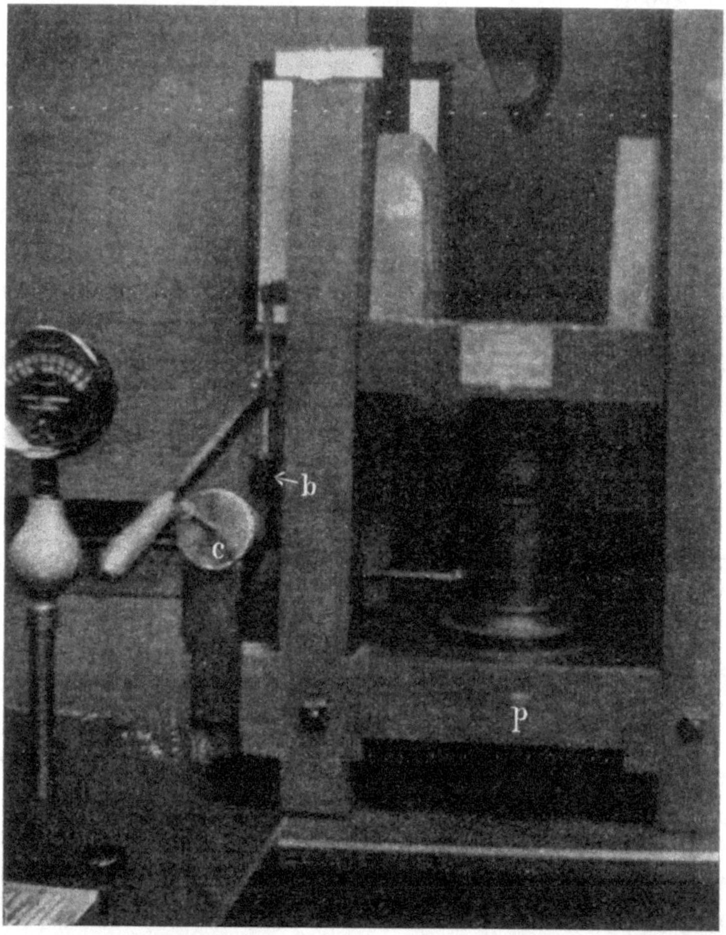

Abb. 24. Modell einer hydraulischen Presse. (Erläuterung im Text.)

Wand von etwa 80 μ Durchmesser fort. Das Verhältnis ist also auch hier 1 : 10, das Übersetzungsverhältnis daher 1 : 100. Mit anderen Worten, ein hundertfacher Überdruck wird nicht nur an zahlreichen Stellen gleichzeitig Wasser austreten lassen, sondern dieses unter Umständen sogar mit erheblicher Kraft hervortreiben, eventuell aufspritzen lassen.

Das hier geschilderte Prinzip ist nun, wie jedem Physiker wohlbekannt, im Jahre 1795 von dem Engländer Bramah zur Konstruktion der hydraulischen Presse angewendet worden (Abb. 24). In dieser Konstruktion entspricht den Tracheen der nach Art einer Saugpumpe wirkende Druckkolben (*b*). Das im Druckzylinder emporgetriebene Wasser strömt in den Preßzylinder, in dem der Preßkolben (*p*) den Druck auf entsprechend weitere Fläche übersetzt. Der Preßkolben entspricht also dem substomatären Raume. Sein Durchmesser im Verhältnis zum Druckkolben gibt die Übersetzungsgröße. Verhält auch er sich wie 10:1, so wird auf der Tragfläche 100mal mehr Kraft zum Heben wirksam sein, als angewendet wurde, um den Druckkolben niederzudrücken. Man verwendet gewöhnlich dazu eine Hebelübersetzung, wie auf Fig. 24 abgebildet. Wenn das Verhältnis der Hebelarme 1:10 beträgt, was praktisch wohl durchführbar ist, dann kann die hydraulische Presse dieser Konstruktion 1000mal mehr Kraft entfalten, als für ihre Funktion gebraucht wird. Wenn ein Mann auf den Hebelarm eine Kraft von 50 kg ausübt, so wird er dadurch die Preßplatte heben können, auch wenn sie mit 1000 × 50 = 50000 kg belastet ist. So kann auch die Pflanze mit relativ geringem Wurzeldruck aus vielen Wasserspalten Wasser mit erheblicher Kraft hervortreiben, denn auch sie hat in den Hydathoden eine hydraulische Presse erfunden.

In der menschlichen Technik beginnt gerade in unserer Generation die Blütezeit der hydraulischen Pressen, namentlich seit ihrer Anwendung zu hydraulischen Werkzeugmaschinen, wie in Abb. 25 des Interesses halber eine dargestellt ist. Wir sind dadurch zu neuen Techniken, z. B. zum Preßschmieden, gekommen, das solche Vorzüge hat, daß es anfängt, die größten Schmiedehämmer zu verdrängen. Die Hebung von Schiffen in Trockendocks, ja von ganzen Brücken (z. B. die von Magdeburg-Neustadt zur Durchfahrt von Schiffen) und Häusern erfolgt ebenso auf diese Weise.

Angesichts dieser Erfindung der Pflanze treten alle anderen Maßregeln zur Beschleunigung ihrer Transpiration in den Hintergrund, bis auf das Prinzip der Oberflächenvergrößerung und Porosität.

Daß die Hygrophyten groß und dünnblätterig sind, zeigt der erste Blick auf die Natur. Weniger bekannt dürfte es aber sein, in welchem Maße sie ihre Verdunstungsflächen auszuspannen vermögen. Wenn schon das größte Blatt unserer heimischen Flora, das der Pestwurz (*Petasites*)

Blätter von einem Meter Länge und Breite zu erreichen vermag, so schrumpfen diese sehr ansehnlichen Verdunstungsflächen geradezu bis zur Unbedeutung ein, angesichts der Blätter der riesigen Schattenpalme Ceylons von 8 m Länge und 6 m Breite, und die Blätter der brasilianischen *Raphia taedigera* würden, lehnte man eines von ihnen an den Häusern auf der Straße an, bis an den zweiten Stock reichen. 22 m lang und 12 m

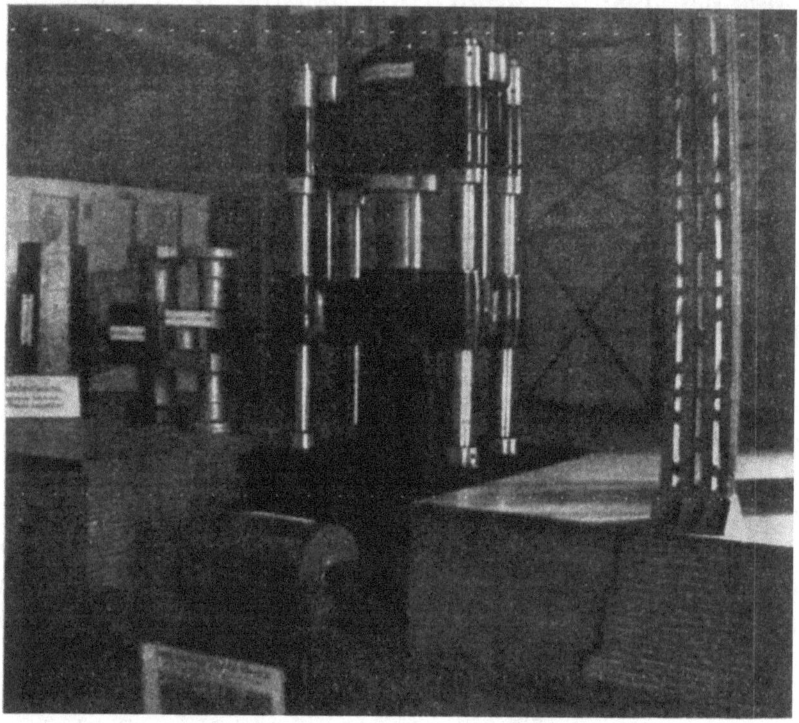

Abb. 25. Moderne hydraulische Schmiedepresse größten Maßstabes. Links Schmiedestücke, in ihr gefertigt. (Samml. des Deutschen Museums München.)

breit, also 264 m im Geviert messen diese größten Blätter, welche die Pflanzenkundigen bisher kennen gelernt haben, und diese Zahlen geben uns einen Begriff, wie gewaltig sich die Anpassungen der Pflanzen steigern, wenn es eben das Bedürfnis erfordert. Daß sie sich in anderen Fällen, z. B. bei den soeben behandelten Hydathoden, nur mit einer ganz geringfügigen Anwendung auch der gewaltigsten Prinzipien bescheidet, rührt davon her, daß sie eben damit bereits ihre Bedürfnisse befriedigt hat.

Das Raphiablatt ist das Gegenbeispiel in der anderen Richtung, und belehrt uns, daß unansehnlich und bedeutend auch in der Technik der Pflanzenwelt dieselben relativen Begriffe sind, wie in der des Menschen.

In großartigem Maßstab macht die Pflanze auch von dem Prinzip der Porosität Gebrauch bei ihren Trocknungsanlagen. Der anatomische Bau der Blätter ist vollkommen darauf gestellt, und wenn das Horngerüst des Badeschwammes dem Menschen in Alltag und hundert Berufen unentbehrlich geworden ist, wegen seiner Porosität und der damit verbundenen Fähigkeit, reichlich Flüssigkeiten aufzunehmen und auch wieder abzugeben, so hat auch die Pflanze zahllose Schwammgebilde in den Dienst ihrer hydraulischen Mechanik gestellt als Schwammparenchym, das den größten Teil der Blattmasse (Abb. 22) ausmacht.

Nur gehören zu dem dadurch geschaffenen Verdunstungslabyrinth als notwendige Ergänzung auch die *Oscula* der Schwämme, die Abgabeöffnungen, dem Botaniker ob ihrer großen Zahl und eigentümlichen Mechanik als Spaltöffnungen längst der intensivsten Beachtung würdig (Abb. 26).

Jeder Quadratmillimeter Blattunterfläche besitzt im Durchschnitt 200—300 solcher Öffnungen. Wir haben daher das Recht, die Blätter auch in rein technischem Sinne als grobporöse Körper zu bezeichnen, da die Öffnungen darin ziemlich ansehnlich sind und sich schon bei einem mittleren Eichenblatt auf etwa 2 Millionen summieren.

Wir benützen poröse Materialien in den verschiedensten Anwendungen (z. B. Stoff- oder Papierfabrikation), vermögen aber nicht, während der Aktion die Porosität zu steigern oder zu vermindern, was in manchen Fällen erheblichen Vorteil bedeuten würde. Die Technik der Pflanze ist uns hierin überlegen, indem sie ihre Spaltöffnungen ganz nach der jeweiligen Verdunstungssituation öffnet oder schließt.

Der hierbei verwendete Mechanismus ist ebenso verblüffend einfach wie sinnreich und bringt dem Beschauer eine hohe Meinung von dem technischen Können der Pflanze bei. Die Spaltöffnungen sind begrenzt von zwei halbmondförmigen „Schließzellen“. Diese besitzen nach innen zu sog. Kutikularleisten aus verdickter Zellwand, die durch ihre Elastizität automatisch einen Verschluß oder Öffnung der eigentlichen Lücke zwischen den Schließzellen besorgen.

Wir finden also hier zum erstenmal die Anwendung elastischer Federn in der Pflanzentechnik, ein technisches Hilfsmittel, das in der menschlichen Mechanik namentlich bei gleichem Zweck, nämlich bei Sperrvorrichtungen, immer wieder angewendet wird.

Gespannt werden diese vegetabilen Federschlösser durch eine nicht weniger sinnreiche Einrichtung. Die Schließzellen haben zweierlei Wände. Die außen und innen gelegene ist stark verdickt, jene Wandteile aber,

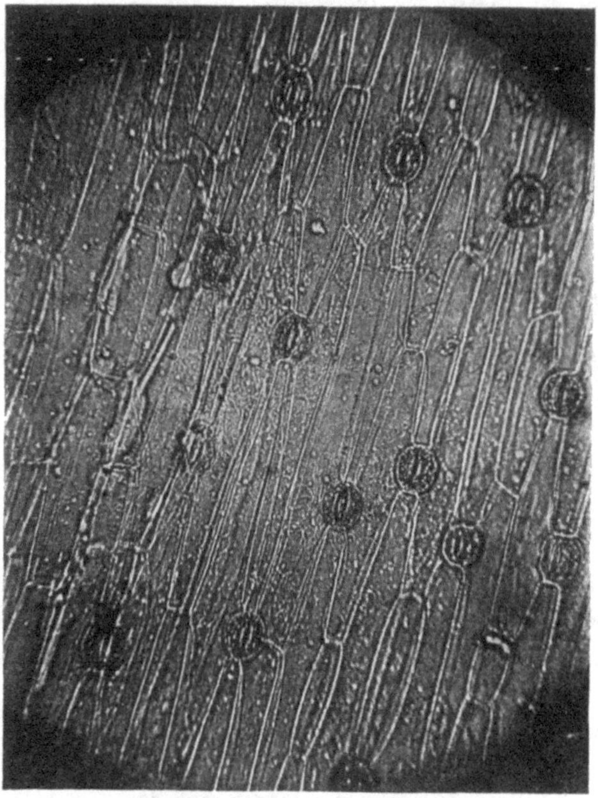

Abb. 26. Die Poren des Pflanzenblattes. Spaltöffnungen eines Blattes bei 200facher Vergrößerung. Original nach einem Präparat des Biologischen Institutes München.

welche an die Spaltöffnung und die Nachbarzelle grenzen, sind besonders dünn und elastisch. Es nehmen nun die Schließzellen nach Bedarf viel Wasser auf. Dadurch drückt sich die Zelle gegen die Nachbarin, die ihr Platz macht und die Spaltöffnung klafft. Die Feder ist gespannt. Ist wenig Wasser da, sinkt die Zellwand ein, die Feder klappt zu und schließt die Öffnung.

Wir haben also einen automatischen Verschluß vor uns, zu dessen sinnreicher Konstruktion man einen Mechaniker beglückwünschen würde.

Der Gegensatz der Hygrophyten, die Xerophyten, überraschen den Forscher mit anderen Techniken.

Ihr Bedürfnis ruft nach Reduktion der Transpirationsfläche, nach wenigen, kleinen und versteckt gehaltenen Spaltöffnungen, möglichster Verkleinerung aller Schwammgewebe und Verhinderung der Verdunstung durch die Oberhaut der Blätter.

Die Reduktion der Blätter wird am konsequentesten von gewissen Wüstenpflanzen durchgeführt, die sich der Blätter völlig entledigen; andere schränken die transpirierende Blattfläche auf winzige Läppchen und Zipfelchen ein, oder rollen die Blätter zu Nadeln zusammen (Nadelblätter), Mittel, worin die Pflanzen unerschöpfliche Meister sind.

Am weitesten gehen darin die sog. Sukkulenten, also z. B. Wolfsmilchgewächse und Kakteen dadurch, daß ihr Stengel gar kein Laub entwickelt, sondern dick und fleischig selbst assimiliert und in sich sogar noch Wasser speichert. Manchmal ist bei solchen Trockenheitspflanzen die Haut zur Ausbildung solcher „Wassergewebe" verwendet, z. B. die Eiskräuter (*Mesembryanthemum*); andere (viele Kakteen und Agaven) speichern im Innern so viel Flüssigkeit, daß man aus ihnen trinken kann (Abb. 27), was in Mexiko denn auch weidlich geschieht.

Es ist demnach keineswegs bloß die Erfindung des Menschen, wenn er unter dem gleichen, regenlosen Klima sich der wasserspeichernden Zisternen für die Tage der Not bedient. Auch die von ihm gebauten Wasserleitungen haben ihr Röhrenvorbild in den Wassergefäßen der Wurzeln, noch deutlicher in den vielgewundenen, am Boden liegenden oder emporklimmenden und besonders weite Wasserröhren in sich bergenden Lianen, von denen die längsten (die der Rotangpalmen) bekanntlich an 200 m Länge erreichen. Der Zweck der Lianenform ist, bei Licht betrachtet, nichts anderes als die Wasserleitung, um den hoch oben im Geäst der Urwaldbäume schaukelnden Blättermassen dieser Pflanze die nötige Feuchtigkeit zu verschaffen. Ja, ist letzten Endes nicht auch einer der Zwecke der rohrgleichen Baumstämme und Zweige ebenfalls die Wasserleitung?

Besonders interessant ist für unseren Gesichtspunkt die Abdichtung dieser Rohrleitungen. Wir verwenden dazu wasserundurchlässiges Material und haben das technische Mittel der Pflanzen für so geeignet gefunden, daß heute noch zahllose Rohrleitungen aus hölzernen Röhren errichtet werden.

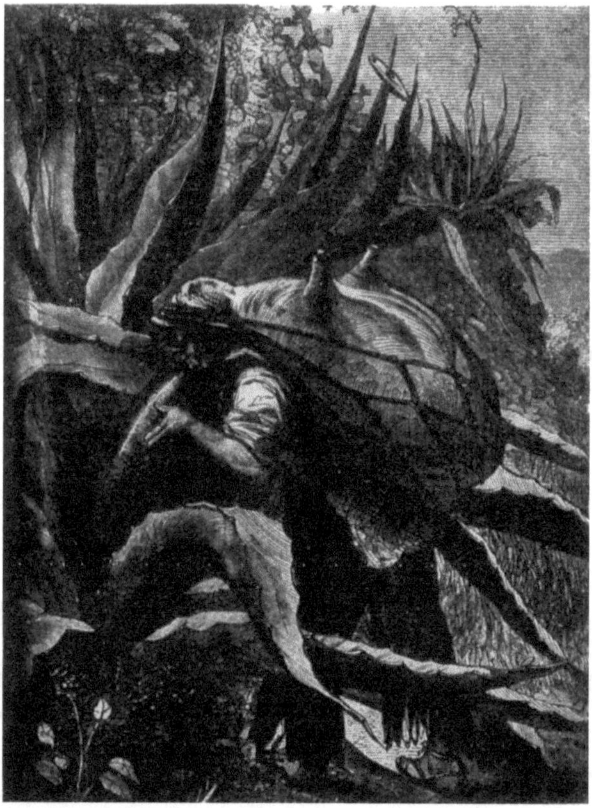

Abb. 27. Das Ausschlürfen des Saftes der „Maguey" (amerikanische Agave).

Es ist im Holz vorgesorgt, daß aus solchen möglichst wenig Feuchtigkeit aussickere. Tatsächlich entgeht den Bäumen nicht das Geringste von ihrem inneren Saft, da schon die reine Zellulose wasserundurchlässig ist, außerdem aber der Holzteil mit einem mehr oder weniger dicken Korkmantel ringförmig umkleidet ist.

Kork ist eine Substanz, welche fast absolut hermetisch schließt, vor allem weder Flüssigkeiten noch Gase, also auch keinen Wasserdampf, durchläßt. Da sie außerdem auch gegen Säuren (mit wenigen Ausnahmen) unempfindlich ist, verzichtete unsere Technik, einen gleichwertigen Verschlußstoff zu erfinden, sondern verwendet den Pflanzenkork in weitestem Umfang. Sie erklärt sich damit von der Pflanzentechnik in dieser Hinsicht einfach überwunden.

Die Xerophyten haben endlich noch ein Mittel hervorgebracht, das, vom Menschen selbständig erfunden, in seiner Industrie weiteste Verbreitung gefunden hat. Das ist der Lack als Verschlußmittel.

Unter Lack versteht die Technologie eigentlich ein Harz, das in Krusten von den indischen *Croton-*, *Ficus-* und anderen Bäumen, oder für die orientalischen Lackarbeiten aus der Rinde des Firnissumach (*Rhus vernix*) gewonnen wird. Zum Lackieren von Gegenständen wie sie uns alltäglicher Gebrauch in die Hand gibt, wird Kopal- oder Bernsteinlack, eine Farbe und Firniß verwendet. Auch dieser Kopallack ist ein von Bäumen (*Trachylobium*, *Agathis*, *Copaifera* u. a.) stammendes Harz und auch Firnis ist wieder nur in Terpentinöl oder Alkohol gelöster Lack.

Das uns unentbehrlich gewordene Schutzmittel des Lackierens und Firnissens ist demnach eine reine Pflanzentechnik, die denn auch von den Gewächsen in weitestem Umfang geübt wird.

Es gibt zahllose Pflanzen, denen man die Lackierung am Blitzen und Glänzen der Blätter schon von ferne ansieht (z. B. Lorbeer, *Ilex*, und besonders viele Hartlaubgewächse der Mittelmeerflora). In dicken Schichten ist auf ihrer Epidermis (Abb. 49) der zähe Lack aufgetragen; er erreicht einen vollständigen Abschluß des Pflanzeninneren, das kein Wasser außer den engbegrenzten Abgabestellen zu verlieren hat.

Als letztes der Schutzmittel von technischer Bedeutung lehrt uns die Erforschung der Xerophyten schließlich noch die Herstellung von Haarfilzen kennen, die von vielen Trockenheitspflanzen nicht zu Wärmezwecken, sondern zur Verminderung überflüssiger Transpiration geübt wird (Abb. 28). Ein gemeinbekanntes klassisches Beispiel hierfür ist das Edelweiß (*Gnaphalium dioicum*) des Gebirges, ein Pflänzchen, dem sein silbernschimmerndes Pelzchen Schutz vor den kalten, austrocknenden Winden gewähren soll und auch gewährt.

Die vom Menschen verwendeten Stoffe, vor allem Filze und Wolle, bedienen sich dabei keines anderen Prinzips, obwohl es sich in dieser Beziehung eigentlich nur um analoge teilweise (Baumwolle) sogar homologe Materialien und nicht so sehr um gleiche Herstellungsart handelt.

Das gilt aber nicht von dem letzten der großen Transpirationsschutzmittel der Gewächse, den Samthaaren der Blätter.

Namentlich an tropischen Pflanzen, die dieserhalb in Gewächshaus und Stube heimisch wurden, besonders an den schönblütigen Gloxinien, bewundert man an Blüte und Blatt den prachtvollen plüschartigen Glanz, der sich bei Anfassen von der vollendeten Feinheit eines echten, samtartigen Materiales erweist. Mit vollem Recht spricht man hier von Samtblättern der Pflanzen. Unter dem Mikroskop erweist sich, daß diese Samtstruktur, die man ja auch an einheimischen Pflanzen,

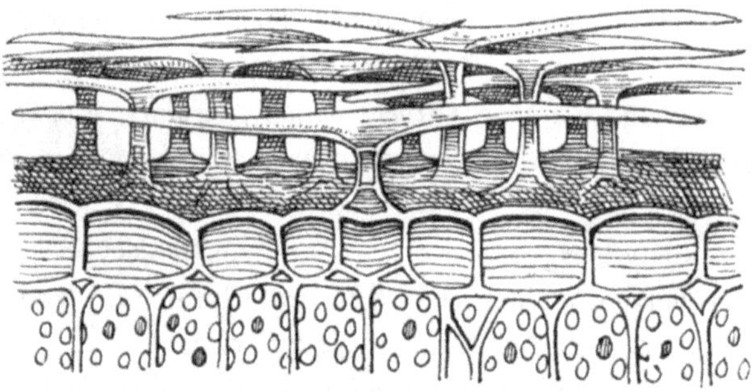

Abb. 28. Technische Schutzmittel der Pflanzen (Wollfilze). Filz auf der Oberfläche von *Artemisia*. (Nach Kerner.)

im besonderen an den Stiefmütterchenblüten (*Viola tricolor*) lieben gelernt hat, auch technisch in gleicher Weise unseren geschnittenen Samten entspricht (*Velours coupé*).

Die Haardecke macht hier wie dort den gleichen Eindruck, besonders wenn sie, wie bei den Manchestersamten, auch aus Pflanzenhaaren, nämlich aus Baumwolle, besteht.

In den gleichen Betrachtungskreis gehört endlich auch die Herstellung und Anwendung von Wachs durch die Pflanze.

Das bei unseren Gewerben oft genug zum Abdichten (Wachsringe in der Mikroskopie, Appretur, Wachspapiere) verwendete Wachs ist ein Gemisch von Cerin, Cerotein und anderen fettähnlichen Körpern, das aus Drüsen des Hinterleibes der Bienen ausgeschieden, von ihnen mit dem Pollen, also wieder mit Pflanzenprodukten, aufgenommen wird.

Die betreffenden Fette werden von dem Stoffwechsel der Pflanze als Ester einwertiger Alkohole ebenso leicht selbst produziert. Und zwar ist es das Plasma selbst, welches das Wachs sezerniert und die Cuticula damit imprägniert. Daher sehen wir es dann auf der Oberfläche der Epidermis an Blättern und Früchten in feinen Lagen abgeschieden, wodurch ein fast hermetischer Abschluß des Inhaltes der betreffenden Organe zustande kommt.

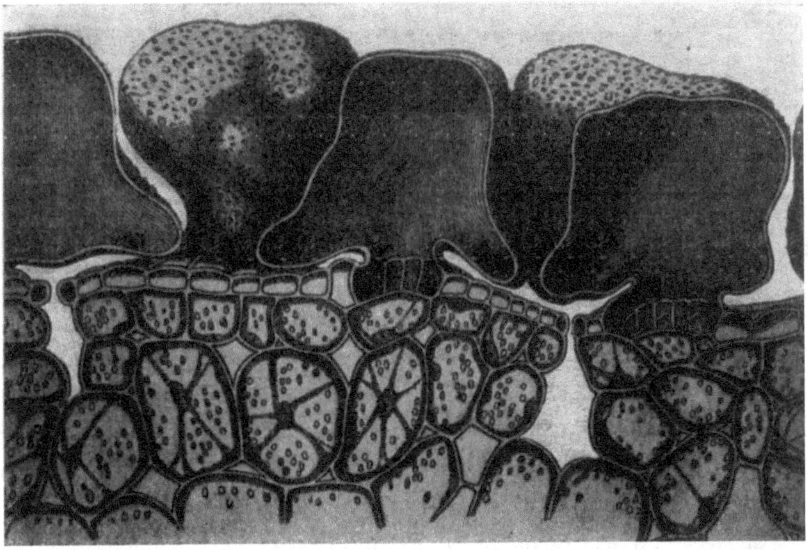

Abb. 29. Kieselsäureinkrustation auf den umgewandelten Haaren von Rochea falcata. (Nach Kerner.)

Haben wir schon Gelegenheit, uns alltäglich davon zu überzeugen, daß bereits eine so dünne Korkschicht, wie sie sich an der Haut der Kartoffeln findet und diese braun färbt, den Inhalt so schützt, daß die Kartoffelknolle wochen- und monatelang an der Luft lagern kann, ohne einzuschrumpfen, so sehen wir die gleiche wunderbare technische Leistung an Äpfeln und Birnen, wo teils Kork, teils aber Wachs, ferner an den Pflaumen, Heidelbeeren und Trauben, wo der feine weiße Reif der Wachsschichten die Früchte viele Wochen lang vor dem Verlust ihres Saftes schützt.

An Blättern ist dieser duftige Reif gleichfalls bekannt; so ist er z. B. eines der vornehmlichsten Transpirationsschutzmittel der bekannten

Wachsblume (*Cerinthe*), Mehlprimel (*Primula farinosa*), der Hauswurz (*Sempervivum*) und vieler Kakteen.

Das sind technische Leistungen, die den Erfinder anregen sollten. Gelingt es, dünne, an der Luft trocknende Kork- und Wachslösungen herzustellen, so ist mit diesen Überzügen nach dem Pflanzenvorbild ein billiger Universalverschluß gefunden, dessen Anwendungsmöglichkeiten unbeschränkt sind. Der erste Schritt auf diesem Wege sind die Wachspapiere, die mittels Durchziehen durch einen Trog mit geschmolzenem Wachs, Stearin oder Ceresin hergestellt, zum Zubinden von Büchsen und Flaschen und Einwickeln stark riechender oder Arzneistoffe, die nicht austrocknen sollen, schon heute ausgedehnte Verbreitung gefunden haben.

Solche nichtstabile Aufbewahrungsgefäße von Flüssigkeiten, wie sie hier angeregt sind, hätten noch den Vorzug der Unzerbrechlichkeit, Billigkeit und Anpassung an jede Form.

Um den Umfang dieser ersten Anregung zum „technischen Studium der Botanik" nicht übermäßig anschwellen zu lassen, kann hier natürlich nur skizzenhaft auf einige der hervorstechenderen nützlichen Beziehungen zwischen Technik und Pflanzenkunde hingewiesen werden; vieles Wertvolle ist hier also gar nicht berührt, sicher wird manches des Besten erst jetzt der Erkenntnis erschlossen, seitdem wir mit diesem neuen Blick auf die Pflanze als Erfinder sehen.

So sei denn aus dem großen Reichtum nur noch folgende Auswahl vorgelegt.

Als Transpirationsschutz verwendet die Pflanze auch chemische Mittel und Vorgänge, z. B. die Herstellung von Salzen und die Methode der Kondensierung.

Salzbildner sind die Pflanzen der ägyptisch-arabischen Wüste und der vorderasiatischen Wüsteneien. Nie werde ich den ergreifenden Eindruck vergessen, den die grauweiße Kümmervegetation in den Wâdis des Sinais auf mich machte, mit ihren Dornhecken und winzigen Kugelsträuchern. Winzige Blättchen, scharf bewehrte, stachelige Sproße, rosettenförmiger, sparriger oder zusammengedrückter, niedriger Wuchs kennzeichnet sie alle gemeinsam; viele Pflanzen machen den Eindruck völlig verdorrter „Steppenhexen", so namentlich die Astragalussträucher. Und unter ihnen immer wieder in den Felsspalten und den Tälern die mit schneeweißem Salz bestreute *Reaumuria hirtella*, oder die in erschrecklicher Dürre doch voll Wassertropfen prangende *Statice aphylla* oder *Cressa cretica.*

Diese Pflanzen sind es, die auf ihrer Epidermis Natron- und Kalisalze sezernieren, damit diese höchst hygroskopischen chemischen Stoffe aus der Luft, deren Wasserdampfgehalt auch in der Wüste immer noch 10% und mehr beträgt, Wasser kondensieren und dieses dann durch die Blätter absorbieren.

Einzelne haben diese Technik zu solcher Vollendung gesteigert, daß die Araber feuchte Zimmer nach der Nilüberschwemmung durch Auflegen von Cressasträuchern zu trocknen pflegen.

Ohne von diesen Pflanzenvorbildern zu wissen, ist auch die Wissenschaft schon längst darauf verfallen, ihre Instrumente (chirurgische Bestecke, Wagen, Modelle) in den Sammlungsschränken vor verderblichem Rost durch Auslegen wasserabsorbierender Salze, nämlich durch Austrocknung der Luft im Schranke zu bewahren. Andere Anwendungen dieser Erfindung sind mir allerdings nicht bekannt.

Um so ausgedehnteren Gebrauch macht die Industrie von der chemophysikalischen Tatsache der Kondensation, die wir bereits auf S. 19 ausgiebig gelegentlich der Schilderung des Flechtenthallus behandelt haben (vgl. Abb. 37).

In allen diesen wunderbaren Erscheinungen sprechen sich Plasmaleistungen von Einzelzellen aus, die man, so unverständlich sie oft erscheinen mögen, auf das Konto der elementaren Lebenseigenschaften setzen muß. Gelegentlich der Transpiration drängt sich aber auch eine Tatsache vor, deren Erstaunliches nicht in der jeweiligen Umformung oder Sekretion der Einzelzelle, sondern in der sinnvollen Beziehung liegt, in die das Zellindividuum mit seinen Gefährtinnen tritt.

Es schwebt mir bei diesem Satze die Tatsache vor Augen, daß die Transpiration den Wuchs der Pflanzen regelt. Das xerophile Wüstengewächs wagt nicht, sich vom Boden zu erheben, die Hygrophyten zählen in ihren Reihen zugleich die erhabensten und kühnsten aller Pflanzengestalten; tägliche Erfahrung am Blumentisch belehrt den Gärtner, daß Wasserzufuhr seine Pfleglinge wohl entwickelt, Trockenheit dagegen sie verkümmern läßt.

Analysieren wir aber diese unbezweifelbare Tatsache, so zeigt sich, daß Verkümmerung und Entfaltung keineswegs einzelne Organe trifft, sondern gleichmäßig, harmonisch sich in allen Zellen des Gesamtorganismus ausspricht. Es sind keineswegs etwa die wasserleitenden Wege der Xerophilen wohlgebaut, noch die Epidermis, die an der Peripherie, fernab von der Wasserverteilungsstelle liegt, verkümmert, sondern eines greift nach wie vor wohlangepaßt ins Gefüge des Ganzen und jedes Plus an Wasser scheint jeder einzelnen Zelle in der ihr gebührenden Ration zugute zu kommen. Nur die Blüte, also die gametale Generation macht eine Ausnahme. Sie wird besonders ernährt und auf das Reichlichste mit Wasser versehen, wenn auch sonst dem Organismus das Wasser knapp ist. Daher findet man bei den Xerophyten die reizendsten Blütenstände. In der Wüstenflora Afrikas entfalten die sparrigen, unscheinbaren Zillasträuche ihre riesigen lila Blütensträuße; der Blütenreichtum der an Trockenheit angepaßten Orchideen, die gezwungen sind, sich ihr bißchen Wasser durch Kondensation zu sichern, ist gemeinbekannt, ebenso jener der Kakteen. Rührend wirkt dieser Zug von Brutpflege, der den Kindern im Zellenstaat zugute kommen läßt, was sich die anderen Zellen, die das Wasser ebenfalls brauchen könnten, versagen. Er läßt es aber um so deutlicher erkennen, daß in der Wasser- und damit auch in der Nahrungsversorgung der einzelnen Mitglieder des Zellenstaates eine bestimmte Ökonomie und gesetzmäßige Regelung herrscht, eine Tatsache, an die die Botanik bisher kaum gedacht hat.

Diese Ökonomie wird fortan eines der neuen Forschungsziele bilden müssen. Und damit ist auch in die Botanik ein Problem eingeführt, dessen sich die Physiologie des Menschen schon längst mit Glück angenommen hat. Der Medizin ist es schon seit langem bewußt geworden, daß die harmonische Ausbildung, das Ebenmaß der Glieder und Organe des Menschen nicht ein Werk des blinden Zufalls, sondern eine bestimmte physiologische Leistung des Organismus ist, die auch durch gewisse Organe aufrecht erhalten wird. Als solche hat man die *Thyreoidea* (Schilddrüse), ferner mit ziemlicher Sicherheit die Steißbeindrüse (*Glandula coccygis*) erkannt. Ihr Absonderungsprodukt (*Hormon*) ist eine eiweißreiche Substanz (Kolloid), die offenbar in die Lymphgefäße ergossen wird. Ihre Entartung oder Wegnahme hat unter anderem auch Wachstumsänderungen, Zurückbleiben des Körperwachstums nach Art der Kretins, die Funktionshemmung der Steißdrüse auch Riesenwuchs der Extremitäten zur Folge.

Es wird Sache einer glücklichen und nicht unschwer vorzunehmenden Experimentalforschung sein, die das Wachstum harmonisch regelnden

Organe oder Organteile auch im Pflanzenkörper ausfindig zu machen, wo sie, zweifellos nach dem oben Vorgebrachten, ebenfallls existieren.

So hat uns schon der erste Versuch, eine Organgruppe der Pflanze auf ihre technischen Prinzipien hin zu betrachten, überreiche Ergebnisse beschert.

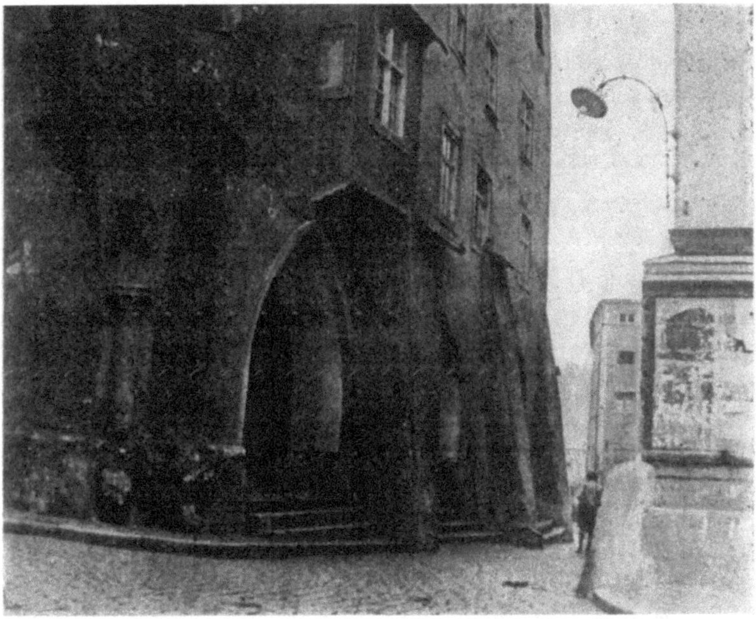

Abb. 30. Organische Stileigentümlichkeiten des gotischen Stils. Strebepfeiler und herausgenommene Füllungen als Gegenstück der Pinnulariastruktur (vgl. Abb. 13). Motiv aus Wasserburg a. Inn (Original des Verf.).

Wir betrachteten nur die Techniken, durch welche die Pflanze ihren Wasserhaushalt regelt, und entdeckten dabei, daß die Pflanze sich folgender technischer Formen und Methoden bedient:

Sie benützt Röhren (S. 15) zur Wasserleitung, mit der Besonderheit, daß sie Wandstrukturen anwendet, die der menschlichen Technik noch fremd sind, sie hat ein System von Evakuationspumpen (S. 28) unerhörter Leistungsfähigkeit. Sie wendet die technischen Formen des Fensters, des Kessels (S. 24), der Zisterne (S. 53) an, sie verwendet Schotten (S. 40) und Versteifungen (S. 39), sie braucht die architektonischen Formen der Pilaster und Füllungen (S. 36), sie verwendet Beschläge (S. 40), konstruiert automatische Verschlüsse (S. 53), hydraulische Pressen in Verbindung mit wasserleitenden Röhren (S. 49), sie benützt die Gesetze der Verdunstung, Porosität und Kondensation (S. 57, 51) zur Herstellung entsprechender Apparate, sie produziert Wachs, absorbierende Salze (S. 58), Lacke (S. 55), Haarfilze (S. 55), Samte (S. 56), sie verwendet endlich elastische Federn (S. 52) und Korkdichtungen (S. 54).

Dabei weiß sie die physikalischen Gesetze bedürfnisgemäß zu kombinieren, um durch Integration die gegebenen Tatsachen und Materialien zu Leistungen höheren Ranges zu kombinieren und aus den einfachen technischen Formen wahre Apparate, ja, Maschinen zu erbauen, die nur durch Zusammenwirken ihrer Konstruktionsbestandteile funktionieren können. Dies gilt namentlich für das Pumpwerk, das der Pflanze einen uns technisch noch unverständlichen Wasserhub erlaubt, ferner die hydraulische Presse der Hydathoden, bei der Porosität, Röhren, Behälter und eine entsprechende Konstruktion außer der Saugkraft und Verdunstung zusammenwirken müssen, um die entsprechende Leistung zu vollbringen.

Diese eine Konstruktion des Pflanzenkörpers genügte schon, um ihm mit Recht technische Erfindungskraft zuschreiben zu können.

III. Die chemischen Leistungen der Pflanze.

Es ist unter Botanikern ein Gemeinplatz, daß bereits die kompliziertesten chemischen Leistungen elementar plasmatischer Natur sind. Als Beweis dienen allgemein die zymogenen und pathogenen Bakterien mit ihrer großartigen Produktion der verschiedensten Farbstoffe und Enzyme, die nebst den entsprechenden Leistungen der Hefepilze (*Saccharomyces*) die Grundlage für eine Anzahl der wichtigsten chemischen Prozesse des täglichen Lebens, sowie von chemischen Industriezweigen abgeben, so daß man nicht mit Unrecht die Saccharomyceten als die wichtigsten aller bekannten Pflanzen bezeichnet hat.

Die namhaftesten dieser Enzyme (angesichts der großen Zahl dieser Stoffe ist nur eine Auswahl möglich) sind das die Dextringärung der Melasse hervorrufende Stoffwechselprodukt des Froschlaichpilzes (*Streptococcus mesenterioides*), ferner das Enzym, welches an der Käsereifung beteiligt ist und von *Streptococcus tyrogenes* ausgeschieden wird.

Micrococcus acidi lactici scheidet die Ursache der Milchsäuregärung aus, nicht zu verwechseln mit dem Bazillus gleichen Namens, auf dem nicht nur das Gerinnen der Milch, sondern auch so wichtige Techniken wie die Sauerkrautbereitung beruhen. *Micr. viscosus* ist verantwortlich für die Schleimgärung des Weines, *M. urae* für die faulige Zersetzung des Harnes. Ganz besonders wichtig ist das Essigbakterium (*Bacterium aceti*), das Alkohol vergärt und Essigsäure bildet. Auf ihm beruht eine Millionenindustrie. Neuerer Zeit entstehen entsprechende Werte auch durch das *Bact. bulgare*, mit dessen Hilfe allein man Joghurt bereiten kann.

Bacillus butyricus stellt ein schädliches Enzym her, das die Milch zur Buttersäuregärung bringt.

Es sind also die chemischen Industrien der Essigfabrikation, Joghurtbereitung, Käserei, Sauerkrautherstellung, die nicht möglich wären, wenn nicht Pflanzen die notwendige chemische Vorarbeit leisten würden, die der Chemiker nur kontrolliert und in ihrem Ablauf vor störenden Einflüssen schützt.

Nimmt man dazu die Zymaseproduktion durch den Saccharomycespilz, der zur alkoholischen Gärung und durch sie zur Bereitung von Wein, Bier, Schnaps und zur Brotherstellung die Möglichkeit gibt, und mit den Alkoholindustrien im Deutschen Reich allein im Jahr an 3000 Millionen neue Werte schafft, so erübrigt sich für mich jede weitere Beweisführung, daß die Pflanzenplasma mit seiner chemischen Leistungsfähigkeit ein technischer Faktor ersten Ranges sei.

Aber nicht diese Beweisführung liegt mir am Herzen.

Die Abscheidung von Enzymen und Toxalbuminen, so variabel und feinabgestuft, daher bewunderungswürdig sie auch sei, bedeutet doch nur eine einfache sekretorische Leistung des Plasmas. Daran bestand von vornherein kein Zweifel, daß sich unter den Abscheidungen der Zelle welche befinden werden, die von nützlicher chemischer Qualität sind. Frappierend daran ist höchstens die besondere chemische Qualität der Enzyme, die derzeit von der synthetischen Chemie noch nicht nachgemacht werden kann, so daß hierin die lebende Substanz vorläufig ein unerreichbares Vorbild des Chemikers ist.

Worauf es mir vielmehr ankommt, ist, zu zeigen, daß die Zelle — im besonderen die Pflanzenzelle — in vielen Beziehungen dem Chemiker das methodische Vorbild bietet, das von ihm bislang unbewußt, in Zukunft aber sicher oft, mit Erfolg absichtlich, durch sein Studium nachgeahmt wurde und werden wird.

Bisher hat die chemische Technik etwa folgende Zelleistungen imitiert:

1. Den Vorgang der Lösung.
2. Das Umrühren von Lösungen.
3. Den Vorgang des chemischen Abbaues (Analyse).
4. Den Vorgang des chemischen Aufbaues (Synthese).
5. Den Vorgang der Oxydation.
6. Die Kristallisation.
7. Den Vorgang der Lichterzeugung.
8. Die Herstellung von Säuren.
9. Den Prozeß der Photosynthese.
10. Die Herstellung von Farbstoffen.
11. Die Herstellung von Fetten.

12. Das Überführen von einem Aggregatzustand in einen anderen (Sublimieren).
13. Das Destillieren.
14. Den Durchtritt von Gasen.
15. Die Anwendung der Osmose.
16. Die Anwendung von Filtern.
17. Elektrolytische Vorgänge.
18. Elektive Vorgänge.
19. Die Aufbewahrung von chemischen Stoffen.
20. Die Entleerung aufbewahrter Stoffe.
21. Kondensation.
22. Den Vorgang der Reduktion.
23. Die Herstellung von Kolloiden.
24. Die Herstellung von Alkohol.
25. Die Herstellung von Salzen.
26. Die Herstellung von Gasen.
27. Die Herstellung von Parfümen.
28. Die Herstellung von Gläsern (Quarzglas).
29. Die Autoregulation chemischer Vorgänge (also die Leistung des Chemikers selbst).

Wenn es uns gelingt, die Existenz der genannten Substanzen und Vorgänge im Pflanzenleben einwandfrei nachzuweisen, dann ist der Beweis erbracht, daß die wichtigsten Prinzipien der chemophysikalischen Technik ebenfalls nur ein Fall, allerdings das glänzendste Beispiel von technischer Imitation des Lebens sind.

An sich verspricht dieser Untersuchungsgang nicht weniger anziehend zu werden, als es die Betrachtung der Pflanze vom Standpunkt des Maschineningenieurs aus gewesen ist. Und über die Wichtigkeit dieses Nachweises in wissenschaftlicher wie sachlicher Beziehung auch nur ein Wort zu verlieren, hieße Eulen nach Athen tragen.

1. Der Vorgang der Lösung.

Der Chemiker versteht unter diesem Begriff die Vereinigung eines starren, flüssigen oder gasförmigen Körpers mit einem flüssigen zu einer gleichmäßigen Flüssigkeit, wobei der ursprüngliche Stoff wiederhergestellt wird, wenn man ihm das Lösungsmittel entzieht. Als Beispiel diene eine Salzlösung in Wasser, aus der sich das Salz wieder abscheidet, wenn das Wasser verdunstet.

Von dieser Eigenschaft der Substanzen macht die Chemie reichlichsten Gebrauch und ihre Arbeit wäre ohne Lösungen kaum denkbar, wobei die gebräuchlichsten Lösungsmittel Wasser, Alkohol, Äther, Chloroform, Benzin u. dgl. mehr, namentlich aber die beiden ersteren sind.

Das elementarste Lösungsmittel, nämlich das Wasser, ist nun, wie auch hier sattsam erörtert, der Pflanze in reichem Maße zur Verfügung und zwar wird es fast immer bereits in Gestalt einer Lösung aufgenommen, sowohl als Bodenwasser, wie als Regenwasser durch die Blätter. In letzterem Fall enthält es Kohlensäure, auch Mineralsäuren, im ersteren vor allem die Salze der wichtigsten Metalloide, die von der Pflanze zu ihrer Ernährung verwendet werden.

Diese Art von Lösung liegt nun freilich außer dem Verdienst der Pflanzenzelle. Nicht aber jene beiden, welche das klassische Vorbild aller chemischen Lösungsarbeiten zu sein verdienen, nämlich die Lösung von Zucker in den Assimilationszellen, sowie die festen Lösungen, durch welche die Pflanze Quellungserscheinungen und Gallertbildungen hervorbringt.

Die Assimilation der Kohlensäure hat als erstes Produkt nicht die Entstehung von Stärke zur Folge, sondern es bildet sich Zucker, der von dem Zellsaft der assimilierenden Zellen gelöst und erst dann in Stärke übergeführt wird. Das gleiche findet bei dem umgekehrten Prozeß statt, wenn im Malz, also im keimenden Gerstensamen, die wieder in Zucker übergeführte Stärke, zuerst als Zuckerlösung in den Zellen des Endosperms so lange gespeichert bleibt, bis sie von den Saugzellen des Scutellums aufgesogen wird.

Auch andere Stoffe vermag so die Pflanze aus ihrem Stoffwechsel abzusondern und in wässerigen Lösungen zu halten. Dies gilt im besonderen, um aus der Überfülle einschlägiger Tatsachen nur ein Beispiel zu nennen, von den Inulinen, die bekanntlich der Reservestoff der Dahlien oder des Topinamburs (Helianthus tuberosus) sind. Diese Körper sind nicht in fester Form abgelagert wie die Stärke, sondern im Zellsaft (und zwar kolloidal) gelöst, sogar in einer Konzentration bis zu 15 %. Aus dieser werden sie dann von der Pflanze in Fruchtzucker übergeführt, in welchem Zustand eine Wanderung erfolgt, die ja kolloidalen Substanzen verwehrt ist.

Dabei versteht die Pflanzenzelle den Löslichkeitskoëffizienten während des Prozesses zu ändern, worauf das sogenannte Saussuresche Gesetz beruht. Wir können eine solche Löslichkeitskurve nur durch Temperaturänderungen oder durch Zusatz fremder Substanzen herstellen. So wird die Löslichkeit des salpetersauren Natrons in Wasser verringert durch die Gegenwart von Kochsalz, dagegen die von salpetersaurem Blei erhöht durch die Gegenwart von salpetersaurem Kali.

Diese komplizierten Leistungen des Chemikers sind für die Chemotechnik der Pflanzenzelle ein Kinderspiel. Im besonderen hat sie diese Fähigkeit in ihrer Ernährung höchst vorteilhaft dadurch ausgenützt, daß bei genügender Verdauung gewisse Salze in den Organismus relativ reichlicher eintreten als Wasser (von Knop und Biedermann längst festgestellt).

An der Tatsache der Lösung bis nahezu zur Konzentration läßt sich demnach nicht mehr zweifeln.

Ebensowenig an der Herstellung fester Lösungen. Unter dieser Bezeichnung versteht der moderne Chemophysiker hauptsächlich die halbflüssigen Stoffe.

Eine ganz besondere Kunst übt das Pflanzenprotoplasma gelegentlich der Herstellung von festen Lösungen aus, als die man die Gallerten betrachten kann, sowie vor allem die quellbaren Membranen. Zwischen Quellung und Lösung ist kein prinzipieller Unterschied, nur ein gradueller; Lösung erfolgt durch unbeschränkte Wasseraufnahme zwischen die Teilchen einer Substanz, Quellung aber durch begrenzte (van t'Hoff).

Diese Quellungsfähigkeit der pflanzlichen Zellbestandteile und Produkte ist nun außergewöhnlich verschieden. Verkorkte Membranen quellen gar nicht oder kaum, dagegen nehmen die von Algenzellen ausgeschiedenen Gallerten bis zu 200 Teile Wasser auf und quellen dadurch so auf, daß weite lockere Polster von Schleim etwa eine Desmidiacee oder Planktonkieselalge umgeben (Abb. 13). Wie seinerzeit Sachs nachgewiesen hat, nimmt auch die trockene verholzte Wandung der Pflanzenzelle 48 bis 51% Wasser auf.

Für die Pflanze selbst hat diese Quellungsfähigkeit eine lebenswichtige, ja notwendige Bedeutung; beruht ja doch alles Wachstum der lebendigen Substanz auf vorausgehender Quellung, d. h. auf einem Auseinandertreiben der Elementarteilchen, zwischen deren Hohlräumen sich dann intussuszeptiv die neue Substanz einlagert.

Die menschliche Technik hat dagegen von der Quellung und den mit ihr verknüpften kolossalen Kräften kaum noch nennenswerte Anwendungen gemacht.

Rodewald (Jahrb. d. Versuchsstationen v. J. 1894) hat nachgewiesen, daß die Quellungskraft, welche ein Stärkekorn entwickelt, nur durch einen

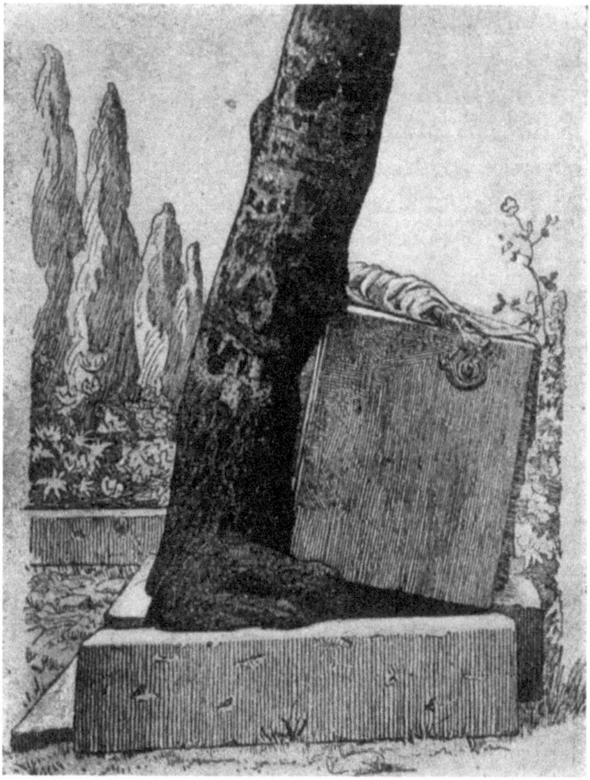

Abb. 31. Die Friedhofsbirke von Hannover, welche durch den Wachstumsdruck den schweren Grabstein hob. (Nach Francé.)

Druck von 2532 Atmosphären aufgehoben werden könnte. Da 1 Atmosphäre einem Druck von 1 kg auf den Quadratzentimeter Oberfläche entspricht, haben wir in der Quellungsenergie eine Arbeitsleistung vor uns, die wieder an die hydraulischen Pressen erinnert, sie aber noch übertrifft. Denn ein aus Stärkekörnern hergestellter Würfel von 1 m^3 würde demzufolge bei passender Anordnung dem Gewicht von 25,23 Millionen

Zentner[1] entgegenwirken können, eine geradezu schwindelnde technische Perspektive, die alle technischen Hirne auf das Intensivste beschäftigen muß in einer Zeit, die dermaßen auf das Aufbauen und Auffinden neuer Naturkräfte angewiesen ist, wie die unsere.

Die einzige praktische Anwendung, die man bislang von der Imbibitionsenergie macht, ist primitiv genug. Quellen des Holzes benutzt man in Bergwerken als Sprengmittel, das in Felsritzen sogar den härtesten Granit mit Leichtigkeit zersprengt.

Die andere Anwendung, daß findige Anatomen die härtesten Schädelkapseln sprengen, indem sie die Höhlung mit eingeweichten, daher quellenden Samen füllten, hat ja nur den Wert einer Spielerei.

Dagegen macht die Natur oft genug dem solange für sie blinden Auge des Menschen eine prachtvolle Quellungsleistung (bzw. Wachstumsleistung) vor. Oft sieht man nämlich im Gebirge einen mächtigen Fels zersprengt oder gar gehoben durch den sich zwischen oder unter ihm hervordrängenden Wurzel- oder Stammteil. Und die Friedhofsbirke zu Hannover (Abb. 31), die einen schweren Grabstein hob, ist zum viel bestaunten Kuriosum geworden. Das Kurioseste daran aber ist wohl, daß so viele sie sahen und nicht auf den Gedanken gerieten, daß die Natur uns damit wieder einmal eine ihrer unerschöpflichen Kraftquellen verraten hat.

2. Das Umrühren von Lösungen.

Wenn der Chemiker eine Lösung herstellt, sagt ihm die Erfahrung, daß sich der damit angestrebte Prozeß rascher und vollständiger vollzieht, wenn er die Lösung umrührt, d. h. ihre Bestandteile ständig mischt. Es wird damit zugleich die Bildung von Sedimenten und Kristallisationen verhindert, die bei zur Ruhe gekommenen, einigermaßen konzentrierteren Lösungen unausbleiblich sind.

Dieses Umrühren gilt ebensogut für Suspensionen, d. h. Flüssigkeiten, in denen unlösliche Substanzen in feiner Zerteilung schwimmen, wie für Lösungen selbst und hat in der Technik mehrfache wichtige Anwendung gefunden. Als Rührgebläse in den Strahlapparaten, um

[1] Es entsprechen den 100 × 100 × 100 ccm = 1000000 ccm Quellungsmasse pro Kubikzentimeter 2523 kg Quellungsäquivalens, das sind 2523000000 kg, zu je 100 kg gerechnet also 25,23 Millionen Tonnen.

durch Einblasen von Luft am Behälterboden Flüssigkeiten in Bewegung zu setzen, in wichtigster Anwendung aber im Holländer des Papierfabrikanten.

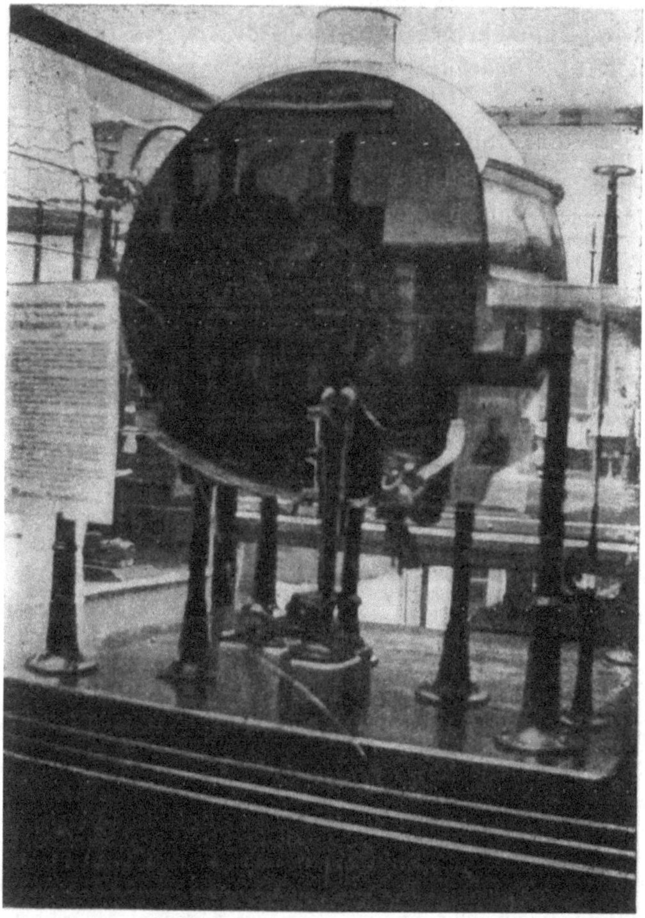

Abb. 32. Rührwerk in einer Braupfanne, maschinelles Gegenstück der Plasmarotation. (Deutsches Museum München.)

Die Papierfabrikation beruht auf einer möglichst feinen Zerschneidung der Rohmaterialien, also gegebenen Falles der Hadern in Drehtrommeln durch bewegliche Stoßmesser, worauf die Stücke im Hadernkocher unter einem bedeutenden Innendruck mehrere Stunden lang in Kalklauge gekocht werden. Schon hier wird das Umrühren besorgt, indem der Kugeldrehkocher (vgl. Abb. 32) die langsamer Rotation erhalten wird. Dann kommt die Masse in den Holländer, um sie endgültig zum Halb- und Ganzzeug zu zerkleinern; damit sie aber gleichmäßig durch den Zermalmungsapparat durchgeht, wird sie wieder in Zirkulation erhalten und, desgleichen muß sie dann auch in der Waschtrommel rotieren.

Dabei ist das Hauptaugenmerk auf möglichst gleichmäßige Arbeit,

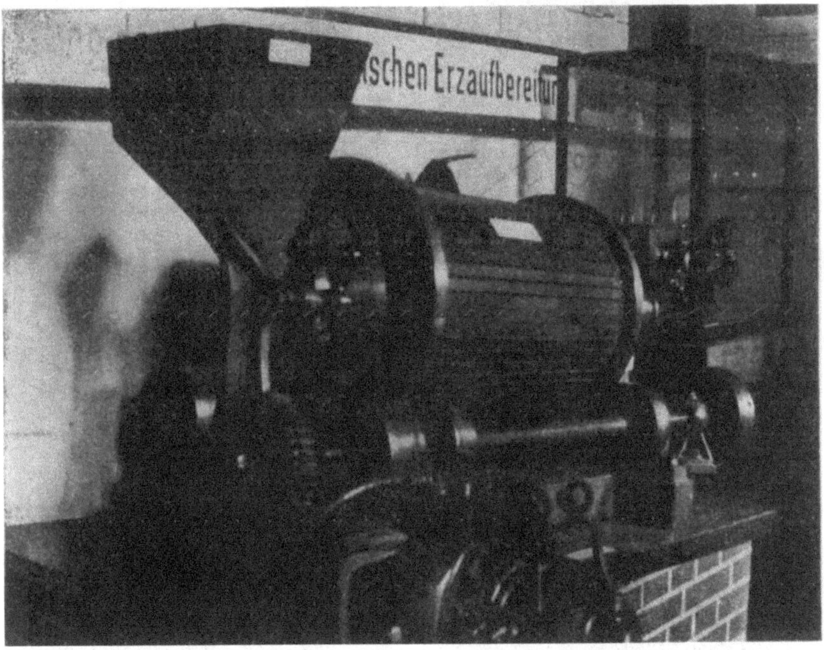

Abb. 33. Rührtrommel zur Erzaufbereitung, ein maschinelles Gegenstück der Plasmazirkulation. (Sammlung des Deutschen Museums München.)

also besonders sorgfältiges Umrühren gerichtet. Erreicht wird es durch die Drehung der Behälter, auch durch die Stofftreiber, die meist als turbinenartige Schaufelräder, namentlich in den Holländern, eingesetzt sind, um das „Ziehen" des Stoffes zu begünstigen.

Auch in der Farbenfabrikation, wo es auf gleichmäßiges Mischen gesättigter Lösungen und Suspensionen ankommt, spielt das Umrühren die gleiche wichtige Rolle, wie bei so vielen chemischen Prozessen des Alltags, deren Symbol der Kochlöffel geworden ist. Bei der Färberei muß die Gespinstfaser beständig in der Farbstofflösung, der Flotte, umhergezogen werden, damit sich alle Teile gleichmäßig färben. Hierzu dienen die Strangfärbemaschinen und der Jigger, deren Prinzip immer die Aufrechterhaltung einer Zirkulation ist.

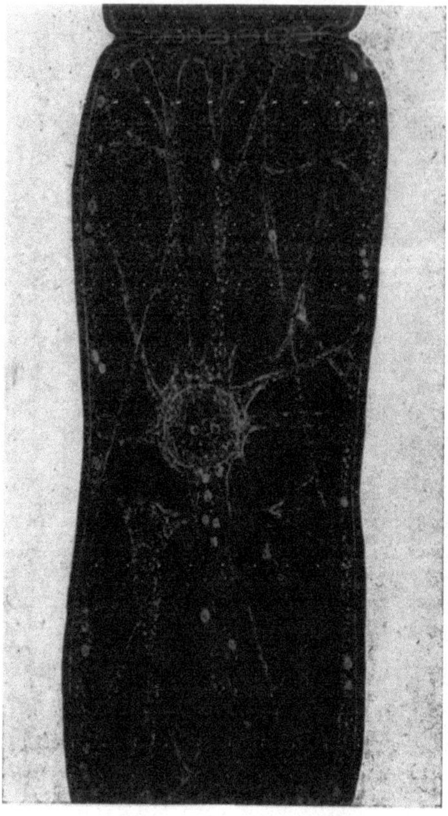

Abb. 34. Plasmazirkulation in einem Kürbishaar. Das Plasma zirkuliert entlang der Stränge. Stark vergrößert. (Nach Kerner-Hansen.)

Wie besorgt nun die Pflanze das gleiche Bedürfnis?

Sie muß dafür eingerichtet sein, ihre Lösungen umzurühren, um deren Absetzen und Kristallisation zu verhindern; außerdem wird nur durch Umrühren der gleichmäßige Ablauf von Stoffwechselvorgängen gewährleistet. Und so sehen wir denn in fast allen Zellen mit intensivem Stoffwechsel, eine nicht einmal ganz langsame Zirkulation und Rotation des Protoplasmas im Gange, deren bewegende Kräfte derzeit noch nicht übersehbar sind. Als Zirkulation bezeichnet hierbei der Botaniker die Bewegung, die zwischen dem wandständigen Plasma und dem mehr oder minder zentral gelegenen Kern vermittelt wird, wobei oft verschiedene Strömungsrichtungen in ein- und demselben dünnen Plasmastrang aneinander vorbei passieren. Bei der Rotation dagegen bewegt sich die ganze Plasmamasse wie ein dicker, in sich geschlossener Strom an der Wand entlang.

Für die Zirkulation gilt als bekanntestes Beispiel die Plasmabewegung in vielen Pflanzenhaaren; für die mehr verbreitete Rotation kann man als Belege nennen die Zelle von Vallisneria, die Vorkeime von Armleuchteralgen (Chara), oder die Wurzelhaare zahlreicher Pflanzen. Im allgemeinen beschleunigt die Temperaturerhöhung die Schnelligkeit der Strömung, so daß sie, die im ungünstigsten Fall nur die Hundertstel eines Millimeters in der Minute beträgt, sich dann bis zu 10 mm steigert. Es werden dabei die größeren Körper (z. B. Chlorophyllkörner) langsamer von der Stelle bewegt als ihre Umgebung, so daß sie oft Stunden brauchen, bevor sie etwa die gegenüberliegende Zellenseite erreichen.

Aus diesen Verhältnissen heraus läßt sich die Bedeutung und Technik der Plasmaströmung richtig und leicht beurteilen.

Man trifft sie mit Vorliebe in Haaren, besonders in Wurzelhaaren, also stets an, dem Stoffwechsel entweder besonders nahestehenden oder ihm besonders entrückten Stellen. Die Wurzelhaare saugen Bodenwasser auf und damit eine Salzlösung, die an das Röhrensystem ihrer Saftleitung weitergegeben werden muß. Das geht nur auf osmotischem Weg. Die Salze diffundieren durch die hintere Zellwand in die Nachbarzelle. Es muß also stets die vorn aufgenommene stärkere Lösung nach rückwärts gebracht werden, die Notwendigkeit eines steten Umrührens ist somit ohne weiteres gegeben.

Die auf den Blättern oder Blüten stehenden Haare bedürfen des Umrührens aus der gleichen Ursache. Sie bringen dadurch stets jene Teile ihres Plasmas an die diosmierende Membran heran, die noch nicht genügend von den durch die Osmose vermittelten Nährstoffen erhalten haben.

Die Rotation findet sich besonders häufig in den Zellen von Wasserpflanzen. Das ist nur zu verständlich, wenn man weiß, daß die untergegetaucht lebenden Gewächse kein Zirkulationssystem besitzen. Es fehlen ihnen Gefäße und deren feinste Verzweigungen. Damit also ein Austausch der Stoffe, die von der gesamten Oberfläche aus dem Wasser aufgenommen werden, in diesen Pflanzen erfolgen kann, muß ihr Plasma in jeder Zelle zirkulieren.

An den funktionellen Übereinstimmungen zwischen menschlichen und pflanzlichen Rührapparaten läßt sich also nicht zweifeln. Um so verschiedener ist die dabei angewandte Technik. Wir besorgen das Umrühren meist als Rotation, durch äußere, mechanische Mittel (vgl. die Strangfärbemaschinen oder die in den Holländer eingesetzten Treiber), die Pflanze kann dazu innere (lebendige) Kraft verwenden, die uns nicht zu Gebote steht und die ihr ein besonders gutes Mischen, nämlich das Zirkulieren erlaubt, das wir wohl mit unseren Rührapparaten anstreben, aber in dieser Vollkommenheit nie erreichen. (Abb. 33.)

3. Die Kristallisation.

Die Herstellung von Kristallen vollzieht sich in der anorganischen Natur im größten Maßstab und in vollkommenster Weise in Felsspalten, die von vulkanischen Dämpfen oder juvenilen Wassern bestrichen werden, oder in denen sich aus lange stehenden gesättigten Sickerwässern Sedimente bilden.

Die Chemie und die ihr folgende Technik hat das Bedürfnis empfunden, diese Vorgänge der Natur nachzuahmen und hat dabei etwa folgende Hauptgesetze der Kristallisation festgestellt:

Kristalle können nicht nur dann gebildet werden, wenn Dämpfe abgekühlt erstarren, sondern auch, wenn die Lösungen kristallisierbarer Körper konzentrierter werden oder wenn zwei Lösungen die sich gegenseitig zersetzen und einen neuen kristallisierbaren Körper bilden, langsam, wenn auch durch Scheidewände zusammenkommen. Eine regelmäßige Ausbildung der Kristallflächen erfolgt nur an den frei in die Flüssigkeit ragenden Teilen und sie werden desto schöner, je langsamer die Kristallisation vor sich geht. Namentlich schädlich sind hierbei Temperatursprünge, weshalb man als Kristallisationsgefäße stets schlechte Wärmeleiter wählt (mit Vorliebe Holz in der Kristallisationsindustrie). Stört man die Kristallbildung z. B. durch Umrühren oder schnelle Abkühlung, so erhält man Kristallmehle und Kristallsand.

Besonders vorteilhaft auf die Kristallisation wirken rauhe Flächen, Fremdkörper, vorhandene Kristalle usw., so daß man in der Praxis, z. B. bei der Sodafabrikation, bei der Kandiszuckerherstellung, Fäden und Strohhalme in die Flüssigkeit spannt.

An der Herstellung von Kristallen sind Chemie und Industrie durchaus interessiert, da es sich herausgestellt hat, daß die Kristalle die Substanz, aus der sie bestehen, in größter Reinheit enthalten. Auch kann man durch Kristallisieren aus einer Lösung verschiedene chemische Körper isolieren.

Die Technik hat ferner gefunden, daß Kristalle am besten aus wässerigen Lösungen gewonnen werden. Stets ist dann die Kristallisation davon abhängig, daß dem gelösten Körper sein Lösungsmittel entzogen wird.

Schließlich läßt sich die Kristallisationsform auch beeinflussen. Löst man z. B. Kochsalz in reinem Wasser, dann kristallisiert es in Würfelgestalt. Mischt man aber Harnstoff dazu, so entstehen Kochsalzoktaeder. Das Gesetz ist demnach, daß die „Lösungsgenossen" eines Stoffes,

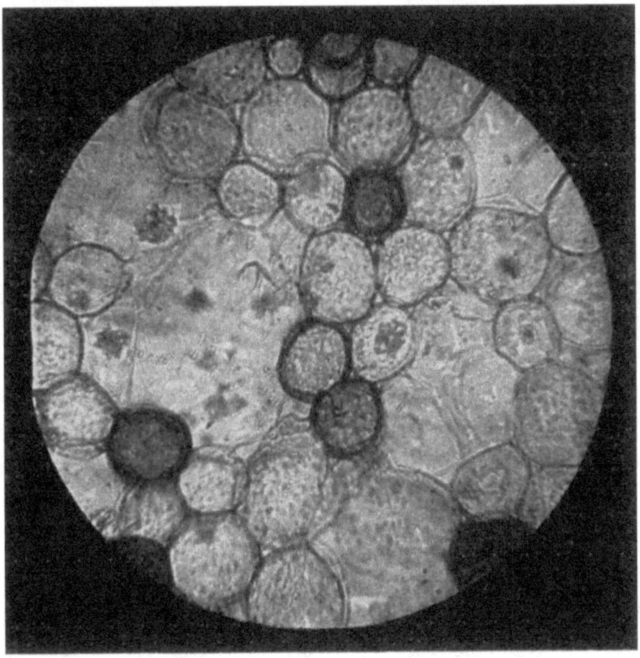

Abb. 35. Kristalle (morgensternförmige Drusen) von oxalsaurem Kalk im Markparenchym. Originalaufnahme von Frau Dr. Friedrich.

wenn sie auch in sehr geringer Menge vorhanden sind, Einfluß auf die Kristallisationsform haben.

Von diesen Erfahrungsregeln und Gesetzen macht nun die Chemotechnik ausgiebigen Gebrauch, nicht nur im Laboratorium (namentlich als sog. Sublimieren), sondern auch als Großbetrieb bei der Darstellung von Alaun, Soda, Kandiszucker, Malachitgrün, Kupfervitriol, Fuchsin und vielen anderen Stoffen, die man kristallisieren läßt, um sie rein herzustellen und sie dann kristallinisch oder gemahlen in den Handel bringt.

Sehen wir nun zu, wieviel sich die Pflanze von dieser Chemotechnik angeeignet oder ob sie gar eigene Methoden besitzt, die die unseren übertreffen oder ihnen vorbildlich sind.

Das Wichtigste dieser Fragen wird durch einen Blick in pflanzliche Gewebe bejaht. Die Pflanze versteht es, Kristalle herzustellen (vgl. Abb. 35) und nachdem sich auch solche in raschwüchsigen Algenzellen (*Closterium*) und Pilzfäden finden, die nur wenige Tage oder auch nur Stunden leben, bedarf sie dazu offenbar kürzere Zeit als unsere Chemiker.

In den Hyphen mancher Pilze entstehen nadelförmige Kristalle, die sich zu strahlenförmigen Körpern (Abb. 39), sogen. Sphärokristallen zusammenschließen; in den Zellen der Keimblätter aller Leguminosen (besonders aber der Erbse und Bohne) sind sehr schöne Kristalle von Eiweißkörpern (sog. Aleuronkristalloide) zu sehen; in den Stärkezellen der Kartoffelknolle liegen ab und zu prachtvolle Würfel solcher Eiweißkörper, im Aleuron der Leguminosen rhombische Plättchen und Täfelchen, in den abgefallenen Blättern vieler Bäume und Sträucher schöne Oktaeder verwachsener Kristalle und besonders häufig morgensternförmige Kristalldrusen aus oxalsaurem Kalk, die man z. B. ausgezeichnet und jederzeit im Rindenparenchym der Linde antreffen kann.

Dagegen zeigt sich kohlensaurer Kalk in Gestalt von Kristallsand, welche Form der oxalsaure Kalk auch in der Rinde der Flechten und in den Pilzen annehmen kann. Oft sind auch kleine und allseitig schön ausgebildete Kristalle im zirkulierenden Plasma (z. B. in den Haaren von *Cucurbita*) eingeschlossen. In den Membranen vieler Gewächse (ich nenne als Beispiele nur *Mesembryanthemum*, besonders Gymnospermen, der Bast von Abietinen) lagern sich wahre Kristallhäute ab (Fig. 36).

Besonders merkwürdig berühren mag den Chemiker die Tatsache, daß überaus groß und schön ausgebildete Kristalldrusen im Blattstiel verschiedener Aroideen, im Lumen der Zelle an besondere Zellstofffäden aufgehängt sind; andere hervorragend harmonisch ausgebildete Kristalle in der Rinde von Platanen u. a. sind an die Zellwand angewachsen und mit einem oft recht rauhen und dicken Zellstoffhäutchen überzogen.

Neben diesen Kristallen, die alle dem quadratischen System angehören (besonders häufig sind Kombinationen des Prismas mit dem Oktaeder), gibt es in der Pflanze überaus häufig noch Kristalle des klinorhombischen Systems. Diese erscheinen als Nadeln, werden daher Raphiden genannt und liegen als Nadelbündel besonders bei Monokotyledonen (namentlich Liliaceen und Aroideen) in den Blatt- und Stengelzellen; ganz allgemein treten sie bei vielen Pflanzen, denen sie Sommers über fehlten, im Herbst auf, wenn die Zellen ausgeleert, d. h. die brauchbaren Substanzen aus ihnen herausgezogen wurden und andere Lösungsverhältnisse entstanden.

Werten wir nun diese botanischen Tatsachen an denen der Chemotechnik, so erblicken wir bewundernd wieder die erstaunlichsten Übereinstimmungen.

Die Pflanze bedient sich also offenbar bei ihren Kristallisationen des Prinzipes der mehr oder minder gesättigten Lösung, der ein Teil des Lösungsmittels entzogen wird (Herbstraphiden), wodurch sich die Kristallisation einleitet. Ihr Zweck ist offenbar der gleiche, wie der, den unsere Kristallisationsindustrie verfolgt: man sucht in beiden Fällen Stoffe in großer Reinheit abzuscheiden. Die Pflanze tut es offenbar deshalb, um Abfallstoffe, wie die im Stoffwechsel als Ballast figurierenden kohlensauren und oxalsauren Kalke gründlich los zu werden. Es gelingt ihr dies auch in solcher Vollkommenheit, daß oft die Kristalldruse (vgl. Abb. 39) den größeren Teil des Kristallisationsgefäßes, d. h. der Zelle, in der sie sich bildet, einnimmt, was jeden Chemiker mit Neid erfüllen muß. Es ist dies offenbar nur dadurch möglich, daß die „Mutterlauge", d. h. die Kristallisationslösung, durch die Membran hereindiffundiert und stets die Sättigung wieder herstellt. Der Kniff mit den ausgespannten Schnüren ist auch in der Pflanzentechnik nicht unbekannt (Aroideen), und wie

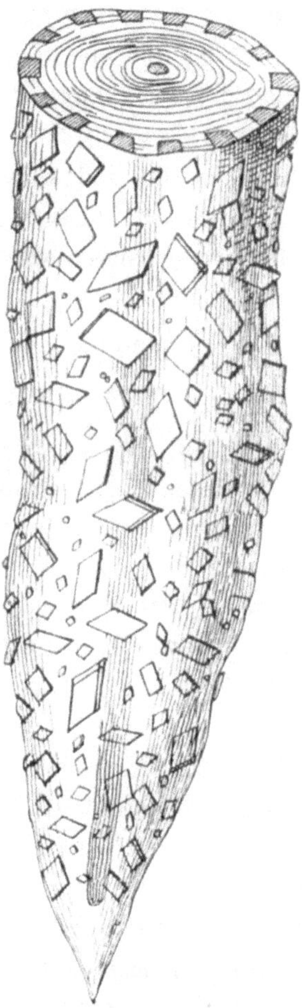

Abb. 36. Eine Spikularzelle von *Welwitschia* mit einer Kristallhaut nach Art der „Salzhäute" der chemotechnischen Industrie. (Nach Sachs.)

in unseren Fabriken bringt er auch dort die schönsten Kristalle hervor. Die Bildung der Raphiden beruht zweifelsohne auf der Einwirkung von Lösungsgenossen. Kristallsand und kleine Kristalle, sowie „Salzhäute" sind dem Botaniker ebenso geläufig wie dem Kristallisationstechniker. Und es ist nun ein Forschungsziel, zu ergründen, ob hierbei die Zirkulation des Zellinhaltes wirklich beteiligt ist, wie aus der Analogie heraus geschlossen werden kann.

Jedenfalls sind alle Grundprinzipien der Kristallisationstechnik im Chemismus der Pflanze verwirklicht; sie beruhen auf der Aktivität ihres Zellplasmas, gehören also ebenfalls in das große Gebiet der Organprojektionen.

4. Die Sublimation im Pflanzenreich.

Die Sublimation ist bekanntlich eine Abart der Kristallisation und eine der den Chemikern am längsten bekannten Operationen (die Kunst der Alchemisten war vorwiegend Sublimation und Destillation), um starre, flüchtige Körper von nicht flüchtigen zu trennen. Wir bedienen uns hierzu der Wärme, erhitzen einen Glaskolben oder Kessel am Boden und fangen die dadurch flüchtig gewordenen Substanzen in einem Hut oder schon im Hals des Kolbens wieder auf. Nur wenn die Dämpfe sich weniger leicht kondensieren lassen, leitet man sie in besondere Räume. (Abb. 37.) Solches ist z. B. der Fall bei der Sublimation von Schwefel, wodurch Schwefelblumen hergestellt werden. Auf die gleiche Weise stellen wir Quecksilberchlorid her, das vorzugsweise den Namen Sublimat erhalten hat; so entstehen gereinigter Zinnober, Salmiak, Jod, Pyrogallussäure und viele andere Stoffe der chemischen Großindustrie, welche zugleich gewöhnlich kristallinisch gewonnen werden.

Alle anderen Anwendungen der Sublimation als einer Änderung des Aggregatzustandes und dadurch bewirkte Reinigung mittels Hitze, kennt die Chemie nicht. Aber sie muß diesem Begriff auch die Reinigung von Substanzen durch Gefrierenlassen unterordnen. Es ist doch eine Sublimation, wenn Meerwasser gefriert und sich dadurch sein Gehalt an Salzen ausscheidet, wodurch sich reines Süßwassereis bildet.

Solche Vorgänge hat nun auch der Chemismus der Pflanzenzelle hervorgebracht. Der wichtigste davon ist die Lösung der Stärke in den Zellen und ihr nachheriges Auskristallisieren.

Wenn man junge Blätter einer kräftig assimilierenden Pflanze nachmittags abschneidet, das Blattgrün durch Einlegen in Alkohol entzieht und sie dann in eine schwache Jodlösung bringt, färben sie sich tiefblau, weil ihre Zellen voll Stärke sind. Wenn man aber diesen Versuch mit der

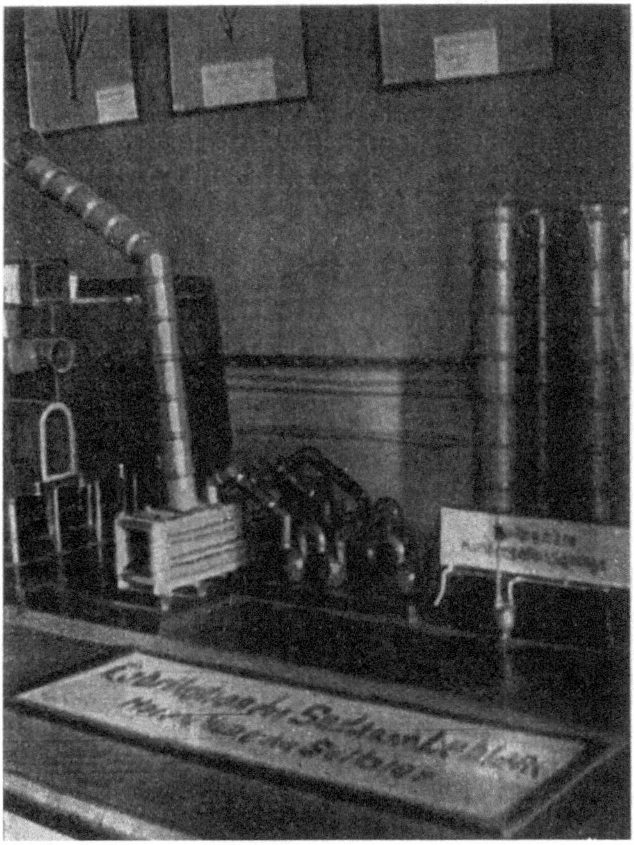

Abb. 37. Kondensationseinrichtungen bei der Sodafabrikation nach Leblanc. (Deutsches Museum München.)

gleichen Pflanze vor Sonnenaufgang wiederholt, bleibt das Blatt im Jod gelblich. Nur in den Hauptnerven wird man den einen oder anderen blauen Strich sehen. Dort sind eben noch Spuren der Stärke vorhanden, die übrige ist als Zucker verflüssigt und durch die Abzugsrohre der Gefäße ausgewandert. Wohin gelangt diese Wanderstärke? In die verschiedensten Organe. Sie wird von den Zellen zur Ernährung ver-

verwendet oder in großem Maßstab in den Stämmen (Stärkebäume), Früchten (Getreide) oder in Knollen (Kartoffel) abgelagert. Mit anderen Worten, aus dem Abzugsrohr wird die Zuckerflüssigkeit wieder kristallisiert, aus der allgemeinen Zellsaftlösung wird nur $C_6H_{10}O_5$ abgeschieden in sphärokristallinischer Form, die man Stärkekörner nennt.

Wenn man eine alkoholische Lösung von Amylodextrin kristallisieren läßt, erhält man künstliche Stärkekörner von gleichem mikrokristallinischen Bau.

Diesen hat Arthur Meyer erforscht und schildert ihn (Abb. 38) in folgender Weise: Ein Stärkekorn ist ein Sphärokristall von trichitischem Bau, also genau so zusammengesetzt, wie die Kristalle, die man im Laboratorium aus einer Mutterlauge von organischen oder anorganischen Salzen erhält. Sie bestehen aus zahllosen, feinsten, strahlig angeordneten Nadeln in konzentrischer Schichtung, die sich um einen zentralen oder exzentrisch gelegenen Mittelpunkt anordnen.

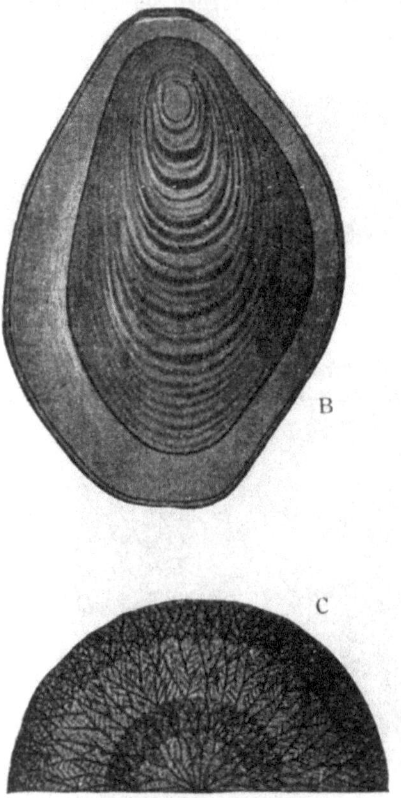

Abb. 38. Die Entstehung der Stärkekörner in der Zelle durch Sublimation einer Zuckerlösung. *B* = Das Amylodextrinskelett eines Stärkekornes, erhalten durch 5jähriges Liegen in verdünnter Schwefelsäure und 8tägige Behandlung mit Speichel bei 40° C. *C* = Sphärokristall mit Trichiten (Schema). (Nach A. Meyer.)

Die Umbildung der Stärke in Zucker und umgekehrt erfolgt unter dem Einfluß der Diastase (Amylase), die in den verschiedenen Typen der Glukose, Maltose, Granulose auftritt und offenbar in jeder Zelle gebildet werden kann. Die Temperatur scheint hierbei nicht ohne Einfluß zu sein. Kartoffeln, welche bei 0—6° C aufbewahrt sind, werden süß (wie dem Praktiker aus den Mieten nur allzu bekannt ist); ihre Stärke verwandelt sich in Zucker, welcher Prozeß aber durch Verbringen in eine Temperatur von mindestens 10° C wieder rückläufig wird. Noch rascher erfolgt das gleiche Phänomen in der Rinde von Linden (*Tilia*) oder Birken (*Betula*). Bringt man sie im Winter in ein warmes Zimmer, so wird darin schon binnen einigen Stunden Stärke gebildet, die sich ebenso rasch in der Kälte wieder in Zucker zurückverwandelt.

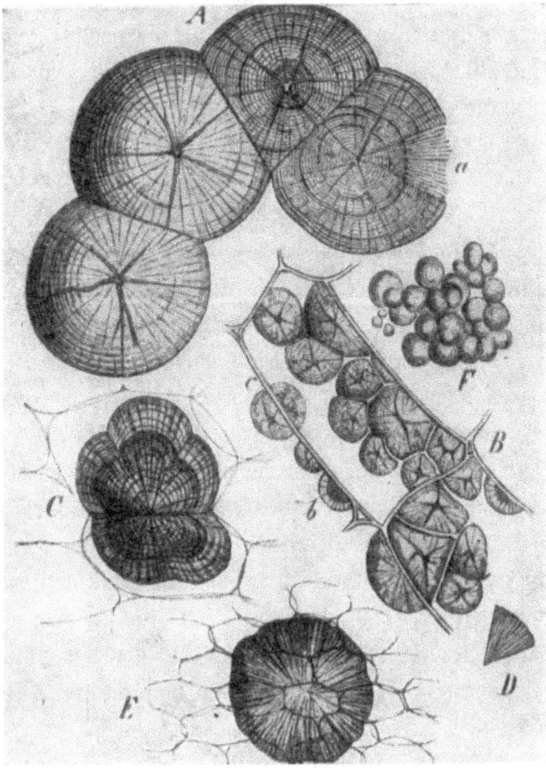

Abb. 39. *A* = Sphärokristalle von Inulin künstlich hergestellt. *B* = Die gleichen in den Wurzelknollen von *Dahlia variabilis*. *C* = Kristalle aus *Helianthus tuberosus*. *D*, *E* = Ein großer Kristall aus der gleichen Pflanze. *F* = Sich absetzendes Inulin aus einer wässerigen Lösung. (Alles stark vergrößert. Nach Sachs.)

An den Tatsachen läßt sich also nicht zweifeln. Ihr Verständnis wird uns aber wesentlich näher gebracht, wenn wir sie mit den Sublimationsvorgängen im Laboratorium des Chemikers in eine Parallele stellen.

Es sind Änderungen des Aggregatzustandes, Umkristallisierungen mit dabei einhergehender Reinigung, also dem Wesen nach Sublimationsvorgänge, die uns in der Zucker- und Stärkebildung der Pflanzenzelle entgegentreten.

Nur die Methode der Pflanze ist anders. Wohl spielt auch in ihr Temperaturänderung eine gewisse Rolle; die Hauptwirkung kommt aber chemischen Reagentien (eben den Enzymen) zu, welche wir nicht nachmachen können. Daher benutzen wir die von der Pflanze hergestellte Diastase, indem wir sie aus Gerstenmalz mit Alkohol ausziehen. Bewundernd konstatieren wir, daß 1 Teil Diastase 50000 Teile Stärkemehl umwandelt; im großen wenden wir diese Tatsache beim Maischprozeß in der Brauerei an; deswegen sehen wir uns genötigt, Tausende von Hektar mit Gerste zu bestellen, weil wir selbst kein Malz herstellen können. Auch hier ist ein Gebiet, wo der Chemiker vor der Pflanze den kürzeren zog und sie die Überlegenere ist.

5. Die Herstellung von Kolloiden.

Kolloid ist das große neue Zauberwort des modernen Chemikers und eine neue Wissenschaft, die Kolloidchemie, beginnt seit anderthalb Jahrzehnten ihre goldenen Früchte zu tragen.

Man versteht unter einer kolloidalen Substanz einen sehr schwer oder gar nicht kristallisierenden Körper, der in Lösung außerordentlich langsam diffundiert. Solche kolloidale Lösungen sind Gummi, Eiweiß, Leim; man kann sie aber auch mit Kieselsäure, Tonerde, Metalloxyden, sogar mit Elementen wie Gold, Silber oder Platin ansetzen.

Es ist damit eigentlich eine Art neuer Aggregatzustand geschaffen, für den wir Verständnis am besten gewinnen, wenn wir z. B. eine konzentrierte Lösung von Wasserglas mit Salzsäure versetzen. Es entsteht dabei Kieselsäure und Kochsalz und die erste, durch Auswaschen ziemlich rein herstellbar, breitet sich als voluminöse Gallerte aus. Das ist ein Kolloid.

Erhitzen wir dieses Kolloid, erhalten wir ein Pulver, das im Knallgasgebläse zu einem durchsichtigen Glas (Quarzglas) schmilzt.

Wenn wir dieses außerordentlich langsam erkalten lassen, verwandelt es sich in lauter kleine Kristalle nach Art des Bergkristalls.

Da haben wir also mehrere Aggregatzustände desselben Elements, den glasigen, kristallinischen und kolloidalen, den man als „fest, nichtkristallinisch“ definieren kann und von dem Bütschli einen sehr zarten, wabig-zelligen Bau nachgewiesen hat (vgl. Abb. 40).

Die moderne Chemotechnik schuf sich nun, von diesen Grundbegriffen ausgehend, eine neue Begriffssprache, deren Elemente hier nicht umgangen werden können; da wir sie ja dann auf die Leistungen der Pflanzenzellen anwenden wollen. Die kolloidalen Lösungen in Wasser, Alkohol usw.

nennt man Hydrosole, Alkoholosole, kurz Sole und das aus ihnen ausgefällte Kolloid ein Gel. Aus den Solen lassen sich nicht dazu gehörige Beimengungen auf osmotischem Weg durch Membranen hindurch leicht reinigen (Dialyse).

Seit Faraday, Bredig und Zsigmondy sind wir in den Stand gesetzt, Metallhydrosole auf elektrolytischem Weg herzustellen, die allerdings sehr unbeständig sind und das Metall bald ausfallen lassen.

Diese Ausflockung (Pektisation), durch Kochen gewöhnlich beschleunigt, ist überhaupt allen Solen eigen, scheint aber durch Vorhandensein von Elektrolyten beeinflußt zu werden. Jedenfalls fällen entgegengesetzt geladene Hydrosole einander aus. Auch erhöhen organische Kolloide, im besonderen die Eiweißkörper, die Beständigkeit kolloidaler Metalle, wovon die Arzneimittelfabrikation (z. B. kolloidales Quecksilber gegen Lues) Gebrauch macht. Durch die Ausflockung entstehen dann die Gele (also die im Wasser unlöslichen Kolloide), denen der Plasmawabenbau eigen ist.

Von diesen Kenntnissen macht nun die Chemotechnik ausgedehntesten Gebrauch. Durch kolloidale Goldlösungen lernte sie das herrliche Rubinglas herzustellen; das moderne Milchglas ist ein Glas, in dem ein Hydrosol im Fluorkalzium enthalten ist. Offenbar sind auch die Edelsteine ähnliches, wie wir es bereits von den Glasurfarben wissen. Pektisierte Metallhydrosole dienen zur Herstellung von Gold- und Silberspiegeln auf Glas. Die Fabrikation der Wolframlampen verwendet hin und wieder das Gel des Wolframmetalls; Gele spielen in der Keramik ihre bedeutende Rolle, um die bildsame Masse plastischer zu machen. Ähnliche Vorgänge wirken auf Zementbereitung und Zementbildung, denn die kolloidale Grundmasse ist das Bindemittel des Zements, ein Fall, der uns sofort in der Botanik noch eingehender wird beschäftigen müssen.

Alle Klebestoffe (Leime, Kitte) sind Kolloide. Da die Gele bei ihrer Porosität enorme Mengen von Flüssigkeit aufzusaugen vermögen, benutzt man sie als Filter, zur Herstellung von kolloidalen Diaphragmen.

Die wabige Struktur der Kolloide verleiht ihnen die Eigenschaft der Adsorption, worunter man bekanntlich die merkwürdige Erscheinung versteht, daß an der Oberfläche vieler Stoffe, die verschiedensten

Substanzen (auch Gase und Flüssigkeiten) mit großer Kraft festgehalten werden. Namentlich Kolloide werden wieder von Kolloiden mit Vorliebe adsorbiert. Hierauf beruht sowohl die Lackbildung wie das Färben der Textilfasern. Bei dem ersteren Vorgang handelt es sich um die Adsorptionsfähigkeit des Tonerde-Gels, bei dem Färben um kolloidale Lösungen (Farbstoffe), die an der Faser, die sich ähnlich wie ein Gel verhält, besonders adsorbieren. Geht das nicht ohne weiteres, pflegt man den zu färbenden Stoff zuerst zu „beizen", das heißt: man imprägniert ihn mit dem kolloidalen Tonerdehydrat.

Schließlich stellt auch das Gerben einen Prozeß der Kolloidchemie dar, denn die tierische Haut ist ein Gemisch von eiweißähnlichen Substanzen im Gelzustande. Auch die Gerbstoffe sind kolloidal gelöst, somit ist das Gerben nichts anderes als eine Reaktion zwischen Kolloiden. Seife ist ein typisches Gel; darum zergeht sie im Wasser gallertig (Schmierseife ist es immer). Seifenbereitung ist also nichts anderes als die Herstellung eines Gels.

Pektisationsprozesse benutzen wir bei der Abwasserreinigung; auch das Vermögen der Ackererde, die Salze der Alkalien an sich zu ziehen, ist eine Anwendung des Adsorptionsgesetzes, so daß die Bodenfruchtbarkeit letzten Endes auf den Gesetzen der Kolloidbildung beruht.

Die Photographie arbeitet bei Herstellung ihrer Silberemulsionen mit diesen Gesetzen und so könnte diese Liste noch erheblich verlängert werden, da sich immer neue Anwendungsmöglichkeiten unserer Kenntnis von den Kolloidgesetzen ergeben, welche offenbar mit zu den wichtigsten Naturgesetzen gehören.

Schon bei dieser Aufzählung ist es ersichtlich, daß eine ganze Anzahl kolloidaler Techniken nur durch die Vorarbeit des lebendigen Stoffes möglich ist und eigentlich nur eine Kopie der technischen Leistungen der Natur darstellt.

Das Protoplasma ist der Typus eines Sols und sämtliche Plasmaprodukte sind typische Gele!

Das ist eine Erkenntnis, die in der modernen Biologie noch nicht gebührend durchgedrungen ist, aber sämtliche physiologischen Problemstellungen von Grund auf beeinflussen und fruchtbarer gestalten wird.

Das Plasma ist im lebenden Zustand von dem gleichen wabigzelligen Bau (Abb. 40, 42) wie die Kolloide; es besitzt, wenigstens in gewissen

1

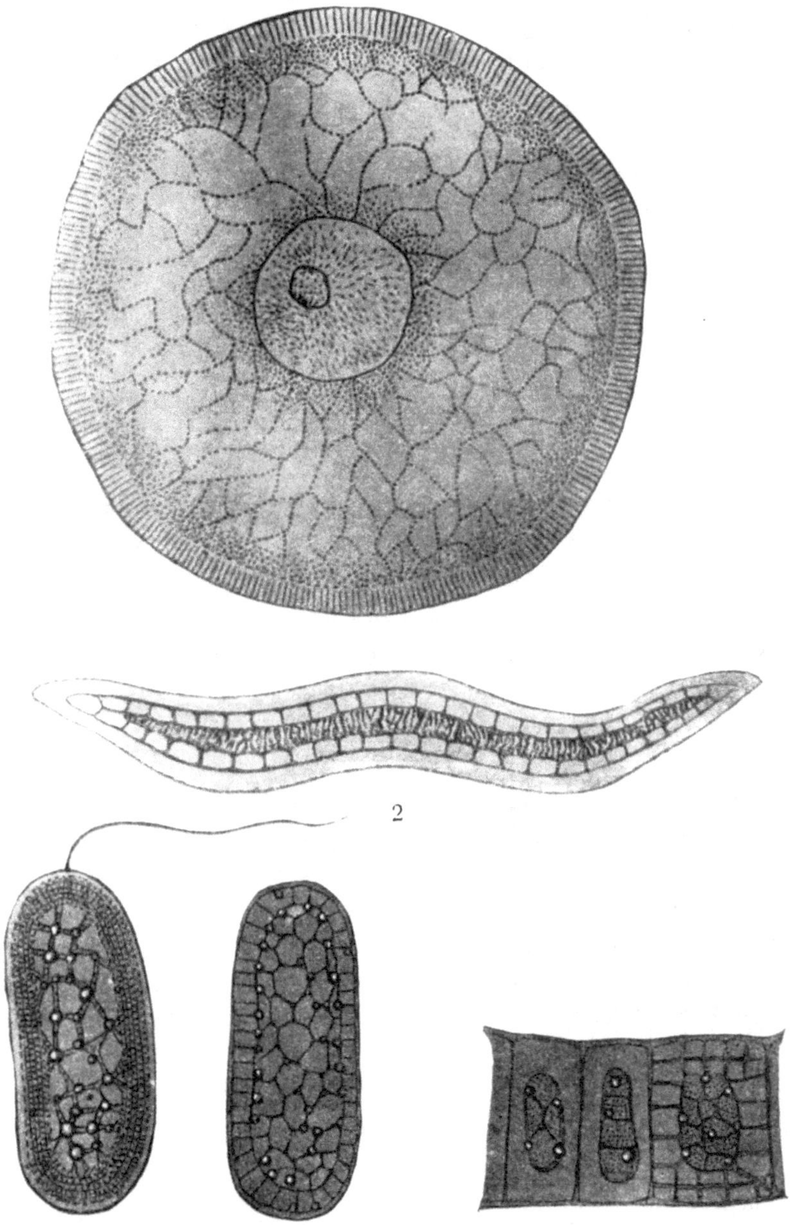

3 4

Abb. 40. Plasmastrukturen. *1* = Zelle mit Flemmingscher Filarstruktur, *2—3* = Bakterien mit Wabenstruktur, *4* = *Oscillatoria* mit Zentralkörper und Wabenstruktur. Sehr stark vergrößert. (Nach Francé.)

Ruhezuständen, die gleiche Struktur wie Seifenschaum, eine Tatsache, die seit ihrer Entdeckung durch O. Bütschli als ein Kuriosum gewertet, nun in ganz anderes Licht rückt. Durch diesen Bau ist Wachstum und Quellung erst möglich, und die Porosität aller zellulären Gebilde verständlich. Jetzt erst sind die im vorvorigen Abschnitt dargestellten wunderbaren Kräfte und Tatsachen quellender Membranen in den Forschungsbereich der Chemophysik eingeordnet. (Abb. 42.)

Die Tatsachen der Pektisation sind den Biologen längst geläufig gewesen und erst von ihrem Forschungsbereich aus in die Chemie übernommen worden.

Daß sich entgegengesetzt geladene Hydrosole gegenseitig ausflocken, ist nur der chemophysikalische Ausdruck für die längst gemachte Erfahrung der Agglutination der Bakteriologen und Kliniker.

Die Gruber-Widalsche Probe beruht auf der Beobachtung, daß die Bazillen einer 6—12 Stunden alten Typhusbouillonkultur vom Blutserum eines an Typhus Erkrankten noch in sehr großen Verdünnungen abgetötet und dabei zusammengeballt (agglutiniert oder ausgeflockt) werden. Sie ist daher sowohl im klinischen wie veterinär-medizinischen Laboratorium von eminenter diagnostischer Bedeutung, wird also täglich angewendet und die Agglutinine sowie die Hämolysine, auf denen sowohl die Uhlenhuth-Friedenthalschen Versuche und Feststellungen der Blutsverwandtschaft wie die zum täglichen „Brot" des modernen Klinikers gehörige Wassermannsche Reaktion der Komplementablenkung beruht, haben uns diagnostische Methoden von solcher Exaktheit eröffnet, daß sie in absehbarer Zeit eine ganze Umwälzung auf medizinischem Gebiete nach sich ziehen werden.

Die Abwasserreinigung unserer Städte ist eine einfache Kopie der Naturvorgänge, die seit undenkbaren Zeiten in größtem Maßstabe in den Flüssen, Teichen und Seen stattfindet und unter dem Einfluß von Agglutininen vor sich geht.

Eminent biologisch sind schließlich die Vorgänge der Adsorption, Gallertebildung, des Klebens und Festhaltens.

Solche Vorgänge sind dem Botaniker ohne weiteres geläufig. Und ich brauche als Illustration dazu nur eine Blütenlese hierhergehöriger Tatsachen auszustreuen.

Die Tange (Abb. 41) im Süßwasser wie im Meer senden vielverzweigte Haftfäden aus, die an festen Gegenständen (Balken, Steinen) so intensiv

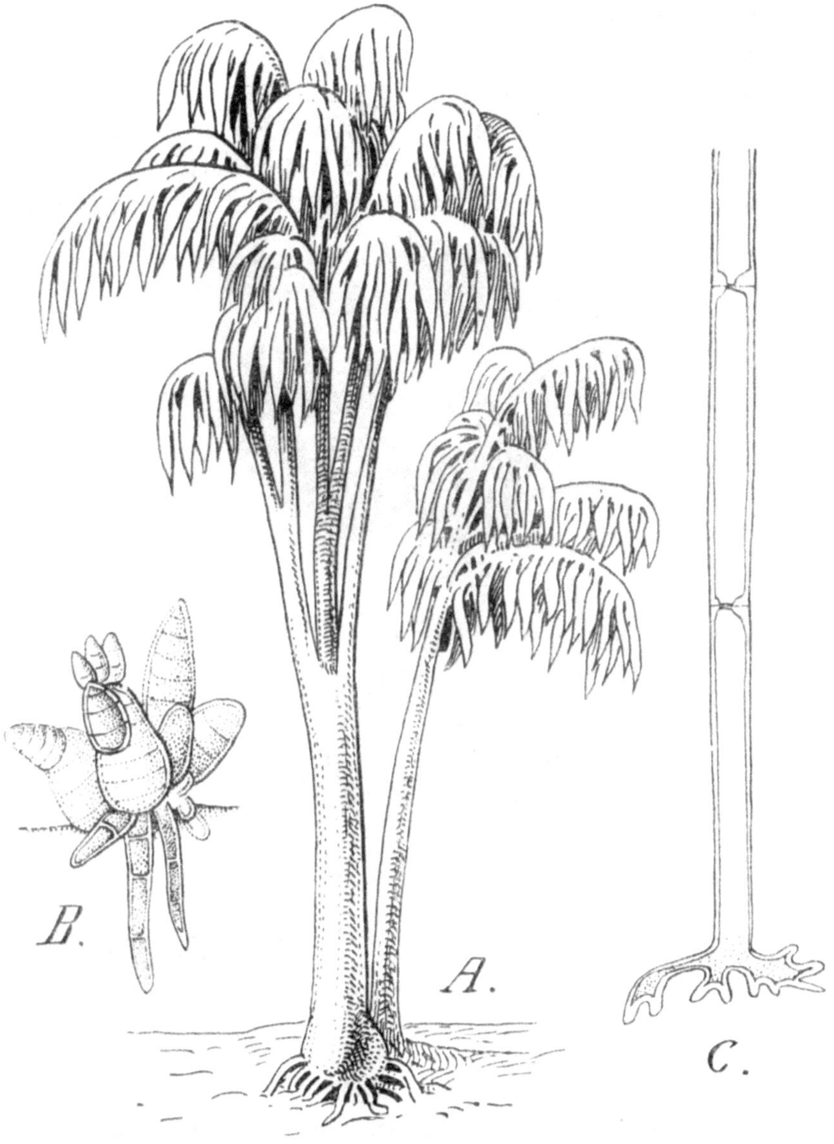

Abb. 41. Rhizoiden als kolloidale Organe der Pflanzen. *A* = Habitusbild des Nordseetanges *Lessomia*, der gleich einem Laubbaum aufrecht steht und sich nur mit seinen Haftfäden am Boden festhält. (Nach Hooker.) *B* = In den Sand eingesetzte Pflanze der Alge *Bryopsis* mit „Wurzeln". (Nach Noll.) *C* = Hafter von *Spirogyra*. (Nach Wille.)

haften, daß oft eher die Stiele oder Algenfäden abreißen, als daß sich diese Rhizoiden loslösen lassen. Sie sind fest verkittet durch eine kolloidale Membranbildung gallertiger Natur, die dem Leim als unerreichbares Vorbild in mehr als einer Beziehung dienen kann.

In gleicher Weise „wachsen" auch Bodenteilchen an die Saugfäden (Wurzelhaare) der Wurzeln, die Rhizoiden der Flechten an Steine und Baumrinden, letzten Endes werden auch die Zellmembranen

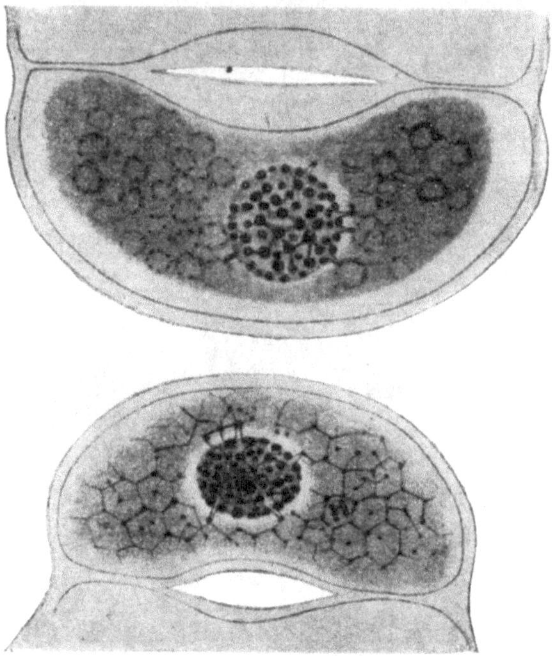

Abb. 42. Protoplasmastrukturen in Pflanzen. *A* und *B* = Spaltöffnungszelle des Farnes *Polypodium* mit gut sichtbaren Waben und körnigem Kern. (Nach Stauffacher.)

in den Geweben durch solche Adsorption aneinander gekittet, eine Tatsache von hoher physiologischer und mechanischer Bedeutung, die bisher in der Botanik noch gar keine Beachtung gefunden hat.

Damit sind pflanzliche Kitte hergestellt, die für den lebensnotwendigen Elementarbau der Vielzeller bestimmt sind. Nichts anderes sind die Kalkausscheidungen der Meerestange, z. B. der Dasycladiaceen oder der Coccolithoporiden (Abb. 43) als pflanzliche Zemente, bei denen molekularer Kalk durch ein kolloidales Bindemittel verkittet ist. Auch an pflanzlichen Leimen fehlt es nicht. Sie sind entweder harzig, wie z. B. das Harz, das die Deckschuppen der Knospen der Bäume verklebt (man denke an die harztriefenden Knospen der Kastanienbäume im April) oder ausgesprochener Leim, wie z. B. an den Blütenstielen der Pechnelke (*Lychnis Viscaria*). Mit einem klebrigen Ring wird bei diesen Pflanzen der Blütenstiel umzogen, um nektarraubende Insekten, besonders Ameisen (Abb. 44) fernzuhalten oder gar festzuleimen, was jeder Pflanze wiederholt zu gelingen pflegt. Leim, und zwar solcher der besten Art, ist enthalten im Vogelleim der Mistel- (*Viscum*)beeren, die ja dem Zwecke dienen, den Samen an den Ästen festzuleimen, was gewöhnlich in der Weise geschieht, daß Vögel die Beeren verzehren, den Inhalt entweder durch Abputzen ihres Schnabels an den Zweigen abstreifen, oder die Samen mit den noch vom Leim klebrigen Exkrementen ausstreuen.

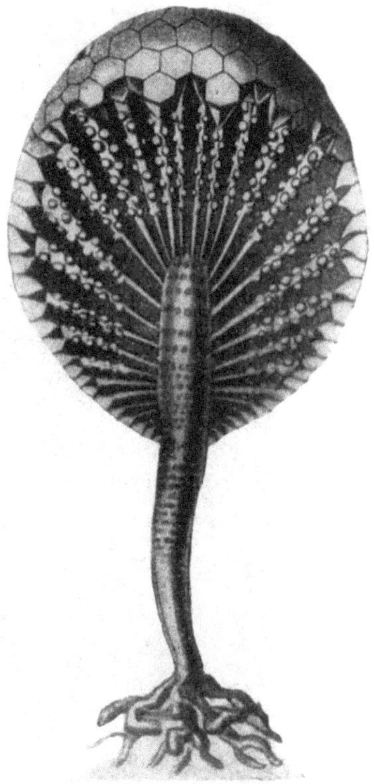

Abb. 43. Eine Kalkalge der südlichen Meere.

Viscin, d. h. Pflanzenleim wird auch von gewissen Pollenzellen (z. B. *Fuchsia*), Weidenröschen (*Epilobium*), überhaupt bei der Familie der Alpenrosen, der Onagraceen, Orchideen ausgeschieden; es haftet den Zellen in langen Fäden an, verklebt sie miteinander, und dient dazu, um die Pollen leicht anzuheften. Dieses Viscin gehört mit seiner Klebrigkeit zu den besten aller vorhandenen Klebemittel und würde allen Wettbewerb der menschlichen Technik aus dem Felde schlagen, wenn es nur in größeren Mengen gewonnen oder industriell nachgemacht werden könnte. (Vgl. Abb. 45.)

Filterbildungen der Pflanzen sind vom Botaniker leicht nachzuweisen, desgleichen kolloidale Diaphragmen. Dies ist neuerer Zeit auch schon den Chemikern aufgefallen; so spricht Prof. K. Arndt ausdrücklich die Zellwände der Pflanzen als Musterbeispiel kolloidaler Diaphragmen an. Als Filter gelten die stellenweise, in die zur Eiweißaufbebewahrung und Umwandlung bestimmten Siebröhren eingelagerten sog. Siebplatten. Ein Filter im vollkommenen Sinn des Wortes sind

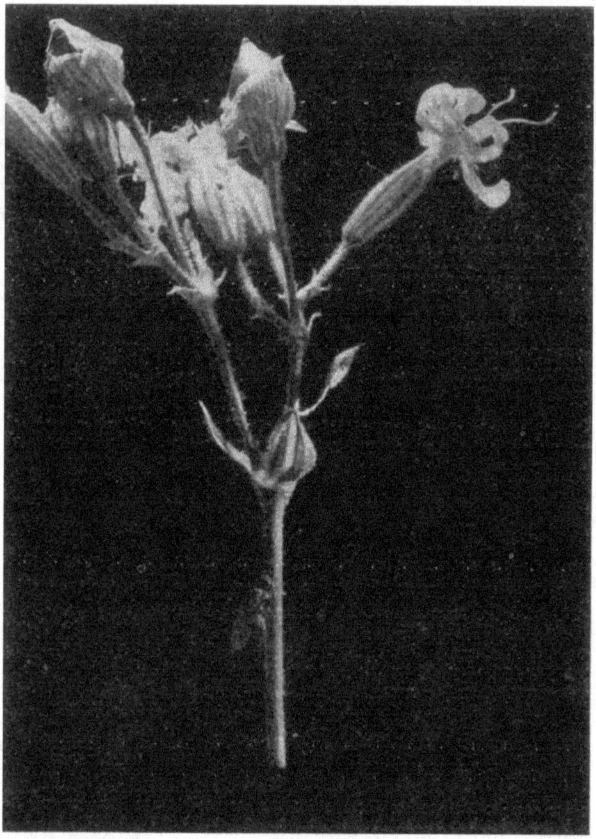

Abb. 44. Pechnelke (*Lychnis Viscaria*), die am Blütenstiel hinaufkriechende Insekten festgeklebt hat. (Original von Frau Dr. Friedrich.)

auch die Zellwände des hier schon wiederholt erwähnten Pilzes *Pilobolus* (vgl. S. 17 und Abb. 2b) und seiner Verwandten, da durch sie Wassertropfen austreten. Filter sind schließlich auch alle Zellwände im Gefüge der vielzelligen Pflanzen, da sie nicht nur auf osmotischem Weg den Lösungen Durchtritt gestatten, sondern auch von allerfeinsten Poren durchsetzt sind. Durch diese treten ebenso zarte Plasmafäden (*Plasmo-*

desmen genannt) von Zelle zu Zelle hinüber. Ein einziges Netz und Maschenwerk ist auf solche Weise durch die Pflanze hergestellt; man versteht,

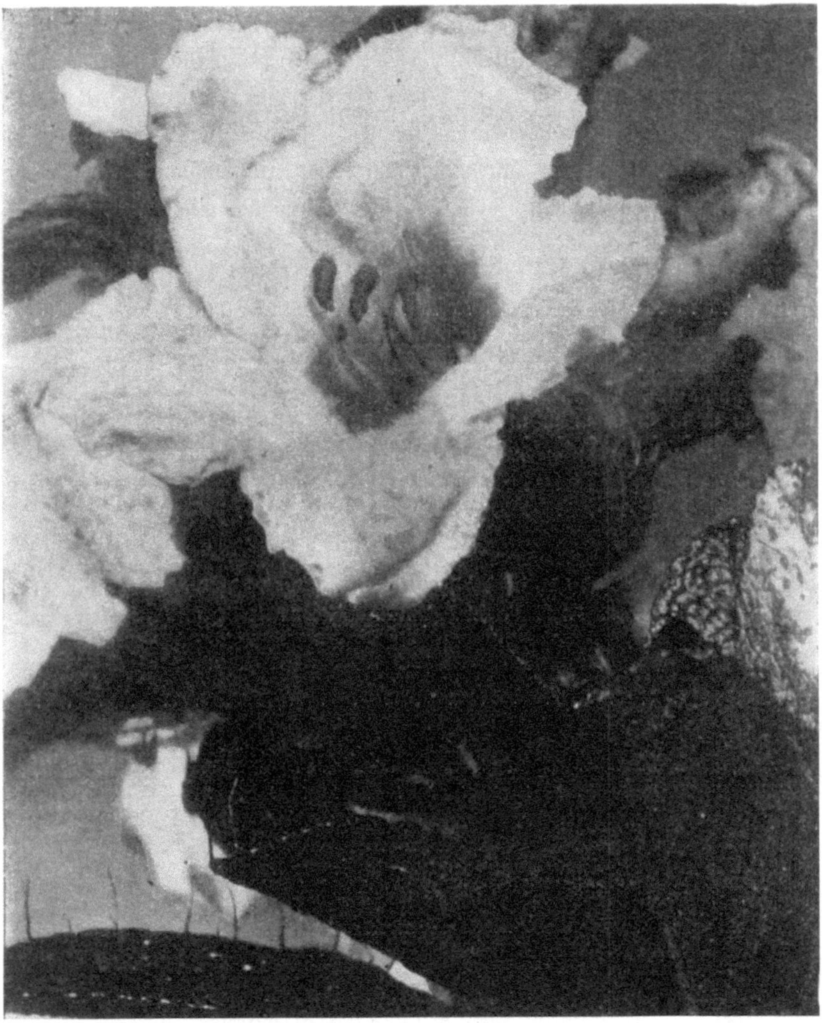

Abb. 45. Alpenrose (*Rhododendron*), die ihre Pollenkörner durch Pflanzenleim (Viscin) miteinander verklebt. An den Blättern sind auch Drüsen zu sehen.

warum die zwar an sich so empfindliche, aber so wenig bewegliche Pflanze keines Nervensystems bedarf (sie hat an den Plasmodesmen Ersatz), man versteht aber auch, woher prompt ohne Nerven eine Reizleitung in ihr stattfindet und eine Durchwanderung von Stoffen, die mit der Osmose allein gar nicht erklärbar wäre. Eigentlich müßte man, um den Tatsachen ganz gerecht zu werden, sagen, daß ein Netz von Filterfäden durch die Pflanze ausgespannt ist, wie man es gelegentlich mancher Experimente zur Überleitung von Flüssigkeiten anwendet. Hierbei spielt auch noch der in den Zellen herrschende Saftdruck, der sog. Turgor die gleiche Rolle, wie sie der Techniker in den Filterpressen (Abb. 46) vorsieht, die er anwendet, um Suspensionen von dem Wasser zu befreien. Man beachte, wie sehr der Bau einer solchen Kammer-

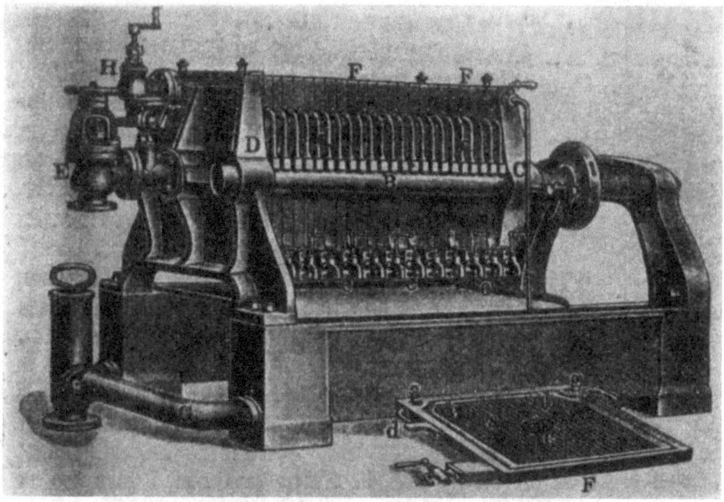

Abb. 46. Kammerfilterpresse der Zuckerfabrikation. (Bedeutung der Buchstaben und nähere Beschreibung im Text.)

presse dem eines parenchymatischen Pflanzenteiles, wie er den größten Teil pflanzlicher Gewebe auszumachen pflegt, gleicht.

Diese Filterpressen bestehen aus einer großen Zahl von schmalen, zerlegbaren Kammern, deren Wände große Filterflächen darstellen, aber auch noch durch dünne Kanäle miteinander verbunden sind.

Jede Filterplatte besteht aus einer auf beiden Seiten kannelierten Platte *F*, auf deren beiden Flächen je eine gelochte Platte befestigt ist, von der auf unserer Abbildung nur ein kleines Stück (*b*) sichtbar ist. *c* ist die Zutrittsöffnung für die Masse, die man abpressen will. Auf die gelochten Platten *b* werden nun Filtertücher gelegt, die je zwischen den Filterplatten angepreßt werden.

Diese Platten (auf der großen Abbildung mit *F* bezeichnet) werden mittels ihrer Klappen (*d*) an den Trägern (*B*) aufgehängt, dann preßt man sie durch das Anziehen eines Kopfstückes (*C*) gegen das Widerlager (*D*). Es ist dann zwischen den Tüchern eine Reihe von Filterkammern geschaffen, aus denen sich die Flüssigkeit durch das Filtertuch und die gelochten Platten gegen die senkrecht kannelierte Platte *a* ergießt, um von da zu den Hähnen (*e*) zu fließen, durch die man sie ablassen kann. Zugeleitet wird der abzupressende Saft durch das Rohr *E*, zur Ableitung dient die Röhre *G*.

So gewinnt man z. B. den Zuckersaft aus dem Scheideschlamm in der Zuckerfabrikation; andere Verwendungen sind die Entwässerung von Farbstoffen, Stärkemehl, die Herstellung von Stearin und vieles andere mehr.

Wenn man diese Maschine mit den Einrichtungen der Pflanze vergleicht, findet man Übereinstimmungen bis zu minutiösen Einzelheiten. Den Räumen zwischen den Filtertüchern entsprechen die Zellen des Gewebes, die im Holz sogar (als Libriform oder Holztracheïden) die äußere langgestreckte und schmale Gestalt besitzen wie die Filterkammern. Den durchlochten Platten entsprechen im Nadelholz die Zellen mit gehöften Tüpfeln (Abb. 47), von denen man es wahrlich nicht geahnt hat, daß sie von den Maschinen der Zuckerfabriken kopiert werden. Aber die Übereinstimmung zwischen beiden ist frappant.

Der Botaniker bezeichnet dies kolloidale Diaphragma, durch das die Filtration erfolgt, als Lamelle (Fig. 48), der Techniker (Fig. 46) setzt an ihre Stelle die zwei aneinander stoßenden Filtertücher der benachbarten Filterkammern. Und was der Botaniker die Pore nennt (Fig. 48), das ist für den Techniker die Einzelöffnung seiner gelochten Platte (Fig. 46 *c*). Der Innenraum seiner Filterkammern entspricht aber dem Zellumen.

Was an der Kammerfilterpresse der Zuckerfabrik als Zu- und Ableitungsrohr bezeichnet wird, heißt in der Sprache des Pflanzenkundigen Gefäß, und dem Druck des Technikers entspricht der Turgordruck der Zellen. Identisch ist endlich das Prinzip, auf dem der ganze Apparat beruht, nämlich die Filtration durch kolloidale Diaphragmen, so daß wir hier wieder mit tiefinnerlicher Ergriffenheit vor einem Beispiel von Organprojektion, vor einer Nachahmung der lebenden Natur durch die

Technik stehen, wie sie nicht leicht in solcher Augenfälligkeit und Klarheit demonstriert werden kann.

Übrigens bedient sich die menschliche Technik auch direkt der Filtereigenschaften der Pflanzengewebe. So benutzt man neuerer Zeit die Hirnholzplatten von Pappeln, Linden, auch von Erlen und Buchen, die in einem festen Gehäuse luft- und wasserdicht angebracht sind, und als Filter für Wasser und andere Flüssigkeiten um so mehr geeignet sind, als sie nur geringen Druckes bedürfen und keine Verunreinigungen in die

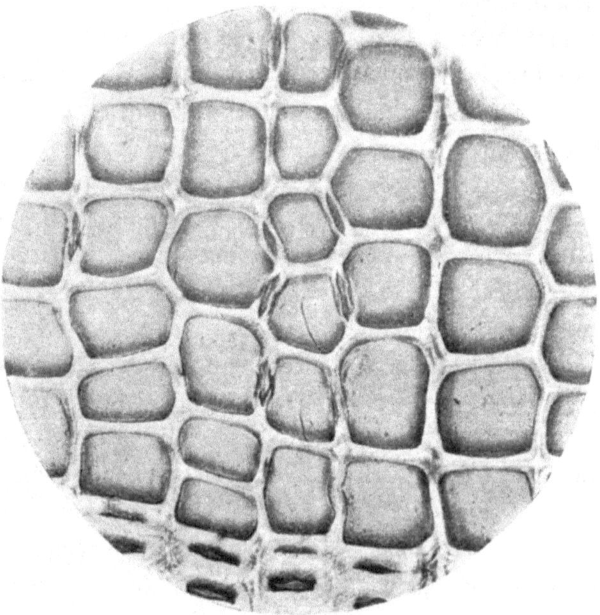

Abb. 47. Schnitt durch Nadelholz mit gehöften Tüpfeln in den Zellwänden.

tieferen Schichten aufnehmen. Diese Filter sind also von hoher technischer Vollendung.

Die Filter der pflanzlichen Siebröhren sind übrigens so fein, daß sie eine technische Leistung vollbringen, die der menschlichen Erfindungskraft erst in allerneuester Zeit gelungen ist. Diese Siebplatte filtriert nämlich das Eiweiß- und Kohlehydratgemisch, das in den Siebröhren zirkuliert, fraktioniert. Dies geht daraus hervor, daß hier eine transitorische Speicherung stattfinden kann (Pfeffer, Pflanzenphysiologie I, 588). Die Sonderung der Stoffe ist also zweifellos, so wie wir auch nicht daran zweifeln können, daß hier kolloidale Eiweißkörper ebenso durchtreten, wie es an feinen Filtern der Technik mit kolloidalen Lösungen der Fall ist, deren Teilchen sehr klein sind. Prof. Bechhold hat durch Abdichten von Papierfiltern derartige fraktionierte Filtrationen von gemischten Kolloiden ausgeführt und es hat sich neuerdings gezeigt (vgl. Kolloidzeitschrift, Bd. II), daß diese Beobachtung von Wert für die Bierbrauerei ist. Denn der mit Hopfen versetzte und mehrere Stunden gekochte

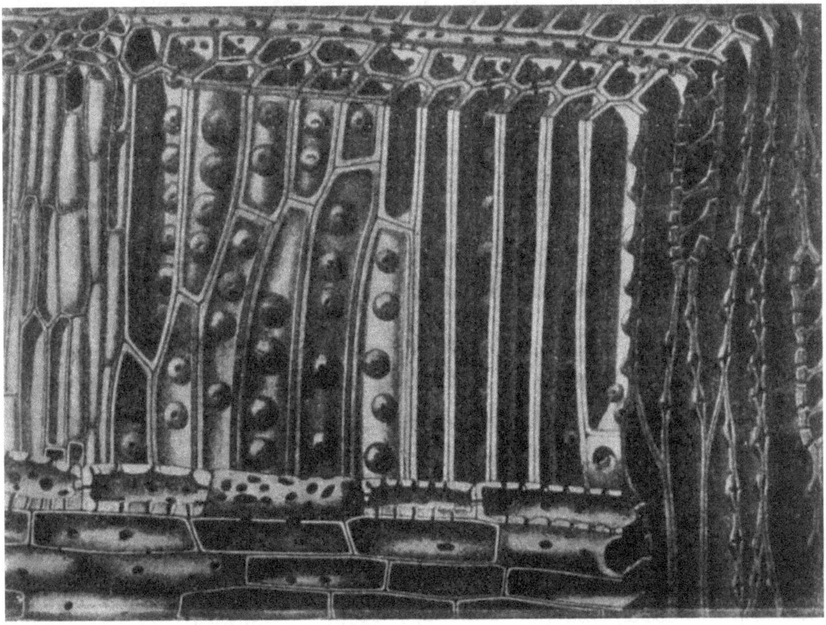

Abb. 48. Schematisches Bild der gehöften Tüpfel im Nadelholz im Vergleich zur technischen Figur Abb. 46. (Nach Hegi.)

Malzextrakt scheidet im Kühlbottich einen Bodensatz aus (Kühlgeläger), der zumeist aus koaguliertem Eiweiß besteht, und dadurch abgeschieden werden kann, daß man den Extrakt durch grobe Leinentücher preßt. Anders das sog. Faßgeläger, das sich ähnlich beim Reifen des Bieres im Faß ausscheidet. Dieses Kolloid läßt sich durch Filtrieren kaum entfernen, da seine Teilchen sehr klein und mit Kohlensäure durchsetzt sind, die nicht durch die Poren der Filter hindurchgehen. In dieser Not hilft nun das fraktionierte Filtrieren durch überaus abgedichtete Filter. Man preßt in neuerer Zeit das Bier zu diesem Zweck durch ein Filter, das schon mit Kühlgeläger beladen (also dicht geworden) ist und erhält nun ein völlig klares Filtrat.

Daß die Membranen der Pflanzenzellen auch dort, wo nicht ihre Porosität in Betracht kommt, jederzeit dialytisch wirksam sind, braucht einem Botaniker nicht erst bewiesen zu werden. Ihn wird es vorzugsweise interessieren, daran erinnert zu werden, daß alle Vorgänge der Mikrotechnik im besonderen die Zellkerntinktionen und Membranfärbungen nichts anderes als ein Seitenstück des Färbereiprozesses sind und so wie dieser auf der kolloidalen Natur aller plasmatischen Substanzen beruhen.

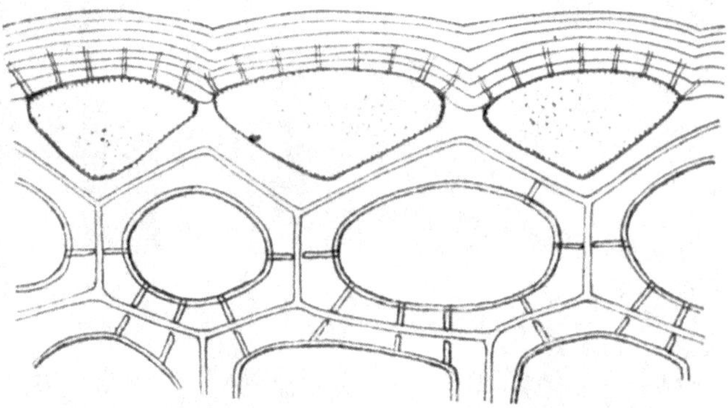

Abb. 49. Geschichtete Lackbildungen auf der Oberhaut xerophiler Pflanzen.

Die auf S. 55 besprochene Lackbildung der Oberhautzellen vieler Xerophiler ist als eine rein kolloidale Technik nunmehr erst richtig verständlich und es ist naheliegend, daß auch alle anderen Plasmaprodukte ihr wahres physikalisches Verständnis erst dann erlangen können, wenn man sie vom Gesichtspunkt der Kolloidchemie aus wertet, was bisher bei weitem noch nicht angebahnt ist und wozu hier die gebotenen Ausblicke wohl nachdrücklich ermuntern.

Das gesamte Pflanzenleben (natürlich auch Tier- und Menschenleben) ist in diesem Sinn ein „kolloidales Problem"; die Pflanze verfügt, wie soeben gezeigt wurde, über sämtliche Techniken des modernen Kolloidchemikers, teilweise sogar viel vollkommener als die menschlichen Arbeitswerte, die also auch in dieser Beziehung aus dem Studium der Botanik reiche Anregungen schöpfen und Vorbilder entnehmen können.

6. Die Anwendung der osmotischen Gesetze.

In den bisherigen Erörterungen war wiederholt vorausgesetzt, daß die Pflanzenzelle von den osmotischen Gesetzen Gebrauch macht. Die Berechtigung dieser Voraussetzung zu erhärten, soll der Zweck dieses Abschnittes sein. Außerdem kann darin zugleich eine neue Übereinstimmung zwischen den technischen Prinzipien der Pflanze und des Menschen aufgezeigt werden.

Unter *Osmose* versteht der Physikochemiker den gegenseitigen Austausch zweier mischbarer Flüssigkeiten durch eine poröse (also kolloidale) Scheidewand. Diese Osmose erfolgt oft entgegen den Gesetzen der Schwerkraft und hängt durchaus von der *Permeabilität* der betreffenden Membran ab, durch die der Austausch stattfindet. So nehmen z. B. 100 Teile trockene Ochsenblase in derselben Zeit, in der sie 268 Teile Wasser aufnehmen, nur 133 Teile Kochsalzlösung, oder 38 Teile Alkohol oder gar nur 17 Teile Knochenöl auf. Es treten daher die Stoffe in höchst ungleichen Quantitäten zueinander über. Kristallinische Substanzen diffundieren leicht, kolloidale dagegen sehr schwer. Darum besagt uns das Gesetz des *endosmotischen Äquivalentes*, wieviele Teile Wasser durch die osmotische Membran hindurchtreten, bevor ein Teil der anderen Substanz diffundiert.

Die entsprechenden Ziffern sind für:

Kochsalz	4,3
$KaSO_4$	2,3
Zucker	7,1
$MgSO_4$	11,7
Kalihydrat	2,5

Mit anderen Worten, *manche Stoffe werden durch die Osmose gewissermaßen rasch hinübergerissen und gespeichert, ohne daß eine erhebliche Wasserabgabe zu erfolgen braucht, andere bedingen ein starkes Quellen oder Schrumpfen* (z. B. Kalilauge), wenn sie an permeable Lösungen herangebracht werden.

Schon hieraus versteht man, daß der Stoffwechsel der Pflanze in hohem Maße auf der Osmose aufgebaut ist. Die Aufnahme der *Bodensalze* durch die Haut der Wurzelzellen ist doch ein osmotischer Vorgang, auch die Verteilung der Nahrungslösung aus den letzten Gefäß- und Siebröhrenkapillaren an die Gesamtheit der Zellen kann nur auf osmotischem

Weg geschehen. Es ist also (gleichwie im Menschenkörper) die Osmose ein Pfeiler der lebensnotwendigsten Erhaltungsvorgänge und findet jeden Augenblick in jedem lebenden Pflanzengebäude statt. Durch sie sind die Pflanzenzellen allein imstande, Stoffe zu speichern. So sammeln die Speichergewebe der Zuckerrübe oder der Früchte den Zucker, so sammeln andere Gewächse Salz oder eine Reihe von Meerestangen Jod; durch Osmose erhält sich der ganze Stoffwechsel,

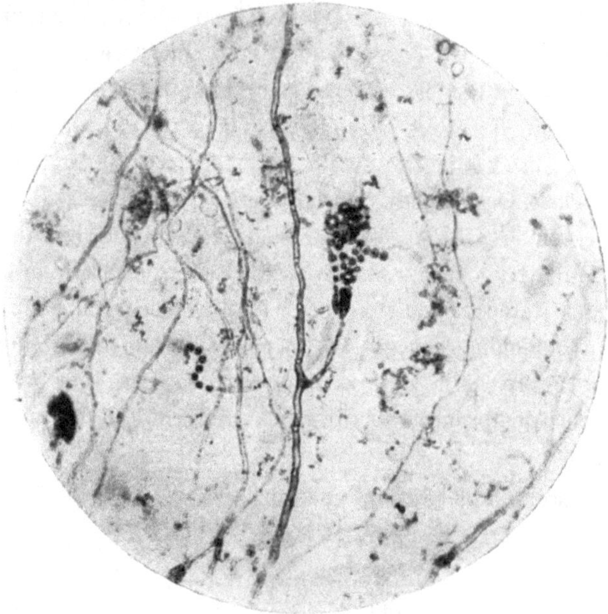

Abb. 50. Schimmelpilz *(Aspergillus)* mit dem höchsten osmotischen Druck in den Zellen. Original-Mikroaufnahme.

soweit er sich nicht in Röhren bewegt. Seine Bedeutung für die Pflanze und für das Leben überhaupt kann also gar nicht überschätzt werden.

Durch die Osmose kommt es zu einem Hervorsaugen von Wasser, wenn irgendeine konzentriertere Lösung als die des Zellsaftes an eine Pflanze von außen her herangebracht wird. Ein alltägliches Beispiel hierfür ist der Austritt von Wasser beim Salzen der Rettigscheiben. Solche plasmolytische Wasserausscheidungen liegen uns ferner tatsächlich in den Nektarien vor. Dies ist aber auch die Ursache, warum die Pflanzen in Lösungen von allzu hoher Konzentration nicht zu gedeihen vermögen. Nur manche Pilze und Algen leben noch in Lösungen, die über 17%

Kochsalz enthalten und die Salzseen der Wüstengebiete mit sehr gesättigter Sole sind nahezu organismenleer.

Durch die Diffusion erzeugt die Pflanzenzelle in sich den osmotischen Druck (Turgor), der sehr erheblich ist und von ihr in verschiedenster Weise zum Wachstum und zu mechanischen, vor allem zu Bewegungszwecken benutzt wird (Turgorbewegungen).

Während der Mensch nur in relativ geringem Maße von den Gesetzen der Osmose in seiner Technik Gebrauch gemacht hat, sehen wir also im Pflanzenreich deren weitestgehende Anwendung, so daß es nicht übertrieben ist, zu behaupten, die Osmose sei neben den Gesetzen des kolloidalen Zustandes für die Pflanze das wichtigste Naturgesetz, auf dem ihre Existenz und ihr inneres Getriebe aufgebaut ist.

Der Zusammenhang zwischen Osmose und Turgor ist hierbei so wichtig, daß wir es nicht unterlassen dürfen, hierüber noch einige Klärungen zu versuchen.

Wenn man einen Tropfen Kupfervitriol auf Blutlaugensalzlösung bringt, bildet sich an der Grenze von beiden eine Niederschlagshaut, eine sog. semipermeable Membran (von Ferrocyankupfer), durch die nur mehr Wasser diffundiert. Man hat damit eine sog. künstliche Zelle geschaffen, die nun verschiedene Lebenserscheinungen imitiert, z. B. rasch wächst.

Läßt man nun solche semipermeable Membranen im Innern von Tonzellen entstehen, die oben geschlossen sind und ein Manometer zum Anzeigen des in ihnen herschenden Druckes enthalten, und setzt man diese Tonzelle in verschiedene Lösungen, so kann man konstatieren, wie in ihr durch das Eintreten von Wasser ein verschiedener Überdruck entsteht, der z. B. bei einer 1 %igen Zuckerlösung bis zu $^2/_3$ Atmosphären betragen kann. Das ist der sog. osmotische Druck.

Der Ausdruck „künstliche Zelle" war vorhin durchaus gerechtfertigt, denn wir haben mit diesem Experiment ein Modell geschaffen, welches in osmotischer Beziehung die Zellen im Pflanzenkörper imitiert. Auch in ihnen herrscht aus gleichen Gründen osmotischer Druck.

Als semipermeable Membran dient in der Zelle der sog. „Primordialschlauch", d. h. der plasmatische Wandbelag (Fig. 52, *A*), der die in den meisten älteren Pflanzenzellen vorhandene Saftvakuole umschließt; der porösen Tonzelle entspricht als kolloidales Diaphragma die Membran. Der gegen die Umgebung aus den oben angegebenen Gründen entstehende osmotische Druck beträgt jedoch in den Pflanzenzellen 5—10 Atmosphären![1] Auf diesem Druck gegen die Wandung beruht das Straffsein der Zellen und durch ihre Gesamtheit auch das der Blätter und grünen, nicht holzigen Stengel. Wenn sie ihr

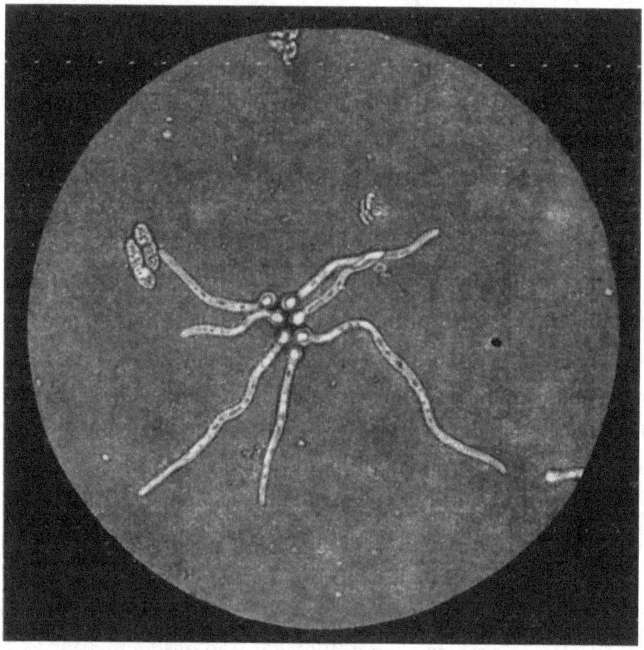

Abb. 51. Schimmelpilzfäden mit enormem osmotischen Druck, unmittelbar nach der Keimung. Originalaufnahme stark vergrößert.

Wasser verlieren, d. h. der Turgor sinkt, dann sinken auch sie schlaff zusammen; man nennt sie verwelkt. Der Turgordruck ist die Ursache, warum nach Einlegen in reines Wasser z. B. die Pollenkörner aufplatzen. Mit anderen Worten, ihre Membran ist dann dem osmotischen Druck nicht mehr gewachsen.

Dieser osmotische Druck oder Turgor kann nun durch Aufnahme chemischer Substanzen in die Zellsaftlösung sofort erheblich sinken;

[1] Er kann in der Zuckerrübe sogar bis auf 21 Atmosphären steigen (Pfeffer), in Schimmelpilzen sogar auf 160 Atmosphären.

es wird z. B. die Kondensation von zwei Molekülen der Monosaccharide zu einem Disaccharid, also zu Rohrzucker, die osmotische Energie bereits auf die Hälfte herabsetzen. Durch Erzeugung von Stoffwechselprodukten,. deren Herstellung den lebenden Zellen jederzeit und augenblicklich möglich ist, oder durch Aufnahme von Salzen kann der Turgor in der Pflanze also rasch geändert werden.

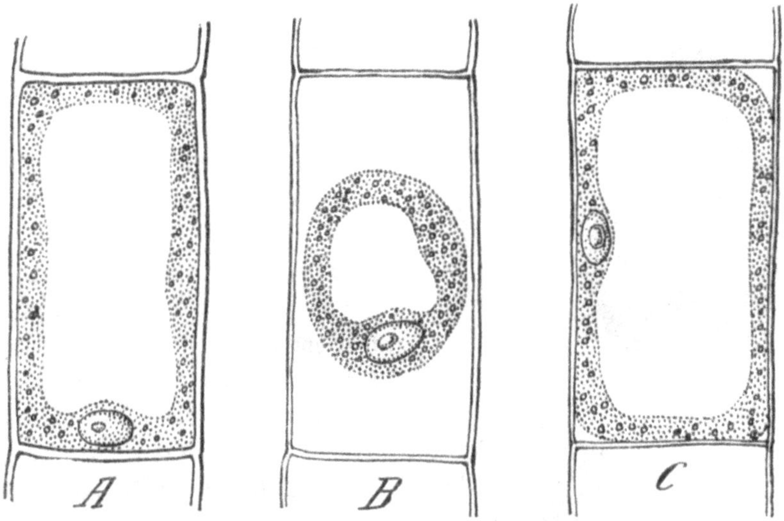

Abb. 52. Kesseleinrichtungen der Pflanze, um einen Druck von 5 bis 160 Atmosphären auszuhalten. *A* = Wurzelzelle des Maises (*Zea*): *B* = Die Zelle mit Salpeter plasmolysiert. *C* = Kaum merkliche Plasmolyse. *B* und *C* = „welkende" Zellen mit herabgesetztem Turgordruck. *A* = hochturgeszente Zelle, in der fünf- bis vielfacher Atmosphärendruck herrscht. (Nach Pfeffer.) (Vgl. das technische Gegenstück Abb. 55.)

Solche Turgorschwankungen hat nun die Pflanze zu einer virtuosen Technik ausgebildet und macht davon in raffinierter Weise ununterbrochen Gebrauch. Sie führt mit ihnen einen wesentlichen Teil der für sie nötig werdenden Bewegungen durch.

Es besteht in ihr ein kompliziertes System von Turgorregulationen, die sich am ununterbrochen tätigen Webstuhl des Lebens jeden Augenblick einstellen im Stoffwechsel, beim Wachstum, bei der Speicherung von Reservestoffen und die nicht nur Nebenresultate von anderweitig ablaufenden Prozessen sind, sondern von der Pflanze autonom provoziert werden. Im besonderen geschieht dies zum Zwecke der Ausführung von Spritz- und Schleuderbewegungen, ferner werden Turgorschwankungen verwendet als Betriebsmittel bei nyctinastischen und tropistischen Variationsbewegungen, sowie auch zur Ausführung von Krümmungsbewegungen.

Es ist ohne weiteres verständlich, daß durch Änderung des Turgordruckes automatisch eine solche der gesamten Gewebespannung eintritt, wodurch z. B. in der Blüte der *Catasetum*-Orchidee (Fig. 53) die Berührung einer Antenne das sofortige Fortschleudern der Pollinarien auslöst, weil dadurch eine in deren Gewebe bestandene Spannung aufgehoben wird. Auch das plötzliche Hervorspritzen des Inhaltes aus einem einreißenden Sporenschlauch der Ascomyceten gehört in diese Kategorie und ist uns ohne weitere Erläuterung nun verständlich.

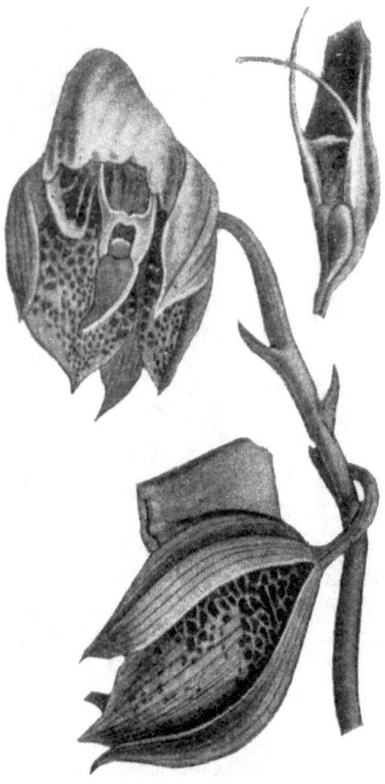

Abb. 53. *Catasetum tridentatum* von der Seite und vorn und im Längsschnitt. (Näheres im Text.) (Nach Kerner.)

Dem Botaniker ist es geläufig, daß die Bewegungen der Pflanze je nach der Mechanik ihrer Ausführung in zwei große Gruppen eingeteilt werden können. Man unterscheidet Wachstumsbewegungen von den Nutationen und Variationsbewegungen, wobei man die ersteren wohl als die langsamen, die letzteren als die rasch, oft sogar plötzlich und ruckweise ausgeführten bezeichnen kann.

Es ist eine Wachstumsbewegung, wenn die Blattstiele einer am Fenster stehenden, von ihm dann abgewendeten Pflanze sich binnen wenigen Tagen wieder so krümmen, daß die Spreiten neuerdings die günstigste Beleuchtung genießen. Sie wachsen langsam in ihre neue Lichtlage hinein. Es ist aber eine Variationsbewegung, wenn die Blätter der Bohne sich nach Sonnenuntergang zusammenlegen und nach rückwärts knicken, oder wenn die Tentakeln des Sonnentaus (*Drosera*) eine nach der anderen sich zusammen krümmen über der unter ihnen festgehaltenen zuckenden Mücke, es ist auch Variationsbewegung, wenn die Mimose auf Berührung hin plötzlich, im Bruchteil einer Sekunde ihre Blättchen zusammenklappt und ganze Äste senkt, oder wenn die Venusfliegenfalle (*Dionaea*) nach der Berührung gewisser Blattborsten blitzschnell ihre Blatthälften (Abb. 54) zuklappt, wie wenn man ein geöffnetes Buch schließt. Und es ist schließ-

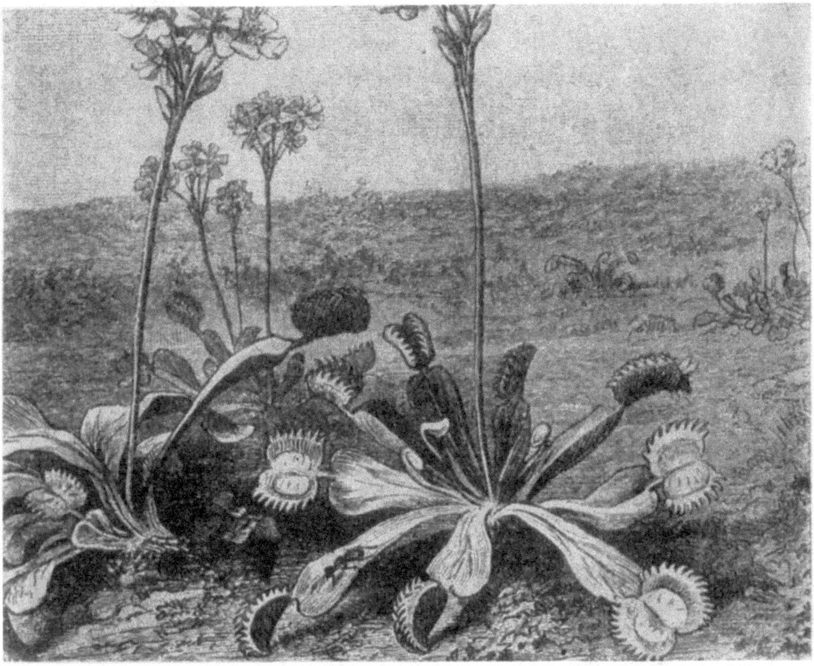

Abb. 54. Die karolinische Fliegenfalle (*Dionaea muscipula*). (Nach Kerner.)

liche eine Nutation, wenn der Sproß des Hopfens oder die Weinstockranke sich von selbst in der Luft mit zitternden kleinen Rucken bewegt und Spiralen beschreibt. Es kommen auch nicht alle Nutationen nur durch einseitiges Wachstum zustande, sondern viele sind auch mit Turgorschwankungen kompliziert.

Damit stehen wir vor der eigentlich fabelhaften Technik der Pflanzenzelle, Bewegungen im Dienste der Nahrungsaufnahme (*Drosera, Dionaea*) der Transpiration (*Phaseolus*), des Schutzes vor fressenden Tieren (*Mimosa*) usw. durch osmotische Beeinflussungen auszuführen.

Das ist eine Anwendung der Osmosegesetze, von der unsere Techniker noch gar keine Ahnung haben. Und die dennoch die Keime zu außergewöhnlichen mechanischen Möglichkeiten in sich zu bergen scheint.

Wir benutzen in der Industrie, um einem erheblichen, nach vielen Atmosphären zu berechnenden Druck zu begegnen, wohlgearbeitete,

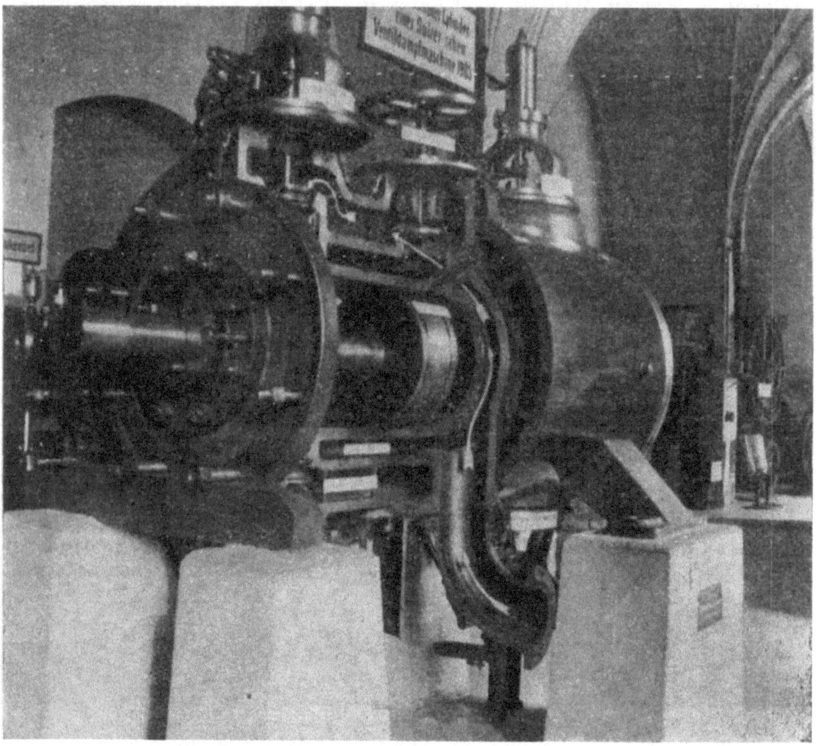

Abb. 55. Sicherungsvorrichtungen gegen einen Druck von 12 Atmosphären. Man beachte die Dicke der Kesselwand im Verhältnis zur Kesselgröße. (Deutsches Museum.)

mächtige Kessel aus Schweiß- und Flußeisenblech. Schon Gußeisen darf wegen der Explosionssicherheit nur zu kleinen Kesseln für Niederdruckdampfheizung verwendet werden. Die einzelnen Blechplatten müssen gehörig dick sein, obwohl die Wärmeausnutzung das Gegenteil fordern würde; sie sind auf das Solideste durch Nietung, oft auch durch Schweißung verbunden. Alles dies ist nötig wegen des Dampfdruckes, der bei Dampfkesseln in ortfesten Anlagen bis etwa 12 Atmosphären beträgt, für Lokomotiven dagegen etwa 16, für Schiffskessel 18 Atmosphären. Sehr kennzeichnend ist hierbei (vgl. Fig. 55), daß gewölbte Wände die Widerstandsfähigkeit sehr erhöhen, so daß der Hohlzylinder, in gewissem Sinn die Hohlkugel, also gerade die von der Pflanze gewählte „Kesselform" ihrer Saftvakuole hierfür die idealste technische Form darstellt. Immerhin sind Dampfkesselexplosionen (das botanische Gegenstück: das platzende Pollenkorn) nicht so ganz selten, denn im Jahre 1894 zerplatzten von den etwa 100000 Dampfkesseln, die damals in Deutschland in Betrieb waren, 35, wobei 34 Personen getötet wurden.

Man vergleiche nun mit diesen Sicherungsvorrichtungen, denen sich nach § 24 der Gewerbeordnung für das Deutsche Reich noch zahlreiche andere gesetzlich festgelegte anschließen, die sehr primitive Einrichtung des Vakuolenhäutchens in der Pflanzenzelle, um die stupende Überlegenheit ihrer technischen Leistungen besonders nachdrücklich vor Augen geführt zu sehen.

Diese Vakuolenhaut, welche dem Druck von 160 Atmosphären Widerstand leistet, während unsere besten Schiffskessel aus Panzereisenplatten nur auf maximal 25 Atmosphären geprüft sind, ist eine mikroskopisch dünne, noch nicht $^1/_{1000}$ mm dicke Membran. Da ihre besondere Leistungsfähigkeit nicht in der Form liegen kann (da diese ja von den Zylinderkesseln fast vollendet nachgeahmt wird), müssen die physikalischen Qualitäten dieser semipermeablen Membran das Unerhörte leisten.

Das ist ein Forschungsproblem von praktisch gar nicht ausdenkbarer Tragweite, auf das sich unsere Physiker und Techniker auch sofort werfen werden, nachdem es einmal aufgezeigt worden ist.

Heute kann man erst vermutungsweise äußern, daß es offenbar der kolloidale (wabige Gel-)Bau ist, in dem das Geheimnis der Leistung ruht. Aber die Hoffnung ist nun durchaus berechtigt, daß von diesem Anstoß aus ein bemerkenswerter, vielleicht sogar epochaler Aufschwung des Maschinenbaues einsetzen wird.

Wieder verrät sich uns in der osmotischen Energie, gleichwie vordem in der Quellungsenergie (vgl. S. 68) eine noch unausgenützte Kraftquelle, deren Erschließung für die menschliche Technik nach dem Muster der Pflanze eine Zukunftsaufgabe der kommenden Generation bilden muß. Hier schwebt der Begriff von osmotischen Maschinen in der Luft.

Ganz fern stehen wir dagegen nach wie vor der Leistung, welche die Pflanzenzelle spielend bewältigt: diesen kolossalen inneren Druck regulatorisch, d. h. nach Belieben zu steigern oder herabzusetzen. Durch die Anwendung chemischer Mittel, also mit einer Technik, die wir nur höchstens bei den elektrischen Elementen (Daniel-Leclanchésches Element) zur Erzeugung von Energie verwenden, werden von ihr unverhältnismäßig große Wirkungen ausgelöst und der Menschenwitz wieder einmal gründlichst überboten.

Die Osmose ist an sich noch sehr wenig verwendet; eigentlich wird sie nur als kolloidale Filtration, nämlich als Dialyse im Großen von der Industrie benutzt. Es handelt sich dabei um das Dubrunfautsche Verfahren der Osmose in den Melasseentzuckerungsanstalten, wodurch der dunkle Osmosezucker gewonnen wird. Gegenüber der Pflanzentechnik sind also unsere Anwendungen der Osmose einfach stümpernd und anfängerhaft.

7. Die Aufbewahrung chemischer Stoffe.

Im bisherigen wurde stets vorausgesetzt, daß es der Pflanzenzelle selbst anheimgestellt sei, Stoffe, die in ihr erzeugt wurden, aufzubewahren oder zu transportieren.

In vielen Fällen aber geht sie noch weiter und stellt besondere Gefäße bereit, um dem Stoffwechsel entbehrliche Substanzen für spätere Verwendung aufzusammeln und zu lagern.

Sie erfüllt damit ebenfalls eine der Leistungen des chemischen Laboranten. Ihm ist es eine kleine Wissenschaft für sich, zu wissen, in welchem Aggregatzustand diese oder jene Verbindung haltbar ist und welcher Natur die Aufbewahrungsgefäße sein müssen, um die Haltbarkeit zu gewährleisten. Schon frühzeitig hat er z. B. erkannt, daß Säuren Holzgefäße angreifen, oder daß eine Anzahl Stoffe unter Luftabschluß gehalten werden muß, daß für viele die Feuchtigkeit das Verderben bedeutet, weshalb sie in trockener Luft gehalten werden müssen, während wieder andere angesichts ihrer Hygroskopizität am besten in Lösungen haltbar sind. In den meisten Fällen empfahl sich daher zur Aufbewahrung eine Umhüllung aus Glas oder Porzellan, deren Öffnung mit einem Pflanzenprodukt, nämlich dem flüssigkeits- und gasundurchlässigen Kork verschlossen ist, während in anderen Fällen hierzu nur Stöpsel aus Glas verwendet werden können. Zur Abdichtung werden dann auch oft Fette oder Wachs herbeigezogen.

Das sind Feststellungen, die auf den Chemiker wie Gemeinplätze wirken, aber doch einmal wiederholt werden mußten, da sie, so elementar sie auch sind, doch zu den notwendigen Vorbedingungen alles chemischen Arbeitens gehören.

Um so wertvoller ist es daher, daß die gleichen Einrichtungen auch dem Pflanzenlaboratorium nicht abgehen. In ihm verfügt man im allgemeinen über folgende Rohmaterialien für chemische Zwecke:

Als reine Elemente oder nahezu reine Elementarmischungen sind vorhanden:

1. Oxygen, das man als Sauerstoffperlen gelegentlich der Assimilation von Pflanzen unter Wasser austreten sieht.

2. Silicium, als mehr oder minder chemisch reine Kieselmembran oder Linse (z. B. in den Epidermalzellen von *Campanula* oder im Panzer der Diatomaceen).

3. Schwefel, als reine Schwefelkörnchen im Innern der Schwefelbakterien oder Beggiatoeen.

Von Verbindungen gibt es zuerst welche, die im gasförmigen Zustand aufbewahrt werden. Da es sich hier und namentlich bei den folgenden um außerordentlich viele Stoffe handelt, kann bei diesem Überblick natürlich keine Vollständigkeit angestrebt, sondern nur exemplifiziert werden. Als Beispiel diene für Gase, welche von der Pflanze gespeichert werden:

4. Der Schwefelwasserstoff, der sich in Gestalt von Gasvakuolen in den Zellen der Rosenkranzalgen (*Anabaena circinalis*) findet und vermöge seiner Leichtigkeit als Auftrieb die kleinen Pflanzenfäden schwebend erhält.

Andere, und zwar die große Mehrzahl von Stoffen, werden in Lösungen aufbewahrt. So finden wir zuerst Leichtmetalle, in besonders großen Mengen in Form ihrer Salzlösungen als 5. Kalium-, 6. Natrium-, 7. Magnesium- und 8. Kalciumsalzlösungen. Von Schwermetallen ist stets 9. Eisen in jugendlichen Protoplasten vorhanden, allerdings in organischen Verbindungen als Nukleïn; aber daraus wird in einzelnen Pflanzen, so z. B. in der Wassernuß (*Trapa natans*) oder in den Wasserlinsen (*Lemna*) Eisenoxydul (Rost) in solcher Menge bereitet, daß es sichtbar und an den Zellwänden inkrustiert wird. Eine solche Eisenspeicherung befähigt gewisse Flagellaten, namentlich die Trachelomonasarten, und vor allem die Ockeralge (*Anthophysa vegetans*), aber auch gewisse Zieralgen (im besonderen die Gattung *Closterium*), Eisenoxydul in solchen Mengen aufzuspeichern, daß sie von der Wissenschaft als die Bildner des Raseneisenerzes angesprochen werden.

10. Auch Zink wird in Form von Zinksalzen von den sog. Galmeipflanzen, die auf zinkhaltigem Boden gedeihen, in nicht unbeträchtlichen Mengen als Zellsaftlösung gespeichert.

In Form von Lösungen bewahrt die Pflanzenzelle ferner auch die große Menge von organischen Säuren auf, in deren Hervorbringung sie unerreichbare Meisterschaft bekundet. Hierher gehört vor allem:

11. die Oxalsäure, die schon als Atmungsprodukt hergestellt wird, ferner

12. die Zitronensäure als Zellinhalt der mit ihrem Namen verratenen Früchte, ebenso

13. Apfelsäure und eine große Zahl verwandter Substanzen, deren Aufzählung dieses Buch nur umfangreich gestalten würde, ohne ihm mehr Beweiskraft zu verleihen. Das gleiche gilt auch für die in den Pflanzenzellen vorhandenen

14. Alkalien, deren Vorhandensein jeder Chemiker z. B. schon an der Lackmusprobe mit dem blauen Zellinhalt der Blütenblätter unserer Glockenblumen (*Campanula*) erschließen kann. Für andere Gewächse [gemeint sind die Armleuchteralgen (*Chara*)] ist sogar die sekretorische Abgabe von Alkalien an das sie umgebende Wasser nachgewiesen.

Von anorganischen Säuren kann in der Pflanzenzelle bzw. in den von ihnen gebildeten Behältern auch

15. Salzsäure aufbewahrt werden. Sezerniert wird sie von den Verdauungsdrüsen der fleischfressenden Pflanzen, die sie in die Behälter, in denen ihre Opfer gefangen sind, entleeren und dort, oft sogar in besonderen Kannen (Beispiel: *Nepenthes*) aufbewahren. Desgleichen wird von der Pflanzenzelle unglaublicherweise auch

16. Salpeterige Säure aufgenommen, für kurze Zeit im Plasma aufbewahrt und dann allerdings zu Stickstoffverbindungen umgearbeitet. Solches geschieht von den Nitritbakterien, die ja eigentlich die Hauptregler des gesamten Stickstoffhaushaltes der Welt sind.

Im übrigen sind Salze der Salpetersäure in den Reservestoffvorräten der Knollen, Zwiebel- und Wurzelstöcke weitverbreitet.

Von den sonstigen anorganischen Verbindungen finden sich im Laboratorium der Pflanze magaziniert noch

17. Sulfate und

18. Phosphate. Beide gehören zu den lebensnotwendigen Bestandteilen ihres Stoffwechsels. Aber auch darüber hinaus werden von vielen Pflanzen, wie zuerst Schimper nachgewiesen hat, Sulfate und Phosphate innerhalb der lebenden Zelle angehäuft. Manchmal geschieht dies mit salpetersauren Salzen in solchen Mengen, daß ihre getrocknete Substanz beim Verbrennen Funken sprüht.

Als weitere Verbindungen, welche von den Pflanzenzellen für Zwecke ihres chemischen Betriebes aufbewahrt werden, sind in erster Linie die Kohlehydrate aus dem Bereich der organischen Chemie zu nennen.

19. Cellulose wird als Reservecellulose in Gestalt innerer Wandschichten in sehr vielen Pflanzen angelegt, um von dort nach Bedarf immer wieder aufgelöst und entnommen zu werden. Merkwürdigerweise hat diese Reservecellulose einen anderen chemischen Bau, dem sie auch ihre Bezeichnung Hemicellulose verdankt. Sie wird leicht von Säuren und Alkalien angegriffen und enthält in ihrem Molekül Dextrose, Galaktane, Mannane; sie liefert daher als Spaltungsprodukte vielfach Pentosen (Arabinose, Xylose), auch Mannose und ähnliches, was von den typischen Cellulosen unbekannt ist.

Diese Reservecellulose, die also besondere Eigenschaften eines leicht verarbeitbaren Materials hat, wird namentlich in den Zellhäuten der Samen angehäuft. Mit ihnen zusammen auch eine Reihe anderer Kohlenhydrate, wie

Trehalose,
Schleime,
Pektinstoffe und
Mannit (als 6wertiger Alkohol),

für die alle mehr oder minder die obigen Bemerkungen ebenfalls gültig sind.

Die zweite Art von Kohlenhydraten, zu denen die genannten Stoffe bereits überleiten, sind die Zuckerarten, die wir nach wie vor eigentlich nur aus den Pflanzen ausziehen, nicht aber synthetisch im großen herstellen können.

Von diesen wird

20. Traubenzucker (Glykose) in vielen Früchten und Wurzeln bekanntlich in sehr hochkonzentrierten Lösungen aufbewahrt, über welche gemein bekannte Tatsache sich weitere Bemerkungen erübrigen.

21. Der Rohrzucker ist ein Reservestoff, der nicht nur in dem Zellsaft der Stengel des Zuckerrohrs angehäuft wird, sondern so wie

22. Laevulose und

23. Dextrose, z. B. ebenfalls in der Zuckerrübe (*Beta*), im Blutungssaft des Zuckerahorns, in den Ananasfrüchten, in den Wurzelstöcken gewisser Lippenblütler (Labiaten) u. v. a. Pflanzen.

24. Dextrose wird namentlich in den Küchenzwiebeln (*Allium Cepa*), ferner

25. mit Laevulose in den unterirdischen Teilen der Primeln bis zu 10% des Frischgewichts gespeichert, in den Weintrauben sogar bis zu 25%.

Von den genannten Kohlehydratverbindungen sind besonders die mit ihnen zusammenhängenden

26. Alkohole hervorzuheben, von denen sich Mannit besonders reichlich im Zellsaft des Schimmelpilzes (*Penicillium glaucum*) ablagert, während die verwandte

27. Trehalose z. B. den Hutpilz (*Agaricus muscarius*) kennzeichnet. Von verwandten Stoffen speichert sich in den niederen und höheren Pilzen reichlich auch

28. Glykogen, das in der Bierhefe (Saccharomyces) sogar 30% des Trockengewichtes ausmacht und dort als trübe kolloidale Lösung die Zellhaut erfüllt (sog. Nährhefe).

Auch als

29. Schleime speichern sich Kohlehydrate (sog. Pektinstoffe), teilweise gelöst in der Zellhaut, noch häufiger enthalten in den Zellen oder in besonderen Sekretbehältern.

Geradezu unübersichtlich ist die Zahl der von den Pflanzen aufbewahrten Eiweißkörper, von denen daher hier nur gerade einige typische Vertreter genannt sein sollen.

Hier wäre zuerst die Schar der

30. Proteine zu nennen, die neben den Amiden, also besonders

31. Asparagin,

32. Glutamin und

33. Leucin so ziemlich die wichtigsten der von den Pflanzen magazinierten stickstoffhaltigen Reservesubstanzen sind. In den Samen sind gewöhnlich fast allein Eiweißstoffe vorhanden, während in Knollen- Zwiebeln- und Wurzelstöcken 40—70% des Stickstoffvorrates auf Amide zu entfallen pflegt.

Das Asparagin und andere Amide sind dabei gewöhnlich in einer Form, die ihnen das Wandern jederzeit möglich macht, während dagegen die Proteinstoffe allgemein das Organeiweiß, also den lebenden Grundbestandteil aller wachstumsfähigen Zellen bilden.

Nur die Reserveproteinstoffe sind gespeichert, entweder in amorpher Gestalt oder als zierliche Kristalloide (vgl. Abb. 39), oft auch in kolloidaler Form, wofür als Beispiel die Kleberschichte im Getreidekorn gelten möge. Man ist heute noch weit davon entfernt, die Gesamtheit der in der Zelle vorkommenden Proteinverbindungen zu kennen und die dafür gebräuchlichen Namen wie Aleuron, Globuline, Vitelline, Albumosen sind einfach Unterscheidungsformeln für bestimmte Eigenschaftengruppen.

Trotzdem unsere Liste sich bereits reichlich ausgedehnt hat, ist sie noch lange nicht erschöpft und es soll nur mehr wie eine Art Nachtrag erscheinen, wenn ich aus den reichen Laboratoriumsbeständen der Pflanzenzellen noch auf

34. die ätherischen Öle,
35. Fette und Öle,
36. die Gerbstoffe und
37. das Wachs,
38. die Gifte,
39. die Gummiarten und
40. die Abfall (Exkret)substanzen hinweise.

Ätherische Öle entstehen zwar im Stoffwechsel, werden aber gleichwie die Harze und Balsame oder der Kautschuk nicht wieder in ihn gerissen, sondern für Bedarfszwecke (als Lockmittel oder Wundenverschluß) aufbewahrt. Sie werden entweder in Form einer Emulsion dargestellt oder sie fließen zu homogenen Massen zusammen, die dann besonders verschlossen werden in Schläuchen (Sekretbehältern) oder retortenartigen Behältern (Drüsenköpfchen).

Die Fette und Öle sind ein ganz besonders häufiges Reservematerial; $^9/_{10}$ aller Blütepflanzen produzieren ölhaltige Samen, in denen gewöhnlich Öltröpfchen die freien Räume zwischen den Proteinkörnern ausfüllen.

Es gibt sogar Knollen (z. B. *Cyperus esculentus*), in denen fettes Öl als Reserve deponiert ist und zahlreiche Bäume häufen als Verbrennungsmaterial für die Winterruhe in ihren Stämmen Fett auf (Fettbäume).

Gewöhnlich sind diese Fette flüssig, doch gibt es auch Pflanzenzellen, z. B. im Kakaosamen, in denen sie auch bereits bei der in der Pflanzenzelle herrschenden Temperatur fest sind. Bei den gespeicherten Fetten handelt es sich gewöhnlich um Neutralfette, denen erst zur Mobilisierungszeit größere Mengen von freier Säure beigemengt sind.

Die Gerbstoffe haben in diesem Laboratoriumsbetrieb wieder ihre eigene Aufgabe. In ihrer Gegenwart werden eine Reihe von Substanzen (wie Coffeïn, Antipyrin usw.) gefällt. Umso merkwürdiger wäre es also gewesen, wenn sich die einstige Behauptung, daß gerade die Gerbstoffschläuche der *Mimosa* die Organe seien, in denen die Reizleitung stattfindet, bewahrheitet hätte, was ja nach neueren Versuchen nicht der Fall ist.[1]

In den Lebermoosen sind sogar ganz eigentümliche Fettmassen in besondere „Ölkörper" eingeschlossen, die dort auch als Reservematerial anmuten.

Verwandt mit diesen Fetten sind die Wachsarten (die ja eigentlich die Ester einwertiger Alkohole sind), denen wieder eine Spezialaufgabe zukommt. Sie werden den Zellwänden angelagert oder außen auf sie deponiert und haben ihre osmotische Durchlässigkeit zu regeln.

Die Gummischleime sind immer in besonderen Behälterzellen gelöst oder sie dringen im Fall der krankhaften Gummiflüsse (z. B. der Kirschbäume) sogar in Gefäße ein (Abb. 56).

Die Kautschukstoffe finden sich als Emulsionen in besonderen Milchsaftröhren in den gemeinbekannten Bäumen, welche allein den Bedarf unserer gesamten Technik decken.

Einer ganz besonderen Kategorie gehören endlich die Gifte, die Alkaloide und Ptomaine des Pflanzenreiches an, gleichwie auch der

[1] Zu den Gerbstoffen zählen auch die verbreitetsten zwei Pflanzenfarben, das blaue Anthokyan und das rote Erythrophyll, während Chlorophyll und Lipochrom, die den Rest der pflanzlichen Palette bestreiten, Fettfarbstoffe sind, also den fetten Ölen angehören.

Chemiker die Flaschen mit der Totenkopfetikette in einem besonderen Schrank seines Arbeitsraumes aufbewahrt.

Teils sind diese Substanzen Proteinstoffe (Toxalbumine), teils Alkaloide, stets aber sind sie isoliert, entweder nur auf besondere Organe beschränkt oder im Zellsaft untergebracht, also vom allgemeinen Stoffwechsel durch ihre kolloidale Beschaffenheit ausgeschaltet.

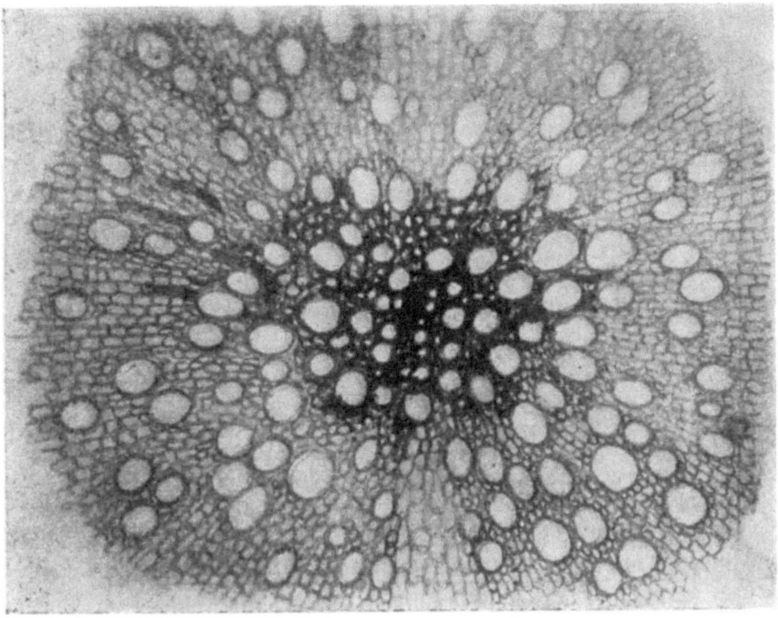

Abb. 56. Querschnitt durch eine an „*Gummosis*" leidende Zuckerrübe. Die „Gummitropfen" sitzen im Grundgewebe zwischen den Gefäßen. (Schwach vergrößert. Originalzeichnung des Verfassers.)

Damit möge dieser kleine Überblick über die „Lagerräume" des Laboratoriums, das Pflanze heißt, abgeschlossen sein, nicht, wie wiederholt betont sei, weil damit das Inventar der Tatsachen erschöpft ist, sondern weil an prinzipiellen Einsichten nicht mehr durch eine noch so verlängerte Liste zu gewinnen ist. Nur auf das eine sei noch hingewiesen, daß auch in diesem chemischen Arbeitsraum weder das Gasabzugsrohr noch der Ausguß oder die Abfallstonne fehlt.

Von überflüssigen Gasen ist es vornehmlich die Kohlensäure, die als schädlich aus dem Betrieb entfernt werden muß. Im chemischen

Laboratorium ist zu diesem Zweck ein Ventilator vorhanden. Im Pflanzenkörper suchen wir ihn nicht vergeblich. Er ist angebracht in Form eines höchst ausgedehnten und fein zerteilten Röhrennetzes von Interzellularen, das zwischen den Gefäßbündeln und der Rinde, namentlich aber in den Blättern alle Gewebe durchzieht und ständig die verbrauchten Gase, im besonderen CO_2, aus dem Körper leitet.

Die flüssigen Ausgußstoffe werden gelegentlich der Funktion der Hydathoden (vgl. S. 46) mitentfernt, besondere Vorrichtungen hierzu sind überflüssig.

Die festen Schlacken der chemischen Arbeit allein sind es, die noch ihrer Behälter harren und sie auch finden. Wir haben ihrer schon gelegentlich der Kristallisationsvorgänge im Pflanzenreich gedacht. Die Ausscheidungen von Kalziumoxalatdrusen, Raphiden, vor allem aber die von Cystolithen sind die Exkrete, die meistens in der Rinde der Bäume, (vgl. Abb. 36), häufig in Stengeln und Blättern, abgelagert und in der unbegreiflichen Wirtschaftlichkeit des Betriebs, der in den Pflanzen herrscht, oft genug noch Sonderzwecken (z. B. Schutz vor Schneckenfraß) dienstbar gemacht werden, was noch keinem Chemiker einfiel, wohl aber den Stadtverwaltungen deutscher Städte, die (z. B. München in Puchheim) den Abfall ihres täglichen Lebens auf Wiederverwertung hin sortieren lassen.

Kristallsand und andere Exkretkörner werden übrigens auch in Schläuche verpackt und dem gemeinen Betriebe entrückt.

Da haben wir nun eine ziemlich aufs Geratewohl herausgegriffene Liste von 40 chemischen Stoffen und Verbindungen, die sich die Pflanzenzelle zurechtlegt, um mit ihnen arbeiten zu können. Sie tut es mit Hilfe einer prachtvoll zweckmäßigen Einrichtung, die an Ökonomie und höchster Ausnutzung der gegebenen Mittel alles überbietet, was sich der Mensch an entsprechenden Einrichtungen geschaffen hat. Sie erscheint mir darin so mustergültig, daß ich hier doch etwas ausführlicher sein will.

Wenn man das ganze Zellgebäude der Pflanze mit einem chemischen Fabrikbetrieb vergleicht, so entsprechen dann die einzelnen Zellen etwa den Fächern der Schränke, den Schubladen, in denen die zum Betrieb nötigen Materialien aufbewahrt werden. Es sind also durchgängig hölzerne Behälter, in denen die Pflanze ihre Lösungen, Fette, Öle, Wachse, ihren Kautschuk, die Gifte, Gerbstoffe, ihren Schwefel, Stärke und ihre

Zellulose aufbewahrt. Gewisse dieser Stoffe, so die Stärke, werden kristallisiert aufbewahrt (vgl. S. 80), andere in gediegenen Körnchen (Schwefel), oder als Platten einfach den Wänden des Behälters angeschichtet (die Reservezellulose, Kieselsäure, Eisen, Wachsarten), wieder andere werden als erstarrte, salbenartige Massen in den Zellen eingedeckelt (das Fett der Kakaobohne), wieder welche in wässerigen Emulsionen, in hölzerne Röhren und Schläuche verpackt (der Milchsaft der Kautschukbäume). Die große Mehrzahl aller Substanzen kommt aber in Gestalt einer wässerigen Lösung zur Aufbewahrung. Solches steht fest für die Zuckerarten, alle Salze, die Phosphate und Sulfate, viele werden als Kolloide aufbewahrt, so die Schleime, Gummiarten, die Eiweißverbindungen und Glykogen. Besonders oft werden Säuren in wässerige Verdünnung gebracht und dann in Safträume (Vakuolen) eingeschlossen; dies gilt von der Oxalsäure, Apfelsäure, Zitronensäure, sowie von den Alkalien und den Alkoholen. Auch Gase lassen sich so haltbar in einem Beutel, mit einer Vakuolenhaut verschließen (Schwefelwasserstoff).

Relativ selten werden vielzellige große Behälter gebaut, in die sich auf osmotischem Weg Säuren, Wasser und sonstige Stoffe in Lösung ergießen (*Drosera*, *Nepenthes*, Abb. 57). Besonders verschlossen werden schließlich auch die Gifte, die man stets in besonderen Vakuolen im Plasma entsprechender Zellen eingeschlossen sieht. Auch Gerbstoffe kommen in entsprechende Schläuche, desgleichen der Abfall.

Das große Geheimnis der Aufbewahrungstechnik der Pflanzen liegt also immer wieder in der Konstitution der Plasmahaut[1] der Vakuolen, der sich denn auch mit Recht das besondere Interesse weitsichtiger Botaniker zugewendet hat.

Das in hohem Grade Erstaunliche an ihr ist ihre regulative Osmose, die es ermöglicht, daß einmal Stoffe durch sie hindurchtreten, während sie sonst so undurchlässig ist, daß in ein und derselben Zelle im Plasma andere Substanzen vorhanden sein können, als im Vakuolensaft, trotzdem die einen für die anderen löslich sind.

Es ist heute noch offen geblieben, ob diese Plasmahaut ein besonderes Organ für sich ist, das immer nur von seinesgleichen abstammt, oder ob es sich um bloße Abgrenzung von Flüssigkeitstropfen und bei der ganzen Frage nur um Gesetze der Osmose handelt. Das erstere ist

[1] Vgl. W. Pfeffer, Zur Kenntnis der Plasmahaut und der Vakuolen, 1890, 8°.

wahrscheinlicher und wird insofern von W. Pfeffer, der sich am meisten mit diesem Problem beschäftigt hat, bejaht, als er annimmt (nach erlangten mikrochemischen Reaktionen), daß am Aufbau der Plasmahaut besonders Proteinstoffe beteiligt sind. Als eine der Ursachen, welche sie permeabel machen, erkannte er übrigens die Einwirkung von sehr verdünnten Metallsalzen.

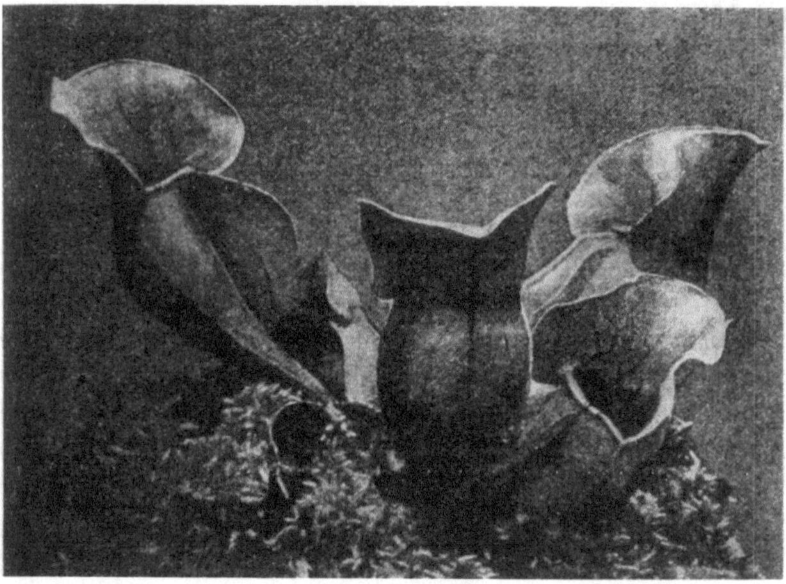

Abb. 57. Kannenpflanzen (*Nepenthes*) mit Behältern für Enzyme, in einem Gewächshaus. (Original.)

Es ist also ein ganz wunderbares System von ineinander geschachtelten Aufbewahrungsgefäßen, dem wir hiermit auf die Spur gekommen sind. Unter Umständen kann es ein großer vielzelliger Schrank für eine sezernierte Flüssigkeit sein, in dessen Wandung dann die einzelnen Zellen wieder verschiedenes in sich bergen. Jede hat ihre verholzte Wandung, die nach Bedarf offen oder verschlossen sein kann (je nachdem, ob sie verkorkt und mit Schichten von Hemizellulosen verstärkt ist). In den Zellen ist im „Primordialschlauch" mit seiner semipermeablen Membran etwas anderes eingeschlossen als im Zellsaftraum selbst, der wieder seine regulativ diosmotische Plasmahaut besitzt.

In ein schwindelnd kompliziertes System wechselseitiger Beziehungen blickt man da hinein und mein Wort von der höchsten Zweckmäßigkeit einer solchen „autoregulativen" Laboratoriumseinrichtung ist jetzt wohl jedem meiner Leser begreiflich.

Schon durch die Einrichtung selbst wird der Laborant fast überflüssig. Die Wandungen der Behälter sorgen durch ein geregeltes System osmotischer Beziehungen für Speicherung, Kristallisation, Lösung, Fortführung, aber auch für die Verhütung von unerwünschten Reaktionen durch Isolierung des Unverträglichen. Das ist eine technische Leistung der Pflanze, welche unsere Organisation der Arbeit vorläufig noch bei weitem übertrifft.

8. Die Entleerung aufbewahrter Stoffe.

Schon im bisherigen wurde des öfteren vorausgesetzt, daß aus den Magazinen des pflanzlichen Körpers die aufbewahrten Substanzen ganz nach Bedarf auch wieder an die Orte ihres Verbrauchs geschafft werden können. Dazu dient, — um das Erarbeitete gleich hier festzustellen, — einmal die regulative Durchlässigkeit der Plasmahaut. Ferner das gelegentlich der osmotischen Leistungen (S. 92) erwähnte System der Kammerfilterpressen und endlich das System der Plasmodesmen, bzw. Poren und gehöften Tüpfeln. Es handelt sich dabei auch nicht bloß um den Transport der in den Blättern in ansehnlicher Menge produzierten plastischen Stoffe in die Stämme und Wurzeln, sondern auch um die Anzapfung der Magazine zugunsten der im Spätsommer vorbereiteten Knospen des nächsten Jahres, sowie der neu entkeimenden jungen Generation.

Besonders an unseren einheimischen Bäumen läßt sich dieser Entleerungsvorgang in überaus belehrender Weise beobachten. Man unterscheidet nach dem Vorgang von A. Fischer bekanntlich Fett- und Stärkebäume. Bei den ersteren, zu denen die weichholzigen Nadelbäume gehören, bildet sich im Herbst im Holz und Markteil die dort abgelagerte Stärke in fettes Öl um, in welchem Zustand sie den Winter nebst ein wenig gelöstem Zucker verbringt. Die Stärkebäume, deren Hauptvertreter etwa Eiche oder Buche sind, lagern aus ihrer erarbeiteten Stärke im Mai zuerst ein wenig Reservestärke im unteren Teil des Stammes (Ahorn) ab, was sich bei der Eiche allerdings erst etwa im Juli einstellt. Dieser Vorgang rückt im Stamm nach aufwärts und erreicht bei der Eiche die jüngeren Zweige erst gegen Mitte September. Im Holz und Mark bleibt diese Stärke nun Winters über völlig unverändert, während sie an den Tagen mit besonders niedriger Temperatur in der Rinde zu Zucker aufgelöst wird.

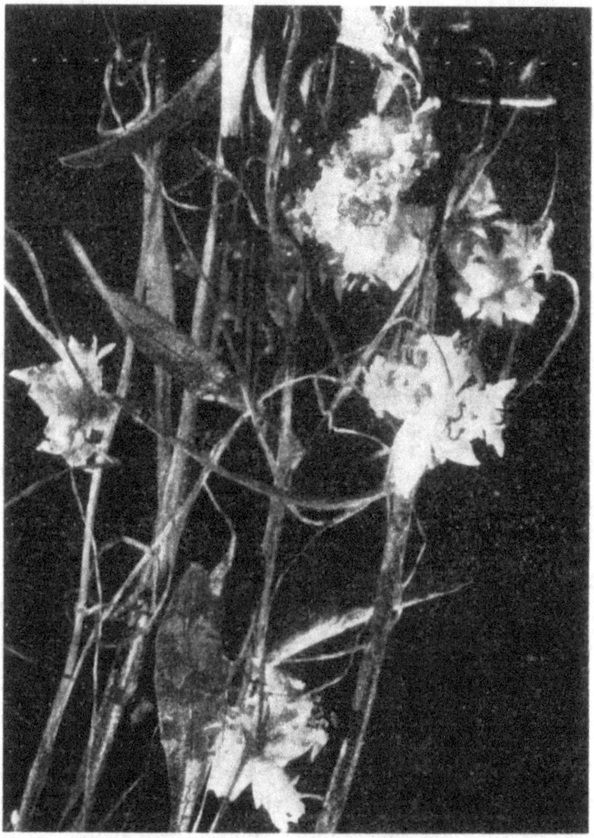

Abb. 58. Kleeseide (*Cuscuta*), welche lange Röhrenleitungen zur Abzapfung von Eiweißgemengen baut. (Original.)

Im Frühjahr kommt dann durch die allgemeine Temperaturerhöhung ein zweites Stärkemaximum zustande, worauf die Bäume, die ja zum Austreiben des Laubes und zum neu einsetzenden Wachstum Nahrung brauchen, ihre Reservestärke neuerdings auflösen, um sie zu verzehren.

In ähnlicher Weise vollzieht sich auch die Entleerung der mit Stärke oder Öl erfüllten Zellen im Speichergewebe der Samen, wobei die Osmose ihre Rolle als Arbeiter aufnimmt und sich die Mithilfe des Umrührens der in den Zellen enzymatisch hergestellten Lösungen durch die Plasmazirkulation sichert (De Vries).

Prachtvoll greift so im Chemismus der Pflanze ein Vorgang in das Räderwerk des anderen ein und es kommt zu einem höchst komplizierten Betrieb, indem die in Lösung gekommenen Substanzen nun den Weg der vorhandenen Röhrenleitungen nehmen und in den Siebröhren und sonstigen uns bereits bekannten Wanderbahnen dorthin gelenkt werden, wo die Verbraucher ihrer harren.

Die Technik dieser chemischen Arbeiten ist bis ins feinste ausgebildet. Die Mischbewegungen in den Zellen erhalten angesichts dieser Leistungen einen ganz besonderen Sinn. Sofort, in dem Augenblick, wenn eine chemische Substanz in die Zellen eintritt, wird sie von dem Rührstrom erfaßt und es bedarf nur zu seinem osmotischen oder unmittelbaren Übergang in die nächste Zelle etwas längerer Zeit. Dabei ist in den Zellen alles das, was nicht wandern soll, entweder durch den kolloidalen Zustand festgehalten (so z. B. das Plasma selbst) oder, soweit es von den Wanderstoffen zur Vermeidung neuer chemischer Bindungen ferngehalten werden soll, in besondere Vakuolen eingeschlossen.

Das dem Botaniker so altgewohnte, und dem Nichtphysiologen unter ihnen so nichtssagende Bild eines lebenden Parenchyms oder Weichbastteiles bietet durch das mit diesen Ausführungen erlangte Verständnis ein Gegenstück zu einem intensiven Fabrikbetrieb. Man sieht hinein, wie in einen Arbeitsraum, in dem überall die Rührtöpfe sich regen, die Lösungen von Hand zu Hand gehen, in einem rastlosen, wenn auch stummen und mit der Gelassenheit der vollkommenen Sicherheit vor sich gehenden System wohldisziplinierter Handlungen.

Verständnis geht uns dabei auf, warum alle „leitenden" Zellen der Stämme und Stengel prosenchymatisch, d. h. langgestreckt sind. Denn es sind dann, vorausgesetzt, daß die lange Seite der Richtung der Leitung gemäßt orientiert ist, viel weniger Wände, welche die Arbeit verzögern, zu überwinden, wie in einem kurzzelligen Parenchym.

Die durch alle diese Vorgänge und Einrichtungen bewirkte Entleerung der Behälter erfolgt rasch und so gründlich, daß z. B. von dem wahren „Mehlsack" des mit Stärke und Kleberkörnchen vollgestopften

Endosperms des Getreidekornes nach dem Auskeimen des an ihm hängenden Keimlings (Abb. 59) nur mehr blasse, geschrumpfte Häute übrig bleiben, die auch nicht ein Stärkekörnchen mehr enthalten, trotzdem doch mehrere Hunderttausend Zellbehälter binnen wenigen Tagen dort zu entleeren waren.

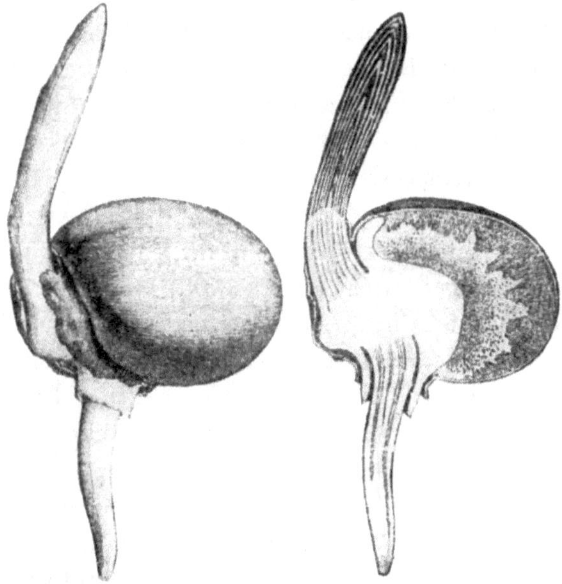

Abb. 59. Keimung durch Entleerung der Mehl-Magazine der Pflanze.

9. Kondensieren und Destillieren.

Schon im bisherigen wurde erwähnt, daß es den Pflanzen keine Schwierigkeiten bereitet, sich Kondenswasser herzustellen (vgl. S. 58). Und wir haben sie auch mit den Kondensationsanlagen (Abb. 37) unserer Industrie in die gleiche Reihe gestellt. Es verwenden hierbei die Gewächse durchaus das gleiche Prinzip: Wasserdampf wird gelegentlich seiner Abkühlung zur tropfenförmigen Verdichtung gebracht. Als bevorzugtes technisches Mittel wird dabei seine Hinleitung an Flächen, die kühler sind, als die Umgebung, benutzt. Der Botaniker bezeichnet die Anwendung dieses Mittels als die Ausbildung von Kondenshaaren oder eines Velamen. Die ersteren sind, soweit sie in unserem Werke berücksichtigt zu werden brauchen, bereits behandelt (S. 20). Über das letztere aber muß folgendes gesagt werden:

Um ganz zu verstehen, wie raffiniert die Pflanzenzelle bei Ausbildung ihrer Apparate zu Werke geht, wird es nicht ohne Nutzen sein, zuerst ihre Einrichtungen zu sehen, durch die sie die Kondensation hindern kann. Solche finden sich sehr hübsch ausgebildet an den Moosblättern.

Wenn man das gewöhnliche Widertonmoos (*Polytrichum*) oder eines der kleinen Bartmoose (*Barbula*) auch nur bei schwacher Vergrößerung betrachtet, erkennt man, daß auf der Oberfläche der Blättchen ein kleiner Wald von Zellfäden grünt. Das sind die Assimilationszellen, welche bei dieser einfachen Pflanze zugleich die Abgabe des überflüssigen Wassers besorgen. Das alles ist sehr genau reguliert. Die breiten Ränder des Blattes schlagen sich wie ein Buchdeckel über die Transpirationszellen, wenn es die Trockenheitsverhältnisse heischen. Der von den grünen Zellen ausgehauchte Wasserdampf kondensiert sich dann an der Oberfläche des „Deckels", und der ganze Raum bleibt mehr oder minder dampfgesättigt. Damit wird die weitere Transpiration verhindert. Anders in den feuchten Stunden; da schlägt sich der Blattrand breit nach auswärts und alles Wasser kann frei verdunsten.

Nahe Verwandte dieser Moose, von denen das Brunnenlebermoos (*Marchantia*) auch außerhalb der botanischen Fachkreise bekannt sein dürfte, bauen sich für ihren Zweck eine wahrhafte „Verdunstungskammer". Der entweichende Wasserdampf wird durch eine im Dach dieser Kammer eingebaute und mit einem Blick verständliche schornsteinartige Öffnung ins Freie geleitet, so daß hier überraschenderweise sogar der Begriff: „Schornsteine im Pflanzenreich" gerechtfertigt ist.

Ein weiteres sehr hübsches Beispiel für Kondensationseinrichtungen bieten die Blätter des Weißmooses (*Leucobryum*) unserer Wälder. Hier sind die toten Zellen groß durchlocht; es kann in ihnen Wasserdampf frei strömen und sich an den großen Oberflächen niederschlagen. Dadurch werden die kleinen lebenden Zellen zwischen ihnen vor dem Vertrocknen behütet und der Zweck des Kondenswassers, die Quelle neuer lebendiger Kraft zu sein, ist erreicht.

Ganz nach diesem Prinzip sind nun auch die Wurzelhüllen (*Velamen*) der Luftwurzeln tropischer Aroideen und Orchideen gebaut. Mit einer weißen, papierartigen Hülle toter, lufthaltiger Zellen, die zusammen eine badeschwammartige Masse bilden, sind sie umgeben. Diese Substanz saugt sich bei jedem Regen voll mit Wasser; aber auch Wasserdampf wird durch sie in dem Maße kondensiert, daß manche Orchideenluftwurzeln dadurch um 11 % ihres Gewichtes zunehmen können.

Das wunderbarste Beispiel des gesamten Pflanzenreiches sowohl für Kondensation wie für Aufbewahrung von Wasser stellt sich doch wohl in den Urnenblättern der in den Tropen lebenden *Dischidia Rafflesiana* dar (Abb. 60). An dieser Pflanze sind umgebildete Blätter zu

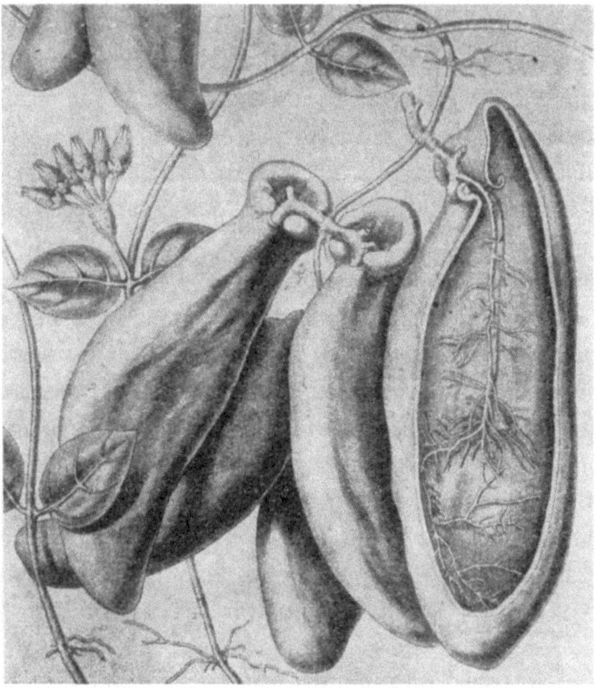

Abb. 60. Kondensatoren im Pflanzenreich. - Urnenblätter von *Dischidia Rafflesiana.* Das Vordere ist aufgeschnitten, um die aufsaugenden Wurzeln zu zeigen. (Nach Kerner.)

großen Behältern ausgestaltet, in die zufolge ihrer kleinen und ungünstig gelegenen Öffnung zwar kaum Regenwasser eindringen kann, wie vielfach behauptet wird, die aber wohl geeignet sind, das darin kondensierte Wasser festzuhalten und aufzubewahren und dem Gesamtorganismus dienstbar zu machen. Kondensiert aber wird der von der Pflanze ausgehauchte Wasserdampf. Die Innenseite der Urnen ist reichlich mit Spaltöffnungen versehen, es wird daher ständig eine ansehnliche Menge eines Gemisches von Wasserdampf und Kohlensäure (durch die Atmung) in das Innere des Behälters entleert. Wir wissen nun längst anderweitig, daß schon ein unerheblicher Gehalt der Luft an Kohlensäure diese bemerkenswert abkühlt. In den Urnen der Dischidien sind daher alle Vorbedingungen einer typischen Kondensationseinrichtung geschaffen: große Oberflächen, Abkühlung und Wasserdampf.

Die reichliche Kondensation, durch welche die Urnen oft zu einem erheblichen Teil mit Wasser gefüllt sind, wird daher keinen physikalisch-technisch Gebildeten wundernehmen. Die Wurzeln, welche in die Urnen hineinwachsen, haben nur den Zweck, das Wasser dem Organismus neuerdings dienstbar zu machen. Damit ist dann die vollendete Übereinstimmung mit den Kondensationseinrichtungen der Technik hergestellt.

Denn, um auf diese nach den pflanzlichen Vorbildern überzugehen: unsere Industrie verwendet keineswegs nur Mischkondensatoren, sondern in sehr ausgedehntem Maße auch Oberflächenkondensatoren. Ihr wahrer Zweck ist, unsere Dampfmaschinen rentabler zu machen, indem man den verbrauchten Dampf neuerdings in ihren Dienst stellt.

Dieser Satz ist es, auf den es mir bei meiner Beweisführung ankommt. Auch die Urnenpflanze verwendet ihren verbrauchten Dampf neuerdings im Betrieb als Kraftquelle. Damit erhebt sich die Ähnlichkeit zur inneren Identität.

Wir stehen wieder einmal vor einem Fall des gleichen technischen Prinzips in Pflanzenleben und Industrie.

Dadurch gewinnt es neuerdings an Interesse, sich die Kondensationsanlagen der Technik nochmals anzusehen.

Die Kondensatoren der Dampfmaschien bewirken eine Ausnutzung der Differenz zwischen dem Unterdruck des verbrauchten und dem Überdruck des unverbrauchten hinter dem Kolben (bezogen auf dessen Bewegungsrichtung) befindlichen Dampfes. Dadurch wird ohne Erhöhung des Dampfverbrauches die Leistung der Maschine so gesteigert, daß man bei gleichbleibender Leistung eine Brennmaterialersparnis von 25—33 % rechnen kann. Bei der Pflanze wird durch Einführung des Kondensators die Wasseraufnahme durch die Wurzeln herabgesetzt, und so wie es wertvoll wäre, mit dem Thermometer die Abkühlung der Urnen bei *Dischidia* festzustellen, so könnte man leicht auch durch Entfernung ihrer Luftwurzeln den dann eintretenden Mehrverbrauch der Wurzelabsorption zahlenmäßig festlegen.

Je nachdem nun der zu kondensierende Dampf unmittelbar mit dem Kühlwasser in Berührung gebracht wird oder durch gut wärmeleitende

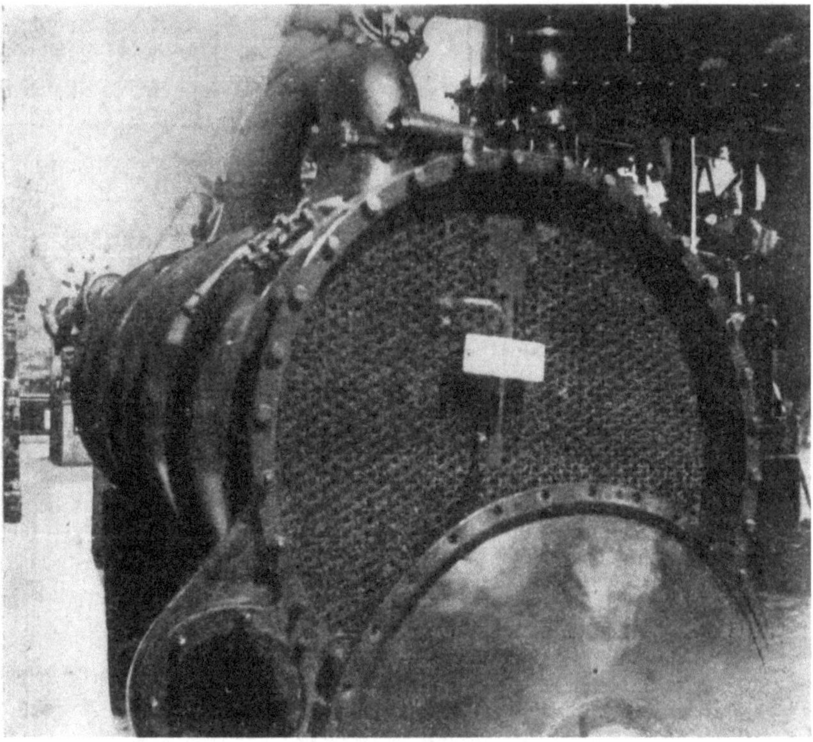

Abb. 61. Oberflächen-Kondensator einer Torpedobootsmaschine. (Aus den Sammlungen des Deutschen Museums in München.) Man sieht die Querschnitte der mit Kühlwasser gespeisten Röhren.

Wände davon getrennt bleibt, unterscheidet der Techniker die Misch- oder die Oberflächenkondensatoren.

Solche Oberflächenkühler, mit denen allein die pflanzlichen Einrichtungen in Parallele gebracht werden können, sind oftmals mit stehenden Schiffsmaschinen in Verbindung. (Vgl. Abb. 61.) Bei diesen wird dann die Kondensation an mit Kühlwasser gespeisten Röhren vollzogen. Das Kondensat wird mittels einer Luftpumpe abgesaugt und in einer höchst wertvollen und sinnreichen Weise verwendet, welche die Schiffsmaschine wieder mit der Pflanze in gewisse Beziehung bringt. Da nämlich auf den Seedampfern die Kessel nicht mit dem salzhaltigen Meerwasser gespeist werden können, benutzt man dazu das Kondenswasser der Maschinen, das daher ebenso wie bei *Dischidia* immer wieder hilft, den Betrieb aufrecht zu erhalten.

Mit der Kondensation in engstem Zusammenhang steht auch die Destillation. Das große Kunststück des historischen Chemikers, das einfach darauf beruht, Flüssigkeiten und feste Substanzen chemisch rein darzustellen, indem man das Flüchtigere von dem sich schwerer Verflüchtigenden durch Wärme trennt. Der Tenor liegt aber hierbei auf dem Worte trennen, nicht auf der Anwendung von Wärme. Der althistorische Destillationsapparat (Abb. 62) besteht demnach aus einem Gefäß, in dem die der Destillation ausgesetzte Substanz (stets ein Gemenge) so weit erhitzt wird, bis sich die flüchtigen Stoffe darin in Dampf verwandelten. Diesen fängt man durch ein Rohr auf und kondensiert ihn dann durch Abkühlung.

Im einfachsten Fall genügt hierzu eine Retorte und ein Kolben (Abb. 62).

So destilliert man die verschiedensten Substanzen; in größter Menge den Alkohol, aber auch Wasser, Quecksilber, Zink, Benzol, auch feste Substanzen (trockene Destillation).

Überlegt man sich diese Vorgänge, wird man bald erkennen, daß das Wasseransammeln in den Urnen von *Dischidia* und *Nepenthes* (deren eine Art dieserhalb auch den Spezialnamen *N. destillatoria* erhalten hat) eigentlich eine Destillation darstellt, indem das Bodenwasser in der Pflanze zuerst in den Dampf verwandelt wird, worauf sich aus dem Dampf im Oberflächenkondensator das chemisch gereinigte Wasser auf den Urnenboden niederschlägt. Nachdem sich das Ganze mehrfach wiederholt, haben wir hierin eigentlich sogar einen Rektifikationsprozeß vor uns.

Alle Destillate lassen Rückstände zurück, die in den Dampfkesseln als Kesselstein dem Techniker sattsam bekannt sind. Diese Kesselsteine bestehen aus kohlensaurem Kalk, Tonerde, Kieselsäure, unter Umständen auch aus Kalk- und Eisenoxydulseifen. Es wird nun die Praktiker zweifelsohne interessieren, zu erfahren, daß es derartiges auch im Pflanzenleben gibt. Die Botaniker haben die Stellen, wo kesselsteinartige Massen zur Abscheidung kommen, mißverständlicherweise Kalkdrüsen genannt, und kennen solche namentlich von den Steinbrech-(*Saxifraga*)arten, aber auch von *Acantholimon* und anderen exotischen Pflanzen. Die Gefäßbündel der Steinbrechblätter endigen in den Blattzähnen in kleinen Grübchen mit äußerst dünnwandigen Zellen, die überaus

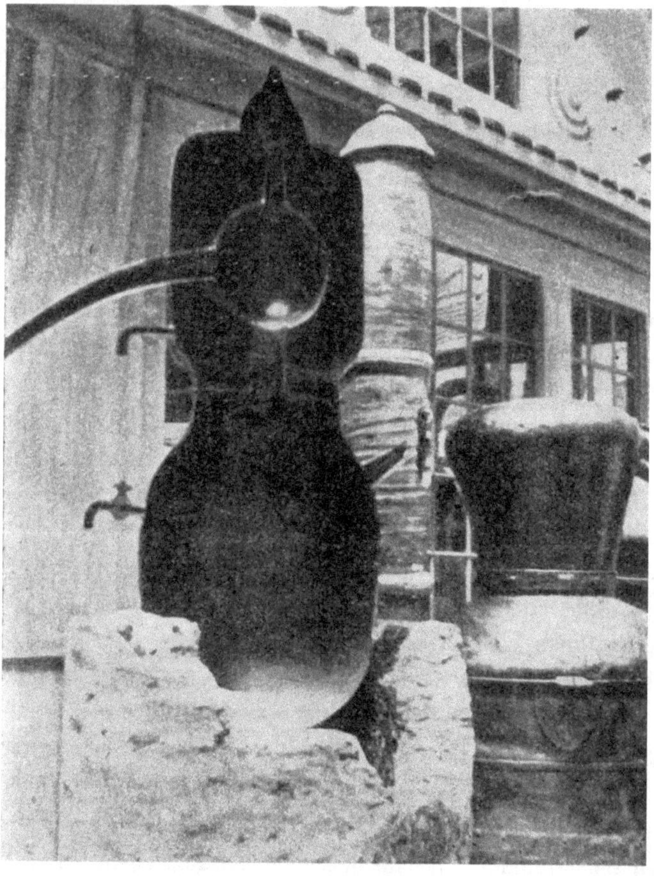

Abb. 62. Mittelalterlicher Destillationsapparat, aus Retorte und Kolben bestehend, mit einfacher Kühlung. (Aus den Sammlungen des Deutschen Museums in München.)

lebhaft transpirieren, aus denen also Wasser in Dampfform entweicht. Dies ist der Ort, wo destilliert wird; das Grübchen entspricht der Retorte unseres Destillationsapparates. Das Destillat entweicht in diesem Fall in die Luft und schlägt sich als Tau gelegentlich der nächtlichen Abkühlung nieder, aber da *Saxifraga* eine Kalkpflanze ist, die aus dem Boden nur stark kalkhaltiges Wasser erlangen kann, muß sich der kohlensaure Kalk gelegentlich der Destillation in der Retorte, vulgo im Blattgrübchen niederschlagen, gleich dem Kesselstein im Dampfkessel und da finden wir ihn denn auch in Gestalt eines Kalkschüppchens, über dessen ökologischen Wert sich die biologisch denkenden Botaniker seit Kerner von Marilaun weidlich mit Theorien abgeplagt haben, ohne an die notwendige Ursache der Erscheinung zu denken. Freilich erfüllt es dann mit um so größerer Bewunderung vor den Leistungen der Pflanze, wenn man sieht, daß das lästige Nebenprodukt, das uns dort, wo es in unseren Betrieben auftritt, nur Beschwerden verursacht, im Pflanzenbetrieb, der oft genug aus der Not eine Tugend macht, noch zu etwas Nützlichem, nämlich zu einem Verdunstungsschutzmittel adaptiert wurde. Die Kalkkrusten lagern sich nämlich den Grübchen bei trockenem Wetter so weit an, daß die Verdunstung aus diesen erheblich eingeschränkt ist.

10. Elektrolytische Vorgänge.

Gehört Sublimieren, Kondensieren und Destillieren dem elementaren Handwerkskönnen der Chemie von einst an, so ist die Elektrolyse eine der physiko-chemischen Methoden modernsten Datums.

Dem Wortsinn nach handelt es sich dabei um eine durch den elektrischen Strom herbeigeführte Zersetzung von chemischen Verbindungen. Bekanntlich sind es fast ausschließlich Salzlösungen und ihnen chemisch analog zusammengesetzte Säuren und Basen, welche als Elektrolyte (d. h. zersetzbar) tätig sind und ihre Moleküle in Ionen spalten, von den die positiven, zur Kathode hinwandernden als Kationen, die Negativen aber als Anionen bezeichnet werden.

So viel diene nur als Vorbemerkung für den Nichtphysiker, mit der Ergänzung, daß wir technisch von der durch Elektrizität möglichen Zerlegung, z. B. bei der Raffination eines Metalls von fremden Beimischungen (Entzinnen von Weißblech), ferner in der Galvanoplastik, in der Elektrometallurgie, auch in der Färberei, zum Entfuseln des Spiritus und zu dgl. Dingen mehr Gebrauch machen.

Elektrolyte bringt nun auch die Pflanze in ihren verschiedenen Salzlösungen reichlich hervor. Soweit diese in Betracht kommen, ist in den Zellen jeder chemische Prozeß von einem elektrischen begleitet.

Es kann dadurch zu einer derartigen Trennung von Kationen und Anionen kommen, daß eine Potentialdifferenz durch die Ableitung eines Stromes nachweisbar wird. Im besonderen ist das nun durchgängig der Fall, infolge der Lebenstätigkeit, wenn Oxydations- und Reduktionsvorgänge nebeneinander, räumlich getrennt, gleichzeitig ablaufen. Desgleichen muß elektrolytische Zersetzung auch bei Diffusionsvorgängen durch semipermeable Membranen eintreten. Daß solche Vorgänge im Getriebe des pflanzlichen Stoffwechsels reichlich vorhanden sind, ist in der Darstellung bislang mehr als genug zutage getreten. Und so darf es uns auch nicht wundern, wenn in den Pflanzen (ebenso wie in den tierischen Nerven) elektrische Ströme auftreten, wofür, um nur eines zu nennen, Munk[1] Belege gegeben hat. Es wäre also Pfeffer durchaus gerechtfertigt, wenn er sagt: Alle Pflanzen können nicht nur Wärme, sondern auch Elektrizität produzieren[2], wenn wir bei der Pflanze die Überzeugung gewinnen, daß in ihr Oxydations- und Reduktionsvorgänge nebeneinander ablaufen. Hierüber sollen die nächsten Abschnitte die nötigen Beweise an die Hand geben. Im gegebenen Augenblick brauchen wir an nichts anderem festzuhalten, als daß die Pflanze auch elektrolytische Vorgänge ebenso für ihre Zwecke verwendet, wie der Mensch.

11. Oxydierende Operationen.

An der Tatsache, daß die Pflanze zu Oxydationen in ihrer lebendigen Tätigkeit befähigt ist, zweifelt niemand, der auch nur ein wenig Pflanzenkenntnisse besitzt. Denn die Atmung ist ihr ebenso eigen und zur Aufrechterhaltung des Betriebstoffwechsels nötig, wie allen lebendigen Wesen.

Die Atmung ist eine typische Oxydation, d. h. nach der Begriffswelt des Chemikers ein chemischer Prozeß, der in der Vereinigung eines Körpers mit Sauerstoff besteht. Dadurch kommen Oxyde zustande, von denen wenigstens eines, nämlich der Eisenrost, auch jedem Nichtchemiker unliebsam genug bekannt ist.

---

[1] Vgl. Munk, Die elektrischen und Bewegungserscheinungen im Blatt von *Dionaea*, 1876.

[2] W. Pfeffer, Pflanzenphysiologie, II, S. 865.

Ob die Einwirkung der wichtigsten Sauerstoffquelle, nämlich der Luft, bei gewöhnlicher oder höherer Temperatur erfolgt, ist für das Wesen des Vorganges ganz gleichgültig. Es werden durch die Wärme nur der Ablauf beschleunigt und dessen Nebenerscheinungen gesteigert, z. B. die Wärmeproduktion dermaßen hinaufgesetzt, daß bei stürmischer Oxydation eine „Entzündung" des oxydierenden Körpers unter Licht- und Hitzeerscheinungen eintritt, welche die explosive Oxydation rasch fortpflanzt, d. h. andere oxydierbare (= brennbare) Körper in Flammen setzt. In diesem Sinn ist jede Oxydation eine Verbrennung, somit auch die Atmung. Es wird daher alles, was atmet, prinzipiell auch die Fähigkeit haben, Wärme und Licht zu produzieren.

Aber nicht nur die Atmung, sondern auch schon die Herstellung von Oxyden gehört zu dem gleichen Leistungskomplex der Pflanze. Wenn wir also solche in ihrem Stoffwechsel entdecken, haben wir uns wieder einmal von der Übereinstimmung ihrer Leistungen und jener der Chemotechnik, die Oxydationen täglich anwendet, überzeugt.

Die Botanik faßt die in Rede stehenden Vorgänge unter dem Namen physiologische Verbrennung zusammen und hat die merkwürdige Entdeckung gemacht, daß die Pflanzen zu ihren lebenserhaltenden Oxydationen keineswegs nur auf den freien Sauerstoff der Luft angewiesen sind, sondern ihren Oxygenbedarf auch aus Oxyden, z. B. aus Schwefelwasserstoff oder aus Eisenoxydul zu decken vermögen. Durch physiologische Oxydation können z. B. die *Beggiatoa*bakterien in 1—2 Tagen das 2—4fache ihres Eigengewichtes an Schwefelsäure herstellen, indem sie Schwefelwasserstoff zu Schwefel und diesen zu Schwefelsäure oxydieren.

Ähnliches leisten andere Schwefelbakterien oder Eisenbakterien, so daß man sich längst daran gewöhnt hat, Luftsauerstoff oxydierende Bakterien als Aerobionten von den anaeroben Formen zu unterscheiden. Obligate derartige Anaeroben sind verschiedene Nitrobakterien, Buttersäure- und Milchsäurebakterien, der Erreger des Wundstarrkrampfes (*Bacillus tetani*) usw.

In diesen Beziehungen kommen also die Pflanzen durchaus den Leistungen der Chemiker gleich, um so mehr, seit wir die intramolekulare Atmung der Aeroben entdeckt haben. Man konnte in einem sauersauerstoffreien Raum Äpfel und Birnen selbst monatelang am Leben erhalten und in einem Fall hatten während einer fünfmonatlichen derartigen Periode zwei Birnen 282 g CO_2 produziert, wozu sie hauptsächlich ihren Zucker verarbeiteten.

Darin erweist sich wieder eine chemotechnische Überlegenheit der Pflanze über unsere Methoden. Wir verfügen hierüber im Bereich unserer Experimentierkunst nicht und müssen der Pflanze die Fähigkeit zuschreiben, die raffiniertesten oxydativen Operationen vorzunehmen.

Sie bedient sich hierzu nach den neuesten Untersuchungen von Palladin und seiner Schule eiweißhaltiger Stoffe, der sog. Atmungschromogene, die im Zellsaft enthalten, also durch dessen Plasmahaut in die Hauptvakuole eingesperrt sind. Gewöhnlich sind diese Oxydasen farblos und nur unter Umständen nehmen sie rote oder lila Färbung an (*Anthokyan*). Es hat demnach die Zelle durchaus die Fähigkeit, ihre Oxydationsprozesse, getrennt von den anderen Operationen in ihr, mit diesen gleichzeitig zu vollziehen. Und diese Eigenschaft kommt jeder Zelle zu, da jede von ihnen selbständig atmet.

12. Reduzierende Operationen.

Der Begriff der Reduktion ist im Munde des Chemikers der gerade Gegensatz zu dem der Oxydation, wenn sie sich auf den Sauerstoff bezieht. Denn unter einer Reduktion versteht man jene Prozesse, durch die aus Sauerstoff-Jod-Brom-Schwefel- oder anderen Verbindungen das namengebende Element ganz oder teilweise herausgezogen wird. Am häufigsten reduziert man Oxyde und macht davon im Hüttenprozeß ausgiebigen Gebrauch. Denn die meisten Erze sind Metalloxyde, aus denen die reinen Metalle durch Kohle und Wasserstoff, also durch Körper, welche mit dem Oxygen besonders leicht Bindungen eingehen, als reduzierende Mittel isoliert werden. Hierauf beruht z. B. der gesamte Hochofenprozeß, wodurch man allerdings nicht reines Eisen, sondern kohlenstoffreiches Gußeisen erhält. In diesem Verfahren kommt man nicht um die Anwendung sehr hoher Temperaturen herum. Dieser an sich primitiven Reduktionstechnik überlegen ist jene Methode, die Metalle, welche zu den elektronegativen Bestandteilen der zu reduzierenden Verbindungen größere Verwandtschaft haben, mit solchen zusammenzubringen, wodurch dann z. B. Eisen aus Kupfersalzen das Kupfer ausfällt. Am kräftigsten reduzieren auf diese Weise etwa das Kalium und Natrium, die man meist als Amalgame benutzt. Andere kräftige Reduktionsmittel sind Cyankalium, Eisenvitriol, Kohlenoxyd, usw.

Dieser kalte, rein chemische Weg ist es, mit dem man unbewußt die Pflanzenchemie kopiert hat.

Sie arbeitet mit ihrer viel älteren „technischen Kultur" ohne Wärme und Energieverschwendung, wie man an der Tätigkeit der Hefepilze (Saccharomyceten) als einem geradezu klassischen Beispiel für alle anderen erfahren kann, das uns auch noch die pflanzlichen Oxydationen illustriert.

Saccharomyces ist ein einzelliger Pilz, der sich durch Sprossung vermehrt, wenn ihm reichlich Zucker zur Verfügung steht. Wenn er außerdem freien Sauerstoff erhält, verbraucht er ein viel größeres Quantum, das er in ganz bestimmter Weise abspaltet in Alkohol und Kohlensäure. Diese Eigenschaft hat ihm ja den Ruf verschafft, die technisch wichtigste sämtlicher Pflanzen zu sein. Auf seiner Kohlensäureproduktion beruht die Brotbereitung, auf der Alkoholproduktion die Bier- und Weinherstellung.

Beraubt man den Pilz der freien Sauerstoffausnützung, so lebt er anaerob. Er beginnt jetzt Zerspaltungen und Umlagerungen von Verbindungen (Kohlehydraten), die unter geringer Wärmebildung gleichzeitig reduzierte und oxydierte Produkte liefern.

Hier ist das im elektrolytischen Abschnitt (S. 127) geforderte Postulat verwirklicht. Die verschiedenen Produkte müssen voneinander getrennt gehalten werden, sie sind also vorerst in den zahlreichen Vakuolen aufbewahrt, welche die obergärige Hefe auszeichnen und werden nach und nach in das den Pilz umgebende Medium entleert.

Der Oxydation des Zuckers verdankt die Kohlensäure ihre Entstehung; zu den reduzierten Körpern gehören H_2S und reines Hydrogen, voran aber der Alkohol.

Wodurch die Reduktion geleistet wird, ist uns erst neuerer Zeit durch Buchners Studien klarer geworden. Es ist ein Eiweißprodukt, die Zymase, von der die Gärung abstammt, gleichwie ein entsprechendes Enzym, die Oxydase, die Grundlage der Atmungsoxydation ist. Damit ist viel und auch wieder nichts gewonnen, da man Enzyme vorerst nur aus lebenden Wesen isolieren, nicht aber synthetisch herstellen kann.

Außer den Reduktionen der Saccharomyceten gibt es aber zahllose andere von nicht geringerer allgemeiner Bedeutung. So erfolgt z. B. die im Bodenchemismus bedeutungsvolle Reduktion von Nitriten in Nitrate einmal durch Bakterien, das andere Mal werden Nitrite vom Pflanzenplasma auf oxydativem Wege aus Ammoniak erzeugt. Die Stickstoffbereitung im Boden aus Nitraten, welche wir den Denitrifikationsbakterien zu verdanken haben, auf denen letzten Endes die ganze Möglichkeit der Landwirtschaft ruht, ist ebenfalls ein Reduktionsvorgang, den man in den Kulturen des Laboratoriums so intensiv gestalten kann, daß das entweichende Gas ein Schäumen der Flüssigkeit bewirkt.

Der Vorgang der Reduktion im Stoffwechsel ist also mit voller Sicherheit als Leistung des Pflanzenplasmas erkannt und die Ausführung des Prozesses erfolgt mittels einer Technik, die unseren Reduktionsmethoden in mehr als einer Hinsicht überlegen ist. Es besteht die Hoffnung, daß durch das Studium der pflanzlichen Reduktionsvorgänge direkter technischer Nutzen sprießt.

Wir kennen zwar kein Beispiel, daß die Pflanzenzelle Metalloxyde reduziert, denn die Eisenbakterien und Ockeralgen, welche den Raseneisenstein herstellen, bilden nur ein Eisenhydroxyd, das allerdings sehr leicht reduzierbar ist. Dafür haben wir ein Beispiel, daß unmittelbar ein reines und gediegenes Metalloid aus der Pflanzentechnik hervorgeht. Das ist das Heer der Schwefelbakterien, die reduzierten Schwefel herstellen und in Körnerform ihrem Plasma einlagern, eine Leistung, deren sich kein Chemiker zu schämen hätte.

13. Die Produktion von Wärme.

Wenn auch die Pflanze bei ihren Reduktionsprozessen nicht darauf angewiesen ist, sich der Wärme zu bedienen, so kann sie doch bei ihren Oxydationen nicht vermeiden, Verbrennungswärme als Nebenleistung zu produzieren. Aber da diese für ihren chemischen Betrieb, der durchaus eine „kalte Küche“ ist, nicht in Betracht kommt, ja, bei der schon zwischen 50—70° eintretenden Koagulation ihrer kolloidalen Eiweiße Wärme sogar vermieden werden muß, so besteht ihre technische Leistung nicht so sehr in der Produktion von Wärme, sondern gerade im Vermeiden der Wärmeerzeugung.

Hieran hat man bisher noch nicht gedacht und sich noch niemals die Pflanze auf ihre Kühleinrichtungen hin betrachtet.

Solcher bedarf auch unsere Technik verschiedentlich und sie hat diesem Bedürfnis etwa in folgenden Formen Genüge geleistet:

Alle Kühler beruhen auf dem Prinzip, daß jeder erhitzte Körper allmählich zu einem Temperaturausgleich kommt, indem er durch Strahlung und Leitung Wärme abgibt. Hierbei kühlen feuchte Körper und Flüssigkeiten besonders ab, wenn ihre Verdunstung nicht gehindert wird, Gase und Dämpfe kühlen bei Verminderung des auf ihnen lastenden Druckes.

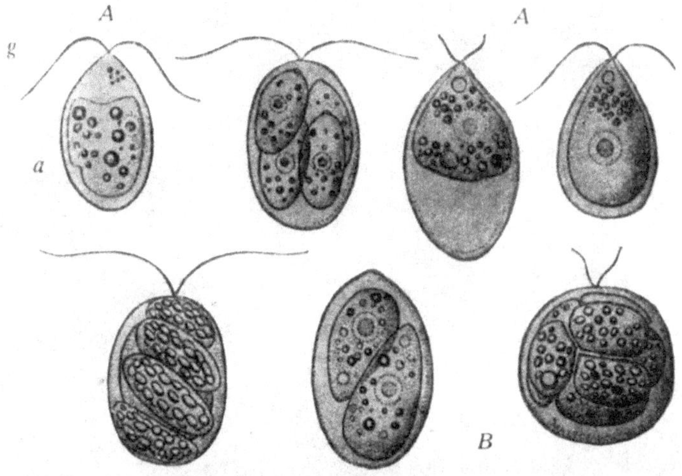

Abb. 63. Photosynthetische Einrichtungen. Die Jauchealge (*Polytoma uvella*). *A* = Schwärmerstadien: *a* = Stärkekörnchen, *g* = Geißeln, *B* = Teilungsstadien. (Nach Francé, Die Polytomeen.) (Vgl. S. 148.)

Demzufolge kühlt man vornehmlich, indem man die Oberfläche der zu kühlenden Körper möglichst vergrößert, also Flüssigkeiten ausbreitet, und feste Körper dünn, lang und breit gestaltet. So sind z. B. die Kühlschiffe der Brauereien und Brennereien sehr große und flache Gefäße, in denen die Maische nur eine ganz dünne Schicht bilden kann. Auch kühlt man ihren Inhalt durch kräftige Ventilation.

In den Spiritusfabriken hat man eine originelle Art von Kühlern mit den Kühlschlangen (Abb. 64) geschaffen. Man bringt die heiße Maische in ein Rührwerk, in dem sie beständig zirkuliert, setzt aber in sie einen Röhrenkühler ein, durch den beständig kaltes Wasser fließt.

Oder man wendet Apparate an, wie den Röhrenkühler von Nägeli. Dieser besteht aus einem langen Kupferrohr mit dünnen Wänden, das wiederholt gebogen ist. Die geraden Teile stecken in weiten eisernen

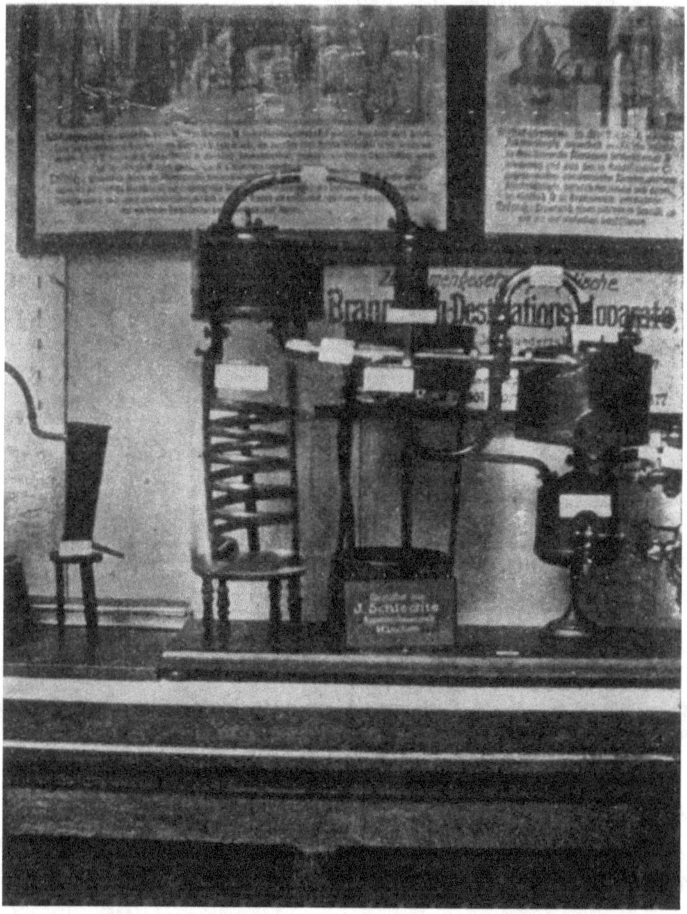

Abb. 64. Kühlschlange der Destillationsindustrie. (Aus den Sammlungen des Deutschen Museums, München.)

Röhren. So tritt dann die abzukühlende Flüssigkeit in die engen Röhren ein und durchströmt sie, während das Kühlwasser entgegengesetzt fließt, in ein weites Rohr eintritt und es wieder verläßt. Damit läßt sich viel energischer kühlen, als wenn man Eis anwenden würde. Ähnliche Apparate verwendet ja übrigens auch die medizinische Praxis bei *Herzkühlungen*.

Eine besondere Form von Kühlapparaten sind die *Gradierwerke* (Abb. 65), wie man sie z. B. zum Abkühlen von Kondenswasser, das seinen Zweck schon erfüllt hat, verwendet. Alles Nähere ist aus dem Bild ersichtlich, wenn man weiß, daß hier Verdunstungskühlung das

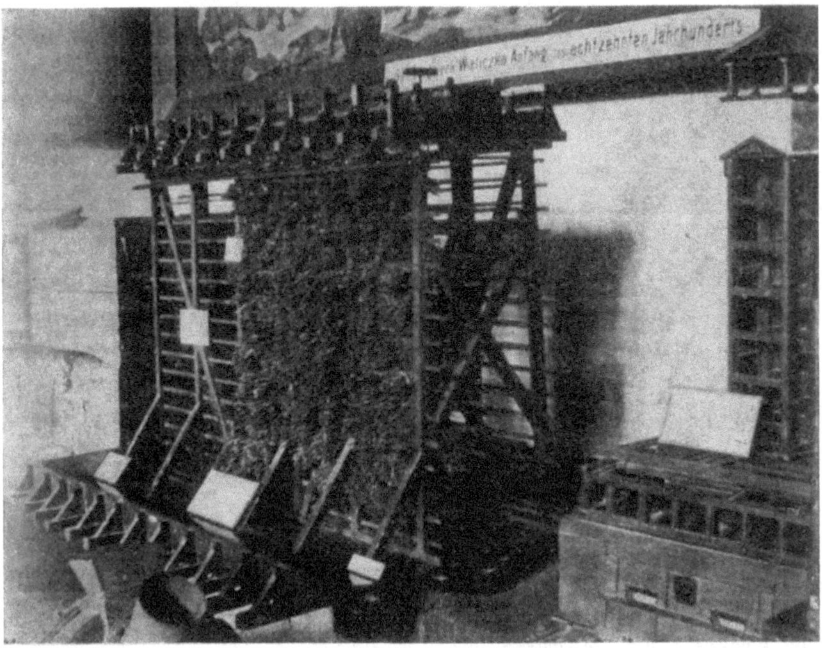

Abb. 65. Älteres Gradierwerk der Salzbergwerke. (Aus den Sammlungen des Deutschen Museums in München.)

angewendete Prinzip abgibt, weshalb man die Transpiration möglichst beschleunigt. Auf dem gleichen Prinzip beruhen doch auch die spanischen *Alcarrazas*, die porösen Kühlkrüge der Tropenbewohner, in denen die aufbewahrten Flüssigkeiten auch in der Sonnenhitze kühl bleiben, weil das durch die Wandung sickernde Wasser rasch verdunstet und dadurch kühlt.

Alle diese Prinzipien sind in den Konstruktionen der Pflanze gleichfalls angewendet. Um sie richtig zu werten, müssen wir uns zuerst die Überzeugung verschaffen, daß der Chemismus der Pflanze tatsächlich zu einer erheblichen und schädlichen Wärmeproduktion befähigt ist.

Die wichtigste Wärmequelle der Natur sind Oxydationen. Man kennt Reibungswärme-Elektrizität als Quelle von Wärme, ebenso chemische Vorgänge, als deren Beispiel das Verdünnen von Schwefelsäure mit Wasser jedem chemischen Lehrling geläufig ist; in der Praxis wird aber noch immer Wärme fast stets nur als Verbrennungswärme erzeugt und benutzt, soweit man nicht die der Sonne unmittelbar verwerten kann. Verbrennung ist, wie auch hier bereits ausgeführt, eine rasch ablaufende Oxydation. Zu Oxydationen ist nun die Pflanze befähigt; als Atmung macht sie von ihr ununterbrochen Gebrauch, es ist demnach in der Pflanze ständig eine Wärmequelle tätig.

Das ist alles so selbstverständlich und bekannt, daß es nur des Zusammenhanges halber gesagt zu werden braucht. Zu erörtern bleibt uns bloß, wie stark die Oxydationsprozesse sind, mit anderen Worten wie hoch die Atemwärme ist, bzw. ob nicht außer der Atmungsoxydation noch andere Wärmequellen in der Pflanze vorhanden sind.

Wenn man mit dieser Frage auf den Lippen das botanische Tatsachenmaterial nach Antwort durchsucht, findet man zuerst das überraschende Faktum, daß bei Schimmelpilzen und Bakterien die Atmung 4—100mal größer ist als die des Menschen. Demzufolge ist ihre Wärmeproduktion entsprechend ansehnlich.

Die Oxydationswärme des Menschen beträgt an 44° C, nur wird durch das System der Kühlschlangen und der Oberflächenvergrößerung, als welches man die Blutgefäße und die Haut des Menschen ansehen kann, eine Abkühlung auf normal 36,5—37,2° hervorgebracht. Gewisse Bakterien können diese Temperatur erheblich überschreiten und ein Bacillus (*B. pyrogenes*), dem die Selbstentzündung des Heues zugeschrieben wird, kann in seinen von der Luft abgesperrten, dicht zusammengeballten Massen Temperaturen bis zu 102° C hervorbringen, die ihm schließlich selbst tödlich werden können. Nur bedarf es gewöhnlich bei den Bakterien gar nicht besonderer Kühleinrichtungen, da ihre Ausbreitung auf weiter Oberfläche, im besonderen aber ihr Leben im Wasser ihnen ohnedies stete Kühlung bieten.

Erhebliche Wärmeproduktion, die auch nach außen hin merkbar wird, kommt jedoch auch, wie weiten Kreisen bekannt, gewissen Blütepflanzen aus der Gruppe der Aroideen zu, worüber namentlich die neuen Untersuchungen von E. Leick helles Licht verbreitet haben.

Die Aroideen (Abb. 66), von deren Schönheit der kleine Aronsstab in unserem Klima nur einen unzulänglichen Begriff gewährt, be-

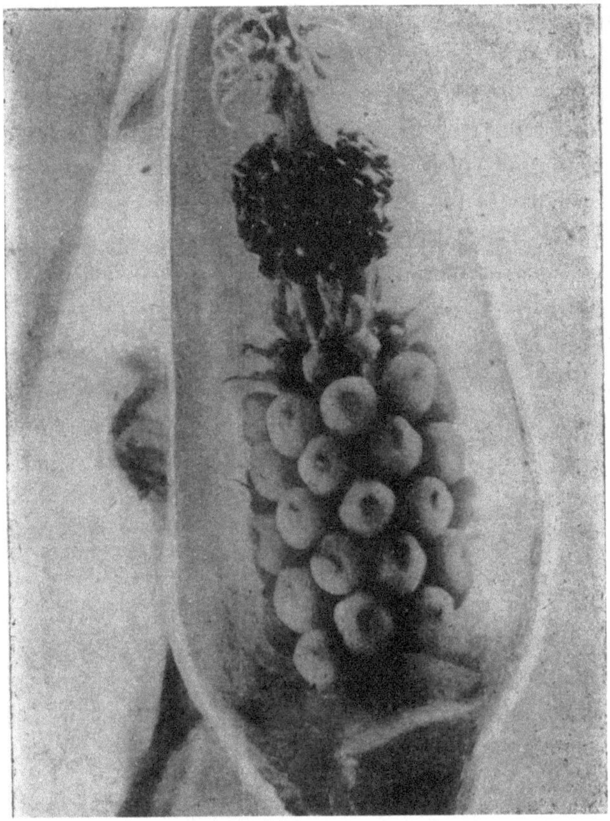

Abb. 66. Längsschnitt durch den Kessel des Aronsstabes (*Arum maculatum*). (2fach vergrößert.) (Originalaufnahme von Frau Dr. A. Friedrich.)

sitzen einen sog. Blütenkolben, in den eingeschlagen eine merkwürdige und biologisch anziehende Vereinigung von männlichen und weiblichen Blüten an einem langen, oben dunkelrot gefärbten Kolben sitzt, der aus dem tütenförmig zusammengerollten Hüllblatt, der *Spatha*, hervorragt. Zur Zeit des Blühens findet sich in den Organen dieses Blütenkolbens, wie in allen Blüten, eine sehr lebhafte Atmung, also

Oxydation. Und Hand in Hand damit stellt sich auch eine Temperatursteigerung ein, die in dem Kolben bis zu 35,9° C über der Außentemperatur, also bis zu 60—70° C steigen und dann den Pflanzen schaden kann. (Gemessen von G. Kraus an *Arum maculatum* und *italicum*.) Die Temperaturerhöhung beginnt mit dem Aufblühen, steigt dann 3—4 Stunden lang und nimmt nach der 6. Stunde ab.

Ähnliche, wenn auch nicht so hohe Ziffern, wurden konstatiert in den Blütenständen von Palmen, in den Blüten mancher Lotosblumen und sonstiger Pflanzen, so daß die Tatsachen weder anzweifelbar sind, noch als Kuriosum einer Ausnahmepflanze gelten können.

Immerhin ist es die Regel, daß sich die Pflanzen so verhalten, wie die wechselwarmen Tiere, d. h. trotz lebhafter Atmung nur um ein Geringes höhere Wärme besitzen, als in ihrer Umgebung herrscht. Gewöhnlich beträgt die Eigenwärme der Pflanzen nur Bruchteile eines Celsiusgrades; sie ist etwas höher in massigen Blättern und Stämmen, ganz unmerkbar in den dünnen Blättern, die sich aber wieder nach neueren Versuchen von H. Molisch durch ihre Atmung höchst ansehnlich erhitzen können, wenn man sie abpflückt und in großen Mengen aufhäuft.

Aus diesem Tatsachenmaterial ist uns alles Nötige gegeben, um die Kühleinrichtungen der Pflanzen klar erkennen zu können.

Ein Bedürfnis nach solchen ist unabweisbar[1] und wir haben nun die höchst interessante neue botanische Aufgabe, nach den Kühlungseinrichtungen der Pflanzen zu suchen. Hierfür wird uns das, was die menschliche Technik verwirklicht hat, den besten Führer abgeben.

Die Arumblüten sind dick und kolbig und besitzen ein besonderes Wärmeschutzmittel in dem tütenförmig um sie geschlagenen dicken Spathablatt. Stets wenn wir eine Massenanhäufung atmender Pflanzenteile sehen, kommt es zu Temperatursteigerungen, sogar wenn die Blätter nur lose aufeinander liegen, wie in dem vorhin erwähnten Molischschen Versuch. Daraus erkennt man, wodurch die Abkühlung bewirkt wird. Durch die Zerspaltung des Körpers, die Ausbildung von großen Kühlflächen, botanisch gesprochen, durch die Verästelung der Formen und die Blattbildung. Das dünne Blatt ist die ideale Kühlerform selbst.

---

[1] Angesichts der Differenz zwischen den Blüten der Aroideen und denen anderer Pflanzen, die eine Temperaturdifferenz von 35° aufweisen.

Eine andere Art, die Abkühlung hervorzubringen, ist die Durchleitung des Körpers mit Röhren, in denen kühle Luft zirkuliert. Solche sind in den röhrenförmig miteinander zusammenhängenden Interzellularräumen gegeben. Damit ist das System der Kühlschlangen verwirklicht, während der Blattbau mit seiner Transpiration dem der Gradierwecke entspricht (Abb. 63 u. 64).

Natürlich müssen auch die Gefäße, in denen Wasser aufwärts steigt, sich also dem allgemeinen Säftestrom, der von den Blättern herkommt, entgegengesetzt bewegt, nach dem Prinzip der Röhrenkühler wirken, so daß es nicht wundernehmen kann, wenn die allgemeine Körpertemperatur der Pflanze die der Außenluft nicht nennenswert übersteigt. Besonders vorteilhaft wirkt hierbei die Gradierkühlung der Blätter, die, obzwar gerade sie besonders intensiv atmen, die geringste Temperatursteigerung aufweisen; so kann nach den Untersuchungen von Dutrochet eine Temperaturerniedrigung von 0,5° C eintreten als bester Beweis, daß tatsächlich aktive Kühleinrichtungen vorhanden sind. Daher stammt auch die Waldeskühle.

Es erübrigt nur mehr, die Bedürfnisfrage von Erwärmung und Abkühlung zu erörtern.

Um diese Frage richtig zu beurteilen, muß man sich daran erinnern, daß die Erwärmung von selbst eintritt, wenn man ihr nicht entgegenarbeitet, daß also ihre Erzeugung naturgemäß ist und keiner besonderen Vorrichtungen bedarf. Sie stellt sich überall ein, wo man nicht abkühlt. Um so mehr, wo so günstige Verhältnisse dafür gegeben sind, wie im Kolben der Aroideen. Die Spatha hält die erzeugte Wärme zusammen, weil sie nach dem Prinzip des Wärmeschrankes (Thermostat) der Bakteriologen mit schlechten Wärmeleitern allseitig einen Luftraum umschließt. Der Verschluß ist allseitig, denn an der Eingangsöffnung steht ein Filz von Haaren dermaßen angeordnet, daß Luft (und Blütengäste) zwar herein, nicht aber hinausgelangen könnten. (Abb. 66.)

Stoffwechselvorgänge, welche durch die Wärmesteigerung ungünstig beeinflußt werden könnten, gibt es in den Blüten nicht. Diese spielen im synthetischen Chemismus der Pflanze eine passive Rolle. Dagegen hat der Gesamtorganismus aus der temporären Wärmesteigerung der Blüten ökologischen Nutzen. An den kühlen Frühjahrsabenden, an denen die Erwärmung der Arumkolben regelmäßig stattfindet, sind sie für ihre Insektenbesucher (gewöhnlich kleine Mücken) eine willkommene Wärmestube. Die Erwärmung ist demnach in diesem Fall ein Anlockungsmittel.

Im Fall der thermophilen Bakterien ist die Sachlage noch leichter verständlich.

Die Selbsterwärmung des Düngers ist jedem Landwirt wohl geläufig. Sie kann sehr erheblich sein und die im Herbst und Frühjahr dampfenden Düngerhaufen gehören geradezu zum Charakterbild des Bauernhofes.

Verursacht wird die Temperatursteigerung durch die oxydativen Vorgänge der Denitrifikationsbakterien, die, in großer Menge um die salpeterhaltigen Bestandteile des Düngers gruppiert, die Umsetzungen, auf die sie angewiesen sind, durch die Wärme beschleunigen. Der Mist wird durch seine Erwärmung rascher gar. In diesem Satz populärer landwirtschaftlicher Chemie steckt der ökologische Nutzen, welcher der Pflanze aus ihrem Vermögen der Temperatursteigerung in diesem Falle erwächst.

Gerade was in dem einen Fall nützlich ist, würde ihr jedoch meisthin im chemischen Getriebe ihrer Gewebe von Nachteil sein. Man hat, angesichts der Neuheit der hier aufgeworfenen Gesichtspunkte, zwar noch keine Erfahrungen, wie eine dauernde Homöothermie auf den Betriebsstoffwechsel der Pflanze wirken würde und wieder ist hiermit der Weg zu nicht wertlosen, auch nicht uninteressanten Experimenten gezeigt. Aber auch schon ohne sie kann man sich ein Bild davon machen, daß dauernde hohe Temperatur vor allem den Transpirationskoëffizienten erheblich erhöhen, die an sich meist bestehenden Wasserversorgungsschwierigkeiten der Pflanzen (die meisten Gewächse sind Halb- oder Ganzxerophyten und Tropophyten, vgl. S. 42), also beträchtlich vermehren würden. Außerdem würden wohl die Wirkung der Enzyme so beeinflußt, die oxydativen Prozesse zugunsten der reduzierenden so bevorzugt werden, daß der geregelte Ablauf des gesamten Betriebes in Frage gestellt, neue Temperatursteigerungen unvermeidlich und sogar Selbstbeschädigungen der Pflanze nicht ausgeschlossen wären. Solche kommen bereits in den relativ wenigen Fällen vor, in denen die Pflanze ihrer Fähigkeit zur Homöothermie freien Lauf läßt. Thermophile Bakterien führen zu Entzündungen, Aroideenblüten werden gelegentlich durch ihre Eigentemperatur versengt und welk.

Die Bedürfnisfrage der Kühleinrichtungen ist also durchaus gegegeben. Und zweifelsohne werden von nun an auf diesen Punkt gerichtete Untersuchungen uns noch neue Einsichten verschaffen, vielleicht auch besondere Kühleinrichtungen entdecken lassen.

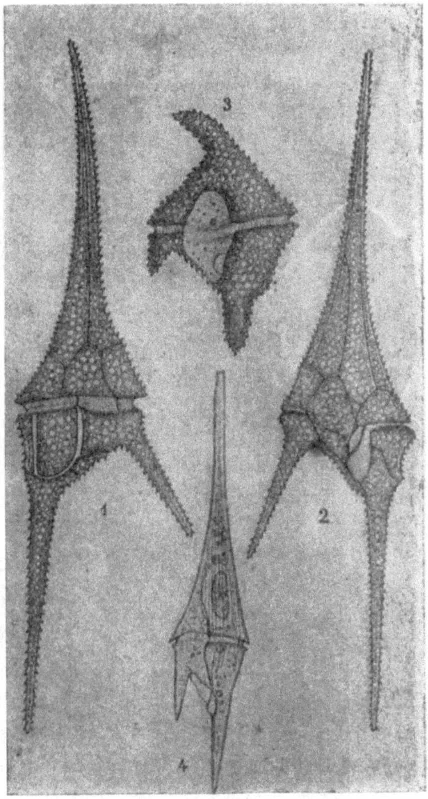

Abb. 67. Leuchtende Pflanzenzellen. Leuchtformen der Seen und des Adriatischen Meeres. *1—2* = *Ceratium hirundinella* im Süßwasser leuchtend, *3* = *C. cornutum* (nicht leuchtend), *4* = *C. candelabrum*, leuchtet im Adriatischen Meer. (Nach Originalen des Verfassers.)

14. Die Produktion von Licht durch die Pflanze.

Die Wärmeproduktion durch die Hand des Menschen ist fast immer auch an Flammenbildung und damit Lichterzeugung gebunden, wenigstens soweit er stürmische Oxydationen anwendet. Licht wird auch im elektrochemischen Prozeß erzeugt und ist in beiden Fällen ein elektromagnetisches Phänomen, dem Wesen nach eine elektrische Strahlung (Maxwell-Hertz). Wir bedürfen aus der komplizierten modernen Lichttheorie keiner anderen, als dieser, übrigens seit Hertz' Versuchen unbestrittenen Feststellung, um es zu verstehen, daß in chemischen Abläufen, in denen Elektrizität eine solche Rolle spielt, wie im Stoffwechsel der Pflanze (vgl. S. 128), die Lichterzeugung keine Schwierigkeiten bereiten kann.

Sie vollzieht sich bei den verschiedensten niederen Pflanzen mit so großer Intensität, daß die Volksnaturgeschichte längst daran angeknüpft hat. Sie behandelt Meeresleuchten, das Leuchten von faulendem Fleisch und Holz als ihr vertraute Gegenstände, wenngleich genauere Kenntnisse hierüber erst in neuerer Zeit gewonnen wurden.

Relativ alt ist das Wissen, daß gewisse einzellige Algen (nämlich

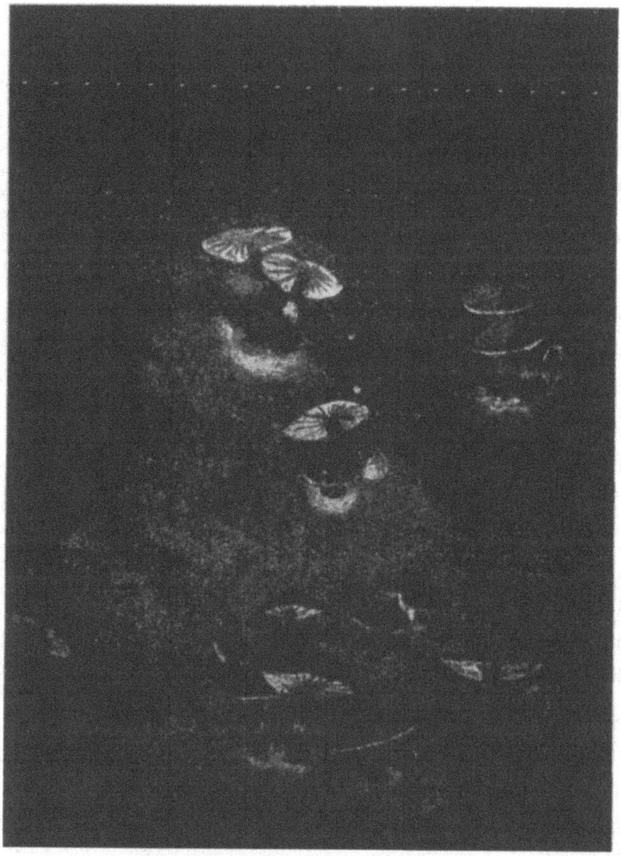

Abb. 68. Leuchtende Pilze (*Agaricus Gardneri*). (Nach A. E. Knight.)

die Peridineen, Abb. 67) des Meeres blitzartig phosphoreszieren und namentlich an dem Leuchten der Nordsee und Ostsee intensiv beteiligt sind.

Die zweite Gruppe von leuchtenden Organismen wird als Leuchtbakterien bezeichnet und ist namentlich seit den Untersuchungen von H. Molisch als allgemein verbreitet im Waldboden, Meerwasser und anderen Orten erkannt als die Ursache des nächtlichen Erstrahlens toter Fische in den Fischhallen oder gelegentlich mit solchen Bakterien überzogener Fleischstücke.

Leuchtpflanzen sind endlich auch noch gewisse Pilze, von denen genannt seien die Mycelstränge, die sog. Rhizomorphen des Hallimasch

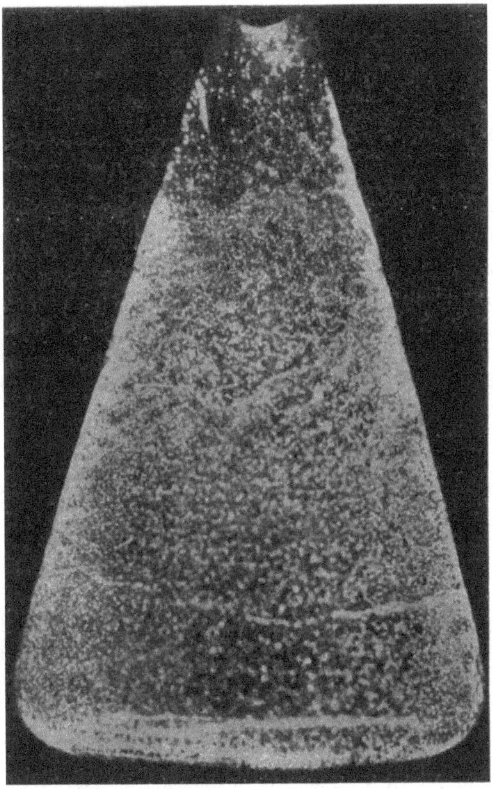

Abb. 69. Bakterienlampe, Gefäß mit Leuchtbakterien, im eigenen Licht photographiert. (Phot. Techno-photogr. Archiv.)

(*Agaricus melleus*), der mit eine der häufigsten Ursachen des Glimmlichtes ist, das von faulenden, vom Pilzmycel durchzogenen Holzstrunken ausgeht. Endlich gehören hierher auch die Fruchtkörper gewisser tropischer Pilze (Abb. 68) aus der Verwandtschaft unserer Stinkmorchel, bei denen das Leuchten sogar in den Dienst der Lebensinteressen gestellt ist, indem dadurch Insekten nächtlicher Weile angelockt werden, die für die Sporenverbreitung des Pilzes tätig sind. Unter

Umständen ist dieses Licht so intensiv, daß man bei dem Leuchten einiger Exemplare von *Agaricus Gardneri* zu lesen vermochte. Auch hat Molisch eine Bakterienlampe konstruieren lassen, die prachtvoll weißes und kaltes Licht ausströmt und vielleicht wirklich nicht ganz der technischen Verwendbarkeit entbehrt. (Abb. 69.)

Im allgemeinen scheint nun diese Lichtproduktion den vitalen Zwecken der Organismen fernab zu liegen und nur ein Nebenprodukt chemischer Vorgänge zu sein, die man sich im wesentlichen ebenfalls als Oxydationen vorzustellen hat. Darauf deutet die Verwandtschaft dieses Lichtes mit dem Leuchten gewisser Tiere (vor allem der „Glühwürmchen", *Lampyris*), von denen es nachgewiesen ist, daß die in ihrem Fettkörper höchst intensiv vor sich gehende Oxydation die Ursache des Leuchtens ist. Dies geht auch schon daraus hervor, daß das Leuchten allgemein nach dem Entzug des Sauerstoffes eingestellt wird. Da nun auch dem Chemiker gewisse Substanzen bekannt sind, die bei langsamer Oxydation leuchten, so z. B. Lophin in alkalischer Lösung schon bei 10° C, dürfte auch die physiologische Lichtproduktion als Chemolumineszenz auf dem gleichen Prinzip beruhen und chemische Energie in strahlende Lichtenergie umsetzen. Das ist dem menschlichen Können theoretisch nicht fremd, ist praktisch aber noch nicht ausgeführt, so daß die Lichtproduktion der Pflanzen, die sie ja sogar in den Dienst ihrer Ökologie stellen zu verstanden, der unseren in der Methodik und in der Ökonomie eigentlich überlegen ist.

15. Analytische und synthetische Vorgänge in der Pflanze.

Unter Analyse faßt der Chemiker seine Befähigung zusammen, die Bestandteile eines Körpers festzustellen, Synthese ist ihm das praktisch wertvollere Vermögen, Stoffe aus einfacheren aufzubauen. Es bedarf für den aufmerksamen Leser nicht mehr der Versicherung, daß die Pflanzenzelle beides, sowohl die Zerlegung wie den Aufbau leisten kann, wobei ihr ebenso die Synthese praktisch für die Lebenserhaltung den unmittelbareren Dienst leistet.

Schon die Reduktionsvorgänge bedeuten eine Analyse, die oftmals bis zur Zerlegung in die Elemente fortgesetzt wird, sonst könnte nicht von gewissen Bakterien reiner Stickstoff oder von Meerestangen Jod produziert werden, das in ihren Zellen in besondere Vakuolen eingeschlossen wird.

Ein analytischer Vorgang von allerhöchster Bedeutung liegt in der Fäulnis und Verwesung vor.

Was man gemeinhin mit diesen Namen bezeichnet, ist eine fortgesetzte Analyse durch das Zusammenarbeiten zahlreicher Mikroorganismen, die jeweils nach dem Material und der Temperatur anders und stürmisch oder langsam abläuft.

Es kommt hierbei zu einem Abbau hochmolekularer Eiweißverbindungen, die, systematisch zerlegt, von einer Lebensform der anderen in immer einfacheren chemischen Formen übergeben, zum Schluß in ganz wenige allereinfachste Verbindungen, in Ammoniak, Schwefelwasserstoff, Wasser und Kohlensäure zerlegt werden, während bei der Verwesung der Pflanzen der Kohlenstoff nahezu rein (in der Steinkohle) zurückbleibt. Es ist dies eine klassische Analyse, auf der letzten Endes alle Erneuerung der Welt und der ganze große Kreislauf des Lebens beruht.

In ähnlicher Weise kommt es zu analytischen Vorgängen, wenn die Insectivoren stickstoffhaltige Nahrung erlangen und nun mit Hilfe ihrer peptonisierenden Enzyme den Abbau des Eiweißes bewerkstelligen, wobei die Botaniker längst festgestellt haben, daß eine vollkommene Parallele zwischen der Eiweißverdauung der Tiere und der tierfangenden Pflanzen besteht.

Im Säugetierorganismus vollzieht sich die Eiweißverdauung zuerst unter dem Einfluß der, angesäuertes Pepsin abscheidenden Drüsen der Speiseröhre und des Magens, sowie der Trypsine und Chymosine der Pankreas. Aber weiter als zu Proteasen und Aminosäuren vermag der tierische Organismus die Zerlegung gar nicht zu treiben und da diese nicht resorbierbar und für ihn noch nicht assimilierbar sind, müßten die aufgenommenen Eiweiße dem Organismus verloren gehen, würden nicht im Coecum die dort massenhaft vegetierenden Bakterien der Coligruppe als Darmflora ihr analytisches Können einsetzen und jenen letzten Abbau besorgen, der dann zu aufnehmbaren Endprodukten führt. Ohne die analytische Leistung der Pflanzenwelt wäre also unsere eigene Existenz unmöglich.

In anderem Sinn gilt das gleiche für die Fähigkeit der Synthese, welche die Pflanze in so hervorragendem Maße besitzt, daß man ihre Ernährungsart als Paradigma aller Synthesen hingestellt hat.

Sie betätigt sich als grüne assimilierende Pflanze auf dem Gebiet der Photosynthese. Mittels der Energie der Lichtstrahlen vermag sie durch ihren Chlorophyllapparat, der ein rein chemischer Apparat ist, aus Kohlensäure und Wasser die Kohlenhydrate und dann durch eine Reihe anderer Synthesen, deren Erörterung zu weit führen würde, sämtliche Stoffe ihrer Erhaltung aufzubauen. Außer dieser Produktion organischer Nahrung in der eigenen Fabrik sind für sie aber auch noch Chemosynthesen, vielleicht sogar die gleichen Elektrosynthesen möglich, mit deren Hilfe seit einiger Zeit menschliche Technik organische Körper herzustellen gelernt hat. Ja, es wurde von uns als außergewöhnliche Leistung chemosynthetischen Könnens gepriesen, als es Fischer gelang, den ersten Eiweißkörper synthetisch herzustellen, während es dem Können der Pflanze eine alltägliche technische Leistung ist.

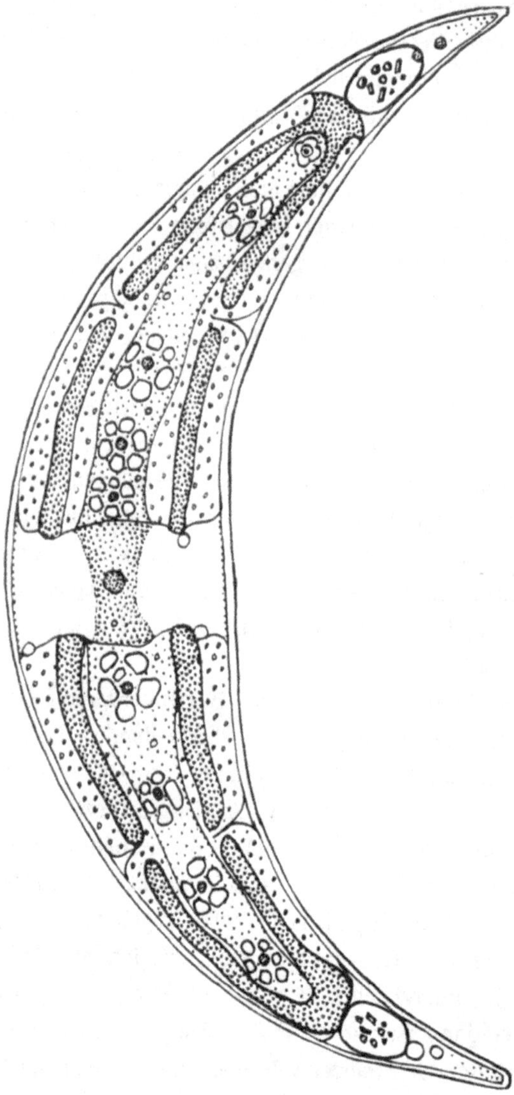

Abb. 70. Chlorophyllapparate der Pflanzenzelle. Chloroplastenformen der Zieralge *Closterium moniliferum* nach Palla.

Wenn ein Pilz, dem als einzige organische Nahrung Ameisensäure zur Verfügung steht, daraus durch Zertrümmerung (also Analyse) die notwendige Energie für seine synthetischen Operationen zu schöpfen vermag, mit denen er Kohlenhydrate, Fette, Eiweißstoffe herstellt, so hat er damit eine Synthese vollbracht, gegen die alles chemotechnische Können des Menschen verblaßt.

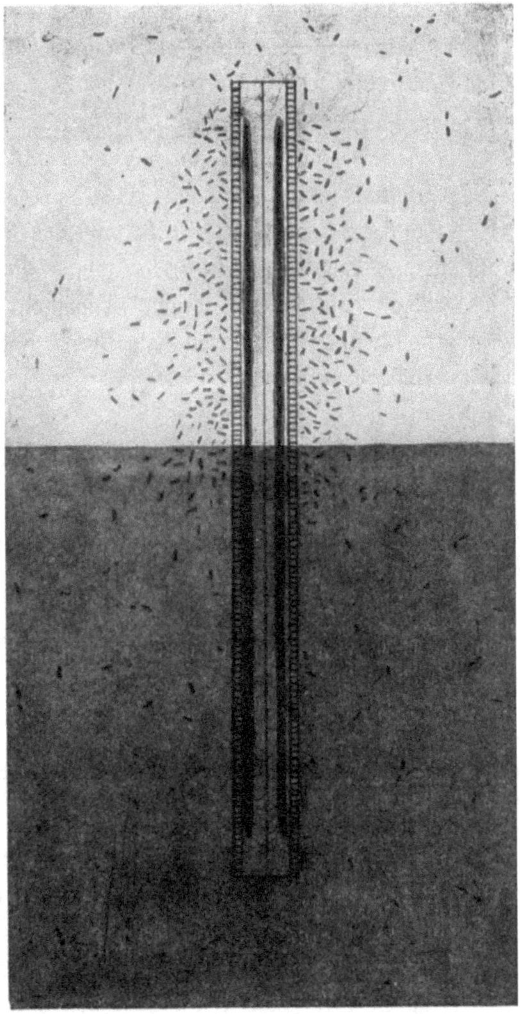

Abb. 71. Photosynthetische Arbeit der Pflanze. Die Alge *Synedra Ulna* erzeugt im Licht durch ihre Assimilation reichlich Sauerstoff, um den sich zahlreiche Bazillen versammeln. („Engelmannscher Versuch.") (Nach Francé.)

Die Schaffung eines besonderen photochemischen Apparates im Chloroplasten, dem (gemeinhin Chlorophyllkörnchen genannten) Assimilationsorgan der Zelle ist ein Triumph der zellulären Leistungen, dem wir nicht nur mit dem Unvermögen, ihn nachzumachen, gegenüberstehen, sondern zu dem wir auch trotz der glänzenden neuesten Untersuchungen von Willstaetter weder in chemischer, noch in rein cytologischer Hinsicht die Stellung klaren Verständnisses gefunden haben.

Hier hat die Pflanze eine unvergleichliche technische Leistung von höchster Vollendung geschaffen.

Es ist derzeit noch alles unklar am Chlorophyllkorn. Selbst seine Existenz scheint nicht das Maßgebliche der Leistung zu sein, da die Cyanophyceen ohne

Chloroplasten ebenfalls zu assimilieren vermögen. Aber auch die Farbstofflösung ihres Zellsaftes, die sie an Stelle eines Chloroplasten dazu befähigt, enthält noch nicht das letzte Kriterium, da uns mehrfach farblose Einzeller bekannt sind, denen die photosynthetische Arbeit trotzdem gelingt. Ich meine hiermit Organismen wie die Jauchealge (*Polytoma Uvella*) (Abb. 63) oder gewisse Flagellaten [*Rhabdomonas*, *Astasia* u. a.], die völlig farblos sind und trotzdem photosynthetisch Stärke produzieren.

Ob dabei das plasmatische Stroma des Chloroplasten und sein Farbstoff nur als Lichtschirm tätig ist, ob er die besondere Ausnützung der Lichtwellen verschiedener Länge ermöglicht, worauf ja mit ziemlicher Wahrscheinlichkeit die Variabilität dieses Farbstoffes unter welchselnden Lichtverhältnissen[1] deutet, das gehört noch den Erkenntnissen der Zukunft an.

Hier wird vielleicht das wichtigste technische Problem sein, dessen Lösung der Menschengeist bewußt nach dem pflanzlichen Vorbild in Angriff nahm. Gegenwärtig ist er noch weit entfernt davon und die Lichtkraftmaschinen, mit denen man noch nicht über das Versuchsstadium hinausgekommen ist, sind erst ein höchst bescheidener Versuch, sich die Energie der Sonnenstrahlen in einer pflanzenähnlichen Weise dienstbar zu machen.

16. Die Autoregulation der chemischen Vorgänge in der Pflanze.

Wer diesen Darlegungen gefolgt ist, hat inzwischen das eigentliche Problem, das unserem Verständnis durch die Chemismen der Pflanze gestellt wird, längst aller Ecken und Enden durchschimmern sehen. Es ist der merkwürdige Zusammenhang, in dem die einzelnen Vorgänge und Einrichtungen verkettet sind, der chemische Prozeß selbst, durch den jenes Band zwischen den Anfangs- und Endgliedern der Geschehenskette geschaffen wird, das man Stoffwechsel nennt.

Es genügt nicht, daß die Pflanze gleich einem Chemiker eingerichtet ist und über ein Laboratorium verfügt, in dem es viele Vorratsstoffe vom einfachen elementaren bis zum hochmolekularen Eiweiß in allen denk-

---

[1] In verunreinigtem oder tieferem Wasser fügt die Pflanze dem grünen nach einen blauen, unter anderen Verhältnissen auch einen gelben und roten Farbstoff hinzu, wofür Brauntange und Rottange als Beispiel dienen.

bar zweckmäßigsten Formen von Gefäßen verschlossen und, (S. 106) damit sie sich gegenseitig nicht chemisch binden oder lösen, ihre Behälter mit Einrichtungen versehen sind, um ihren Inhalt genau im jeweiligen Erfordernis gemäß zu entleeren (S. 117) oder festzuhalten (S. 113). Es genügt dazu nicht, daß im Bau der Pflanze die Einrichtungen gegeben sind, um die wichtigsten physiko-chemischen Umbildungsarbeiten: das Lösen (S. 119) und Kristallisieren (S. 114), Umrühren (S. 119), Sublimieren und Überführen von einem Aggregatzustand in den anderen (S. 118), Kondensieren und Destillieren (S. 121), Reduzieren und Oxydieren S. 128), Filtrieren, Dialyse und Diosmose (S. 97) bewirken zu können; es genügt nicht, daß die Pflanze nach Bedarf Wärme erzeugen und abkühlen (S. 132) kann, sondern alle diese Einrichtungen und Tätigkeiten gewinnen ihren Sinn im chemischen Laboratorium durch die sie verbindende Hand und das Wissen des Chemikers, in der Pflanze dagegen durch die Tatsache einer unzweifelbaren und von allen Botanikern[1] auch zugegebenen „Autoregulation", die sich in der Herstellung von Zusammenhängen kundgibt, durch die erst die von uns ebenfalls konstatierten analytischen und synthetischen Vorgänge, auf denen die ganze Erhaltung der Pflanze beruht, möglich werden.

„Die Kausalverkettung der Regulationsvorgänge ist in den meisten Fällen noch nicht genügend aufgehellt" sagt mit Recht W. Pfeffer und wir schließen uns ihm auch an, wenn er dabei den Reizvorgängen eine besondere Rolle zuschreibt.

Diese Reizerscheinungen führen aber auf ein ganz anderes, den Zwecken und Aufgaben dieses Werkes durchaus fernliegendes Gebiet, so daß ich mir mit diesem Hinweis genügen lassen muß und Interessenten nur auf die Arbeiten verweisen kann, in denen ich und meine Freunde diesen Reizvorgängen näher zu treten versuchten.[2]

Bewunderungswürdig ist diese Selbststeuerung des Stoffwechsels, die aus dem Rahmen der bloßen Chemismen heraustritt und alle mechanischen Leistungen und Erfindungen der Pflanze in Anspruch nimmt. Am klarsten wird man sich dessen bewußt, wenn man im Licht der nun gewonnenen Einsichten einmal einen so lebenserhaltend wichtigen

---

[1] Vgl. W. Pfeffer, Pflanzenphysiologie, Bd. I, S. 25.

[2] Vgl. im besonderen: R. Francé, Das Leben der Pflanze, Bd. I—III. — A. Wagner, Vergl. Vorlesungen über Tier- und Pflanzenphysiologie, und die zahlreichen Arbeiten in: Zeitschrift für den Ausbau der Entwicklungslehre, Bd. I—II.

Vorgang wie den der Nahrungsaufnahme betrachtet. Er gliedert sich in der autotroph lebenden Pflanze zunächst in die zwei großen Vorgänge der Kohlensäureassimilation und der Absorption der Bodenlösung.

Die erstere beginnt mit einem photosynthetischen Prozeß in den hierzu bereitgestellten Chlorophyllapparaten und führt zur Herstellung einer Zuckerlösung, aus der Stärke durch Umkristallisieren hergestellt wird. Diese Kristalle werden nun mehrfach in andere Aggregatzustände und flüssig in die bestehenden Röhrenleitungen gebracht. Bei diesen Vorgängen kommt es wiederholt zu dialytischen und osmotischen Prozessen unter stetem Umrühren der Lösungen. In den Röhrenleitungen, wo Filtrationen erfolgen, stellt sich eine uns noch undurchsichtige Synthese her, mit den Substanzen, welche von der Bodennährlösung her in den Stoffwechsel gerissen wurden.

Dieser letztere Prozeß beginnt bereits mit der Anwendung diosmotischer Einrichtungen, wobei auch Elektrolysen beteiligt sein müssen; auch hier werden andere Teile des Röhrensystems zur Überleitung und Verteilung der Betriebsmaterialien verwendet.

Die große Eiweißsynthese, die zur Herstellung von Kolloiden führt, vollzieht sich im Bereich dieser Röhrenleitung und nun beginnt eine ganze verwickelte Folge, dialytischer und osmotischer, oxydativer und reduzierender, sowie leitender Prozesse, bis es wieder in den Betriebsorganen zum Austausch verbrauchter Eiweißmoleküle, in den Speicherorganen zur neuen Ausfällung von Kolloiden und Kristallisationen bzw. Lösungen von Kohlehydraten kommt und damit die Kette der Nahrungsaufnahmevorgänge zur Ruhe gelangt.

Ununterbrochen muß in dieser langen Verkettung fast aller gebräuchlichen chemotechnischen Arbeitsmethoden am richtigen Ort, im richtigen Moment, die Brücke zwischen den richtigen Halbfabrikaten geschlagen werden. Wie dies geschieht, ist derzeit unserer Einsicht noch verschlossen. Daß es aber geschieht, beweist uns jede Pflanze, die sich am Leben erhält. Und im gegenwärtigen Moment kommt es uns nur darauf an, aus dieser Tatsache zu verstehen, was es eingangs dieses überlang geratenen Kapitels zu beweisen galt: daß die Pflanze wirklich in Einrichtung und Leitung dem Chemotechniker ein noch unerreichtes Vorbild rationeller Arbeitsweisen und Produktionen abgibt.

Dieser Beweis ist uns sicher gelungen. Und der Beweisgang hat uns mit zahlreichen, wertvollen und für die Technik auch schon heute nutzbringenden Einsichten bereichert. Ja, er versetzt uns in die Notwendigkeit, einen neuen Wissenszweig, eine Botanochemie als Vorschule des Chemikers in seinen Studiengang einzugliedern, wenn wir ihm wirklich alles das fruchtbar machen wollen, was dies Naturwissen von heute ihm bieten kann. Der Chemiker muß in der Pflanze einen Meister und Kollegen mit glücklicheren Methoden sehen lernen. Heute noch ist er für ihn unerreichbar; sonst würde unsere Nahrungsmittelproduktion schon heute dem Chemiker anvertraut, anstatt der Pflanze, aus deren Laboratorium letzten Endes alles bezogen wird, was wir an Kohlehydraten, Fett, Eiweiß und Genußmitteln verbrauchen.

IV. Die statischen und mechanischen Leistungen der Pflanzenzelle.

Wenn man das bisher Erarbeitete in einige Schlagworte zusammenfassen wollte, so könnten wir etwa sagen, das sich uns nach den einleitenden Kenntnissen zuerst die Pflanze als Vorbild des Maschinenkonstrukteurs erschlossen hat. Im dritten Abschnitt haben wir sie dann als Lehrer des Chemikers studieren können. In diesem Sinn ist es gedacht, wenn ich nun die hier vorgelegte Analyse der technischen Leistungen der Pflanzenzelle mit einer Darstellung abrunde, welche die Pflanze als Studienobjekt für den Architekten und Mechaniker betrachtet.

Es wird uns hierbei von den Zellenbestandteilen also nicht mehr ihr lebendiger Inhalt, ihre gespeicherten Stoffe, sondern ausschließlich ihre Membran Interesse abgewinnen, denn auf den Qualitäten der Pflanzenmembran beruhen alle mechanischen und statischen Leistungen der gesamten Pflanzenwelt.

Die Membran gehört nicht von vornherein zu den elementaren Bestandteilen der Pflanzenzelle. Es gibt Gymnoplasten, nackte Zellen, welche trotzdem im Getriebe des Kampfes ums Dasein sehr wohl bestehen können. Solche sind, um nur einige Beispiele zu nennen, die Schleimpilze (*Myxomyceten*) (Abb. 72), dann ein Teil der Flagellaten (im besonderen *Monadinen*), aus dem Zellenstaat der höheren Pflanzen, die Spermatozoiden sämtlicher Kryptogamen und der Gymnospermen. Alle anderen Zellen sind Dermatoplasten und scheiden aus ihrem Plasma eine zuerst sehr feine Hülle ab, die aus Zellulose ($C_6H_{10}O_5$), einem mit der Stärke und dem Traubenzucker isomeren Kohlehydrat zusammengesetzt ist.

Diese erste Zellulosehülle, die bereits die Poren für die Plasmodesmen oder eventuell Tüpfel enthält, kann durch aufgelagerte Schichten nach Belieben verstärkt oder durch Einlagerungen auch in ihrem chemischen Bau verändert werden, entweder, indem reichlich Wasser gespeichert und eine „feste Lösung“ hergestellt wird, die man als gequollene oder gallertige Membran bezeichnet und als kolloidalen Körper betrachten muß, oder, indem sich Holzstoff, Korksubstanz oder Kieselsäure einlagern und die Haut resistent, unter Umständen sogar unverweslich gestalten.

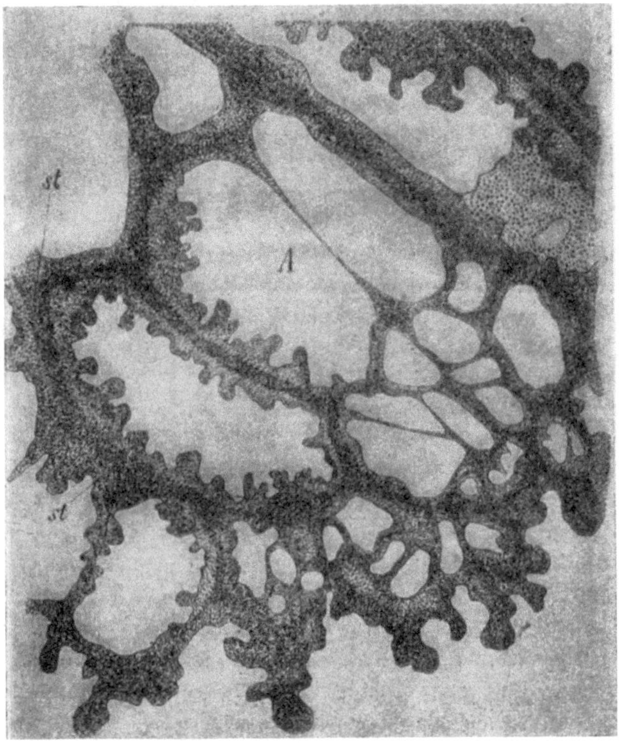

Abb. 72. Blasmodium eines Schleimpilzes (*Myxomycet*). Die miteinander verschmolzenen Zellen sind völlig nackt und entbehren der Zellmembran. (Nach Sachs.)

Diese Mannigfaltigkeit, deren Ursache im Stoffwechsel zu suchen ist, befähigt die Zelle, den jeweiligen statischen und mechanischen Anforderungen gerecht zu werden, die an sie herantreten. Um das zu beurteilen, bedarf es einer vorangehenden eindringlichen Untersuchung, gleichsam einer Materialprüfung, wie sie dem Techniker unerläßlich ist, sollen seine Konstruktionen nicht versagen.

Die wichtigsten technischen Materialien, deren sich Mechaniker und Architekt bedienen, sind vor allem Metalle (Eisen, Kupfer, Messing, Aluminium, Zink) und Metallegierungen, ferner Holz, Pflanzenfasern (Textilstoffe), Stein, Ziegeln, Glas, Schiefer und Fayenceplatten.

Im engeren Sinn unterscheidet im besonderen der Architekt Mauermaterialien, zu denen er die Bruchsteine, Mauersteine, Kalk, Sand Zement, Gips usw., ferner auch den Draht, Nägel, Kleineisenzeug u. dgl. zu rechnen pflegt. Zweitens Zimmermaterialien, das sind die Hölzer mit ihrem Eisenzeug, ebenso Deckmaterialien der Dächer, wie Dachziegel, Bleche, Schieferplatten, Schindeln, Kupfer und Bleiplatten, Dachpappe, Stroh und Rohr nebst dem zugehörigen Bindematerial. Weitere wichtige Baumaterialien sind die Bestandteile des großen Eisenzeugs, namentlich die Träger, gegossene Säulen; schließlich noch die Schmuckmaterialien, wie etwa Marmor, Verputz und Stuck, Metalle u. dgl.

Es ist also im Grunde genommen bei den menschlichen Bauten, soweit sie nicht reine, hier schon behandelte Eisenbauten sind (S. 39), eine ungeheure Mannigfaltigkeit von Material aufgewendet, deren Technologie eine ausgedehnte Wissenschaft für sich darstellt.

Nicht anders steht es mit der Technologie der Textilstoffe, die aber insofern mit der der Botanik zusammenfällt, als ja alle Textilfasern, soweit nicht Wolle und Seide in Betracht kommen, pflanzlichen Ursprunges sind.

Die Materialien des Mechanikers sind teilweise die bereits genannten; nur überwiegen unter ihnen die Metalle und zu ihnen gesellt sich vielfach noch Kautschuk.

Die Feststellung der Eigenschaften dieser Materialien, namentlich auf ihre Anwendbarkeit, Dauer, Haltbarkeit in konstruktiver, ökonomischer, auch hygienischer Beziehung geschieht in besonderen Prüfungsanstalten, nach besonderen, oft gesetzlich festgelegten Normen, teils angegliedert an die Technischen Hochschulen, teils in Verbindung mit großindustriellen Anlagen, neuererzeit sogar zusammengefaßt in einem internationalem Verband für die Materialprüfungen der Technik.

Das sind ziemlich allbekannte Vorkenntnisse, die hier nur der Vollständigkeit halber vorangesendet werden mußten.

Die mechanische Untersuchung der Materialien ist die wichtigste der hierbei in Betracht kommenden Methode. Sie besteht wesentlich in einer Prüfung der Festigkeit.

Es werden hierbei die anfallenden Materialien in besonderen Maschinen auf ihre Druckfestigkeit, Zugfestigkeit und je nach der Art ihrer

Beanspruchung auch auf ihre Schubfestigkeit hin erprobt. Drähte und Seile auch auf ihre Torsion hin. Es werden also Eisenträger zerbrochen, Blöcke zerdrückt, Achsen zerdreht, Seile oder Stangen zerrissen, Federn auf Elastizität hin geprüft.

Es sind daher im wesentlichen die wichtigsten Sätze aus der Festigkeitslehre, auf deren praktischer Nachprüfung die gesamte Materialprüfung beruht.

Danach sind eine Reihe von Koëffizienten festgestellt worden, die absolute Anhaltspunkte zum Vergleichen zwischen Pflanze und technischen Materialien gewähren. Diese Vergleiche sind nun bereits seit einem Menschenalter für gewisse pflanzliche Leistungen schon geschaffen worden und hier bin ich zum erstenmal in meiner Arbeit in der angenehmen Lage, mich auf Vorarbeiten stützen zu können, welche die aufgeworfenen Fragen vom gleichen Gesichtspunkt aus beantworten.

Es ist, wie jedem Botaniker wohlbekannt, das Verdienst von S. Schwendener in seinem 1874 erschienenen Werke: „Das mechanische Prinzip im Bau der Monokotyledonen" zuerst auf die Wesensgleichheit mechanischer Strukturen in Menschenpraxis und Pflanzenkörper hingewiesen zu haben und ihm schlossen sich W. Pfeffer[1] und P. Sonntag[2], um nur einige der wichtigeren Arbeiten zu nennen, mit neuen Einsichten in die erkannte Gesetzmäßigkeit an, ohne daß jedoch die darin aufgeschlossene, durchgreifende und für unsere ganze technische Bildung bestimmende Weltgesetzlichkeit irgendwie erfühlt worden wäre.

So hatte vor allem bisher niemand darüber nachgedacht, daß die Pflanzenmembran, deren „Materialprüfung" wir hiermit unternehmen wollen, nur der Teil eines allgemeinen mechanischen, im engeren statischen Systems sei, das man die Zellarchitektur nennen kann und dessen allgemeine Charakterzüge auch hier erst in gröbsten Umrissen sichtbar wurden.

Die normale Pflanzenzelle stellt mit ihrer Absonderung eines Kernes, der Vakuolen und der Gliederung des verbleibenden Gels in die uns bekannten kolloidalen Waben einen sehr variablen und labilen, also

---

[1] W. Pfeffer, Über den Einfluß von Zugkräften auf die Festigkeit und die Ausbildung mechanischer Gewebe bei den Pflanzen, 1891.

[2] P. Sonntag, Über die mechanischen Eigenschaften des Rot- und Weißholzes der Fichte. (Pringsheims Jahrbücher, Bd. 39.)

jederzeit verschiebbaren Bau dar, dessen Umgrenzung der Membran schon von vornherein eng abgezirkelte Aufgaben zu lösen gibt.

Das plasmatische System besitzt reichliches intussuszeptives Wachstum, durch das sein Umfang annähernd um das Doppelte seiner ursprünglichen Anlage anschwellen kann. Das würde die elastischen Fähigkeiten der Membram dauernd so anspannen, daß sie einer weiteren Belastung nur sehr bedingt gewachsen wär, wenn nicht auch sie ähnliche molekuläre Einlagerungen erhalten würde wie das Plasma selbst. Hier haben wir den ersten Anhaltspunkt über ihre innere Struktur. Sie muß die gleiche wie die des Plasmas sein und da Zwischeneinlagerung nur bei kolloidalen Substanzen möglich ist, hat sich damit der erste Beweis in unsere Hand gegeben, daß auch die Zellhaut ursprünglich kolloidalen Bau besitzt. An dieser Konstatierung ist heute nicht mehr zu rütteln. Und so stehen wir vor dem etwas überraschenden Ergebnis, daß die mechanischen Konstruktionen der Pflanze letzten Endes Versuche von Bauten mit kolloidalem Material, daher in einer grundlegenden Beziehung den menschlichen Baukonstruktionen nicht vergleichbar sind.

Das ist eine Feststellung von prinzipiell großer Wichtigkeit, auf die wir immer wieder zurückkommen müssen, weil sie den ganzen Komplex der einschlägigen Fragen in andere, bisher unbemerkte Beleuchtung rückt, und — wie gleich vorweggenommen sei — den Schlüssel des Verständnisses für manches bislang Unverstandene in unsere Hand legt.

Es fragt sich nun, welche Substanzen sich als Konstruktionsmaterial besser eignen: die kolloidalen oder die kristallinisch-amorphen? Bevor man diese Frage praktisch beantwortet, wird es gut sein, sich daran zu erinnern, daß Holz, Kautschuk und Textilfasern ebenfalls als Zellprodukte kolloidalen Bau besitzen, also bei dem Vergleich ausschalten, richtiger noch, auf die Seite der pflanzlichen Leistungen gestellt werden müssen.

Kolloide besitzen die Eigenschaften der Quellung und der Adsorption, sie sind ferner von außergewöhnlicher Elastizität und Tenazität. Das sind höchst schätzenswerte Eigenschaften, die durch ihre relative Unbeständigkeit nicht so entwertet werden, daß die kolloidalen Materialien nicht den höchsten technischen Anforderungen gerecht werden könnten. Die krystallinisch-amorphen Substanzen hingegen entbehren der Elastizität mit Ausnahme des Stahles (bei dem Struktureigentümlichkeiten kolloidaler Art dafür maßgeblich sind) fast völlig, dafür ist ihre Druckfestigkeit größer, ihre Zugfestigkeit nur dann namhaft, wenn sie in technische Formen gebracht werden, die den kolloidalen Materialien naturgemäß sind. Quellung und Adsorption sind für sie nur teilweise bekannt.

Es fällt also der Vergleich nicht so aus, daß man unbedingt der einen Gruppe die Verwendungsfähigkeit absprechen kann. Für bestimmte Zwecke hat jede von ihnen den ausschließlichen Vorzug, für eine Anzahl sind beide gleichwertig und für die menschlichen Interessen entscheidet über ihre Anwendung nur der ökonomische Gesichtspunkt; dort, wo es auf besonders lange Dauer ankommt, werden die kolloidalen Substanzen stets in zweiter Linie stehen müssen.

Mehr läßt sich in solchen großen allgemeinen Grundrissen nicht sagen, ohne jene vielerörterten Detailfragen aufzurollen, welche in stetem Fluß im Laufe der Stil- und Kulturgeschichte stets wechselnden Materialien den Vorzug für technische Konstruktionen verschafft haben. Tatsache ist, daß auch im Zeitalter der billigen Massenherstellung von Eisen und Glas der Holzbau noch nicht an Boden verloren hat, wie man es ihm seinerzeit weissagte, Tatsache, daß die Welternte an Kautschuk nicht annähernd den steigenden Weltbedarf zu decken vermag und daß auch die Verwendung der Faserstoffe noch unübersehbare Möglichkeiten in sich birgt, obzwar auf diesem Gebiet der technische Fortschritt langsamer denn sonst ist. Die Beachtung dessen, daß es sich hier um Kolloide handelt, das genauere Studium der kolloidalen Eigenschaften, wird Möglichkeiten über Möglichkeiten eröffnen, an die man heute noch gar nicht denkt.

Die Zellmembran, deren enorm wichtige Qualitäten sich so immer plastischer herausheben, ist nun als Teil eines kolloidalen biologischen Systems ebenfalls von biologischem, d. h. Wabenbau, wie die Untersuchungen von O. Bütschli und anderen unzweifelhaft festgestellten haben (Abb. 73). Damit ist die Auswechslung und Einlagerung von chemischen Fremdsubstanzen ohne weiteres verständlich, ebenso, daß die Membran auf das Intensivste aufquellen, sogar völlig verschleimen kann. Hierfür kennt der Botaniker sehr schöne Belege aus dem Kreise der Algen, von denen es für einzelne Gruppen, z. B. für die *Flagellaten* (Abb. 74) geradezu kennzeichnend ist, daß die äußeren Schichten ihrer Zellhaut zu einer lockeren Gallerte aufquellen, welche die ganze Zelle mit einem Schutzpolster umkleidet. Wenn man an allen, regelmäßig der Austrocknungsgefahr ausgesetzten Algen diese Schleimhüllen, die bei Wasseraufnahme maßlos aufquellen können, wiederfindet, wird man sofort von dem großen

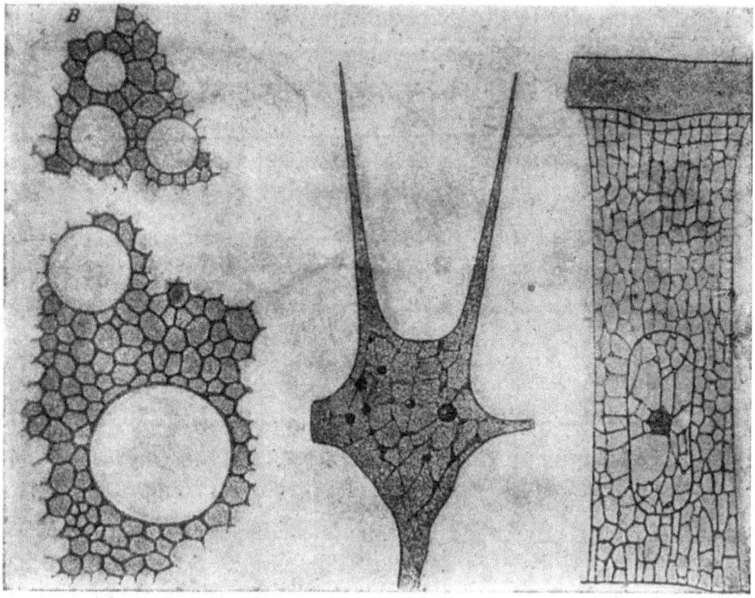

Abb. 73. Waben (alveoläre Strukturen) des Protoplasmas nach Bütschli.

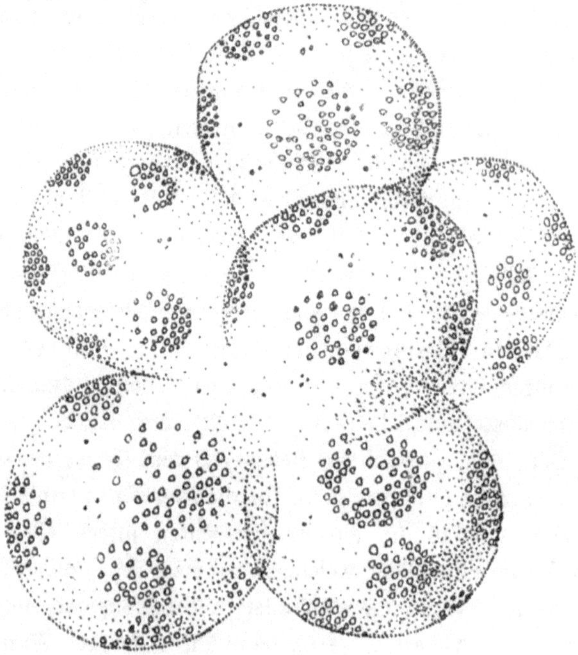

Abb. 74. *Phaeocystis Pouchetii*, eine marine Flagellatenform in ihren Gallerthüllen. (Nach Lagerheim.)

ökologischen Nutzen dieser Eigenschaft überzeugt sein. Sie schützt vor dem tödlichen Austrocknen. Und dies ist der Zweck sämtlicher Schleim- und Gummibildungen des Pflanzenreichs.

Die gesamte Aufquellung, deren noch unverwertete Kraft auf S. 68 erörtert wurde, beruht auf der gleichen Eigenschaft.

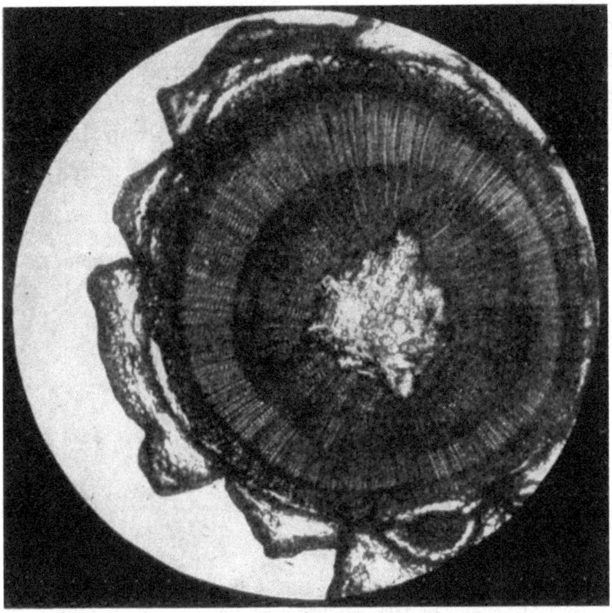

Abb. 75. Querschnitt durch einen zweijährigen Eibenzweig mit mächtiger. sich abhebender Borke aus verkorkten Zellen. (Originalmikroaufnahme von Frau Dr. A. Friedrich-München.)

Ihr Gegenstück, die Einlagerung nicht quellbarer Substanzen in die Membran (Kork, Kieselsäure, Eisen) wird am besten ebenfalls aus biologischen Motiven heraus verstanden, muß daher zuerst auch aus botanischen Gesichtspunkten heraus betrachtet werden.

Verkorkung der Membran ist überall üblich, wo es sich um mehr oder minder hermetischen Abschluß von Organen handelt. Durch verkorkte Zellwände sperrt sich z. B. die Pflanze gegen ihre Blätter ab, nachdem sie im Herbst zuerst alle Nahrungsstoffe aus ihnen herausgezogen hat. Mit Korkzellen umwallt der Baum die Wasserleitungen seines Innern, um sich gegen ein überflüssiges Verdunsten des kostbaren Naß zu schützen, er schafft sich in der Borke (Abb. 75) seiner Umrindung einen Schutzpanzer, der in einzelnen Fällen, z. B. bei der Korkeiche so mächtig ist, daß seine industrielle Ausbeutung für den Menschen lohnt. Aller Kork des Handels stammt von *Quercus suber* des Mittelmeergebietes, wo Algier und die iberische Halbinsel die Million Tonnen produzieren, die von der Weltindustrie jährlich verarbeitet wird. Darin ist ein Material gegeben, das in seiner Elastizität, geringen Dichte, großen Wiederstandsfähigkeit und Undurchdringlichkeit für Flüssigkeiten und Gase halber durch nichts ersetzt werden kann, so daß hierin die Pflanze alle technischen Leistungen des Menschen geschlagen hat.

Verkieselung und Verkalkung der Membran ist ein absolutes Mittel, um Zellhäute für alles undurchdringlich zu machen und ihnen

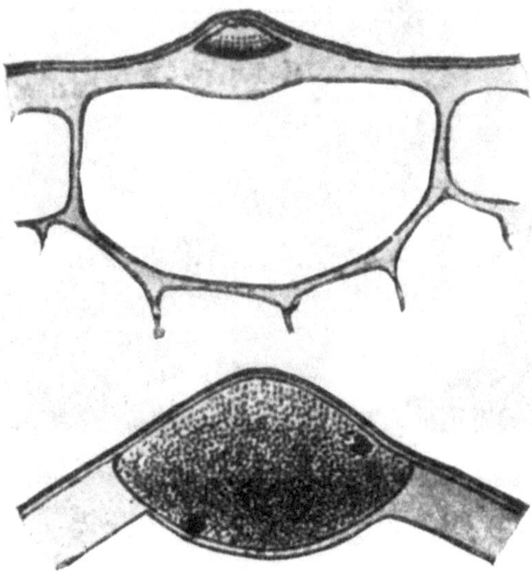

Abb. 76. Pflanzenzellmembranen mit eingelagerten Kieselsäurelinsen.

sogar unvergängliche Dauer zu verleihen. Es handelt sich dabei um Einlagerung von reinem Silicium (Kieselsäure) oder von kohlensaurem Kalk, wobei es wahrscheinlich ist, daß auch Kali, Magnesia, Schwefelsäure, Eisen, Natron und andere Stoffe in kleinen Mengen mitgespeichert werden. Kieselsäure ist immer kolloidal eingelagert, Kalk dagegen wie auf Abb. 77 ersichtlich in Gestalt von Kriställchen.

Kalk ist dabei ganz allgemein vorhanden, was auch in Botanikerkreisen sehr wenig beachtet und bekannt ist. Die meisten festen Zellen der Blütepflanzen enthalten schwache Kalkeinlagerungen.

Die Verkieselung kennzeichnet ganze Gruppen der Pflanzenwelt, so die Diatomaceen, deshalb Kieselalgen genannt (Abb. 13) oder die Vegetationsorgane der Gräser. Gewöhnlich ist dabei nicht die ganze Dicke der Zellhaut verkieselt, sondern nur eine äußere Zone, die aber recht beträchtlich im Verhältnis zum Ganzen sein kann.

Durch die Verkieselung wird höchste Sprödigkeit und Härte erreicht. Das kann sich so steigern, daß die Kieselalgen durch glasartigen Bruch ausgezeichnet sind. Es ist damit ein Baumaterial von hohem spezifischen

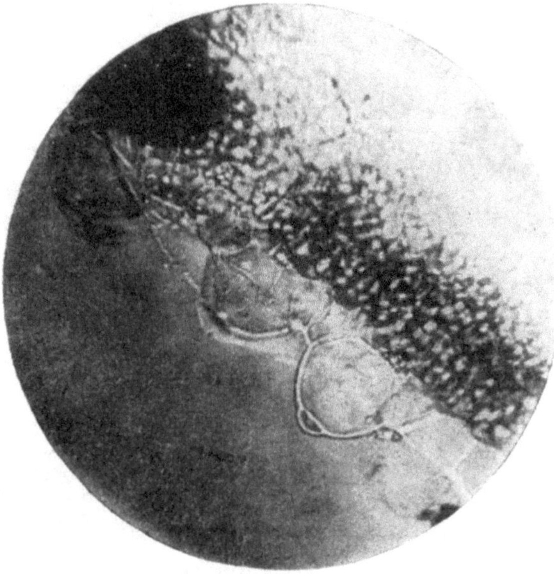

Abb. 77. Lichtsinneszellen auf den Blättern der Glockenblume (*Campanula*). (Nach Schertel.)

Gewicht gegeben, so daß überall, wo uns verkieselte Zellen entgegentreten, sie mit Einrichtungen versehen sind, um ihr Gewicht zu erleichtern, ohne ihre mechanische Leistungsfähigkeit herabzusetzen. Wie vollkommen das erreicht wird, wurde eingangs dieses Werkes bereits auseinandergesetzt (vgl. S. 35 und Abb. 16). Dort findet sich auch der Hinweis darauf, daß das Prinzip der Pilasterbildung und Herausnahme von Füllungen, der Architektur so wohl bekannt, bei den Kieselalgen sein natürliches Vorbild findet. Reine Kieselsäure ist der Bergkristall, der auch in der Wirtschaft des Menschen seine, nicht einmal unbeträchtliche Rolle spielt, nämlich als Quarz, den man sich auch künstlich herstellen kann und als Schmuckstein (Amethyst, Chalcedon, Achat, Rauchtopas), zu Luxusgefäßen, Brillen und optischen Linsen verwendet. Seit 1899 haben wir gerade in Deutschland gelernt, Bergkristalle zu Quarzglas zu schmelzen (bei 1700°), das vollständig widerstandsfähig gegen alles, außer Alkalien, und für zahlreiche physikalische und chemische Untersuchungen von größter Wichtigkeit ist.

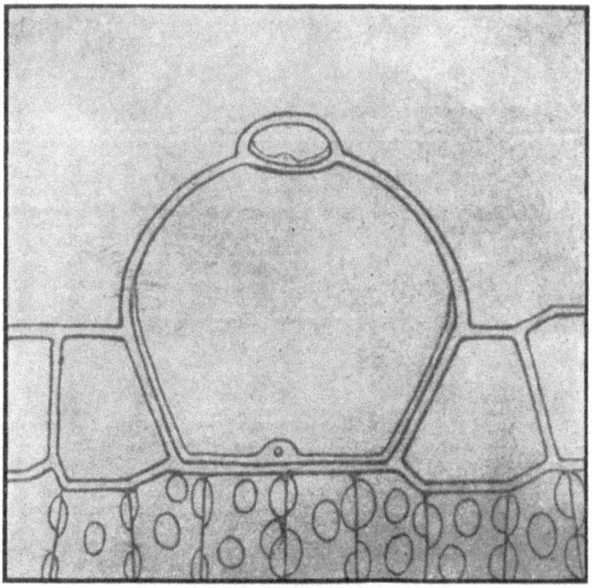

Abb. 78. Schema eines Lichtsinnesorgans der Pflanze. Auf der Zelle sitzt eine Linsenzelle aus Bergkristall.

Diese Substanz vermag nun die Pflanze auf rein chemisch-kaltem, uns unnachahmlichem Wege völlig plastisch zu Quarzgläsern zu verarbeiten, von denen sie denselben Gebrauch macht, wie der Mensch in seinen optischen Instrumenten. Besondere Beachtung verdienen in dieser Beziehung einige Schattenpflanzen (*Galium*, *Campanula*), welche nach den bahnbrechenden Untersuchungen von G. Haberlandt[1] nicht nur das gemeinbekannte Lichtsinnesepithel der Laubblätter tragen, sondern auf den Epidermalzellen auch eine zweite, in eine Linse von Kieselsäure,

[1] G. Haberlandt, Die Lichtsinnesorgane der Laubblätter. Leipzig 1909.

also Bergkristall, umgewandelte Zelle tragen (vgl. Abb. 77). Besonders hübsch entwickelt zeigt sich dieses Phänomen auf den prachtvollen Samtblättern der *Fittonia Verschaffelti* (Abb. 78 u. 79), eines der typischen Schattengewächse, die einen derartigen Beleuchtungsapparat, denn um nichts anderes handelt es sich offenbar bei dieser Einrichtung, zur Assimilation wie zur Orientierung gewiß vortrefflich verwenden können.

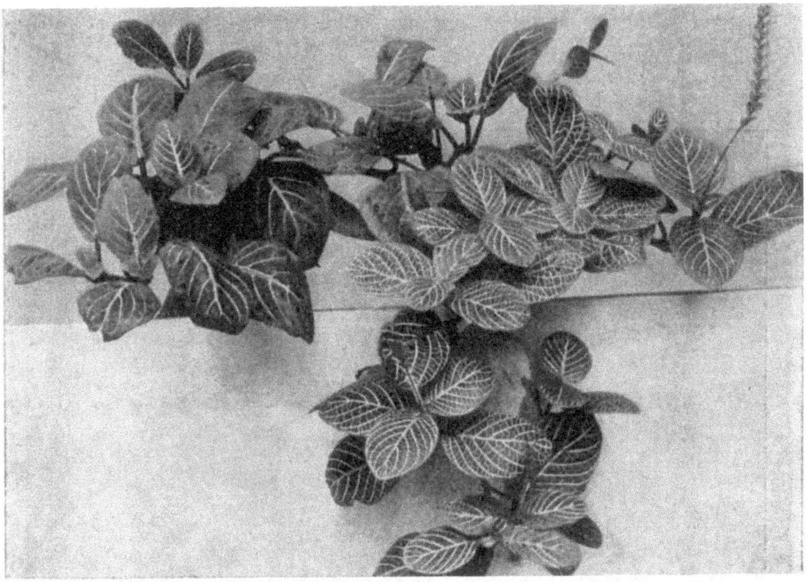

Abb. 79. *Fittonia Verschaffelti*, eine Tropenpflanze mit Samtblättern, deren Oberhaut mit linsenführenden Zellen besetzt ist. (Original.)

Jedenfalls ist die Pflanze als Erzeuger optischer Apparate so ziemlich der Gipfelpunkt ungewohnter Vorstellungen, aber zugleich auch eines der stärksten Beweismittel für die hier vertretene Maxime von der Übereinstimmung zwischen technischem und natürlichem Schaffen.

Anders beschaffen sind die Kalkabscheidungen an den Membranen. Ein Teil dieser Bildungen ist eine Inkrustation, eine Auflagerung, entstanden durch den Niederschlag des im Wasser gelösten kohlensauren Kalkes an den Membranen. Dadurch entstehen derbe und steinharte Krusten, die den betreffenden Pflanzen (es sind fast durchwegs Meerestange) Unverweslichkeit nach dem Tode und ihnen damit eine überaus wichtige Rolle im Haushalt der Natur sichern.

Die Korallinen (Abb. 80), wie man die wichtigsten der in Betracht kommenden Tange nennt, sind nach den Untersuchungen von Salomon an den Riffkalken der Adamellogruppe und denen von Voltz in der Südsee in ganz anderer Weise an dem Aufbau der Korallenriffe beteiligt, als man bisher dachte. Sie sind geradezu ein wesentlicher Faktor ihrer Bildung, was ich an den Riffen des arabischen Ufersaums, welche ich im Roten Meer zu studieren Gelegenheit hatte, nur bestätigen kann.

Da steigt die Pflanze plötzlich als aktiver Baumeister an der Erdrinde imponierend empor. Sie hat dabei ganz andere Bauten errichtet als der

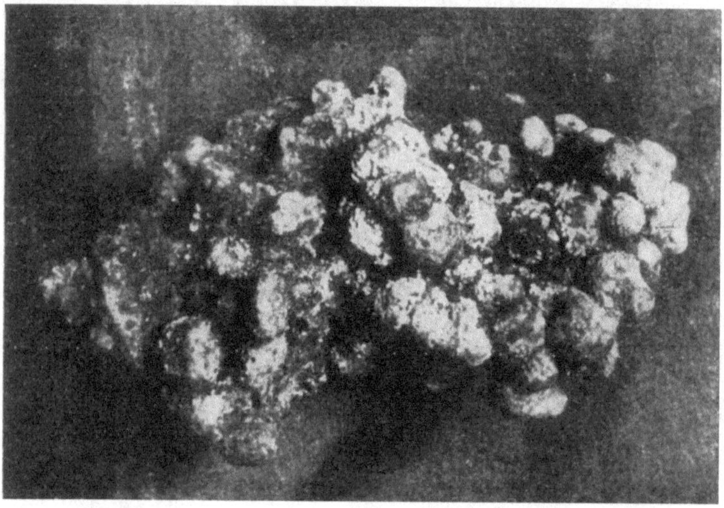

Abb. 80. *Corallinaalgen* von den Korallenriffen des roten Meeres. (Original.)

Mensch, da die Korallenriffe aus Tiefen von mehreren hundert Metern emporwachsen, und sie hat sich dazu des Materials bedient, mit dem auch der Mensch seine Monumentalbauten errichtet, des Kalksteines, von dem man in den Korallenriffen auch dolomitisierte und marmorartige Varianten findet. Jeden Kalk und Marmor, den der Architekt benutzt, verdankt er zuerst mit der Technik der Pflanze. Wir selbst können diese Vorgänge zwar im Laboratorium, aber nicht in der Industrie nachmachen, denn auch wenn wir Zement bereiten, müssen wir uns dazu erst des verwitterten Kalkmergels, also einer „historisch“ gewordenen Pflanzentätigkeit versichern.

Daß die Pflanze auch Eisen als Baumaterial herstellt und verwendet, wurde bereits auf S. 132 erwähnt. Es sind dies nicht so sehr die dort namentlich genannten Eisenbakterien, wie die Ockeralge (*Anthophysa vegetans*, Abb. 81), ein Einzeller niederster Gattung, der imstande ist, Eisenverbindungen aufzunehmen (auf eine noch nicht ganz geklärte

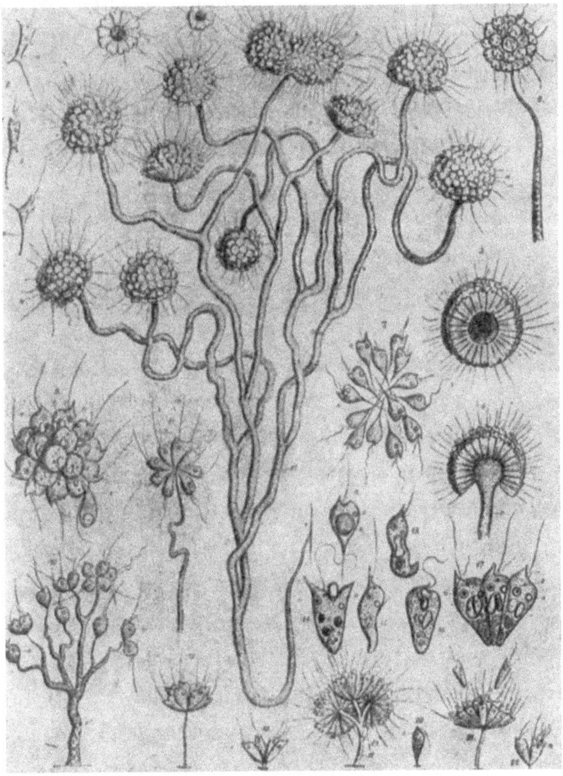

Abb. 81. *Anthophysa vegetans*, die Ockeralge, welche in ihren Stielen Eisenrost ablagert. Stark vergrößert. (Nach F. Stein.)

Weise) und dann als Eisenoxyd abzuscheiden. Aus diesen Rostkörnchen baut das gesellig lebende Pflänzchen sich Stiele, auf denen die kleinen Kolonien tronen. Nur vollzieht sich das alles in solchen Massen, daß Pfützen dadurch oft mit rostbraunen Schlammassen erfüllt, Teiche und Seen im Schlammgrunde mit vielen Metern mächtigen Raseneisenerzablagerungen bedeckt werden. AnderePflanzen, so die Closteriumalgen

(Abb. 70) nehmen den Eisenrost in ihre Zellhaut auf, färben sie dadurch dunkelbraun und gestalten sie so hart und fest, daß nach dem Ausglühen ein zartes, aus reduziertem metallischem Eisen bestehendes Skelett übrig bleibt, eine wahre Rüstung, die mit den Ritterrüstungen nicht nur das Material, sondern sogar den gleichen Schutzzweck teilt.

Die Baumaterialien der Pflanze sind also, um damit zu einem Schlußurteil zu kommen, von sehr großer Mannigfaltigkeit. Neben Kolloiden, wie Gallerte, Schleim, Zellulose, Holz, Kork, gibt es auch amorphes und kristallinisches Material: Kalk, Kieselsäure und Eisen.

In keiner Weise steht sie damit hinter den Rohstoffen der menschlichen Kultur zurück, übertrifft dieselben sogar, wie bereits betont, um ein Erhebliches.

Stets aber ordnet sich diese in ihrer Anpassungsfähigkeit unübertreffliche Membran dem mechanischen System der Zelle in vollkommener Weise ein, was, in seinen Konsequenzen zu verstehen, unsere nächste Aufgabe ist.

Zellkern, Plasma, Vakuolen und Membran, nebst den eingeschlossenen Zellprodukten stellen nur ein grobmechanisches System dar, das ursprünglich auf eine nach allen Seiten hin gleiche Kräfteverteilung aufgebaut ist, mit anderen Worten Kugelgestalt besitzt.

Diese Kugelgestalt, die ursprüngliche und natürliche Form der Zelle, geht aus der embryonalen Form der Eizellen hervor. Nur wenn durch Massenteilung zahlreiche Zellen auf engem Raum unter Druck nach Entfaltung ihrer äquimechanischen Systembedingungen streben, werden sie, in gleicher Weise eine auf die andere wirkend, sich gegenseitig polygonal zusammendrücken. Es wird dadurch jene für das Grundgewebe der Pflanzen typische Vielheit der Zellen zustande kommen, welche die Botanik längst mit dem Namen Parenchymgewebe belegt hat (Abb. 82).

Ein Parenchym ist stets der Ausdruck einer gewissen Gewebespannung. Wird es von dieser befreit, zerfällt das Gewebe wieder in eine Vielheit von Zellkugeln. Hierfür dient als klassisches Beispiel im pflanzenanatomischen Unterricht das Fruchtfleisch der Schneebeere (*Symphoricarpus*), das beim Öffnen der Beeren in zahllose weißschimmernde Zellkügelchen zerfällt.

Die Kugelform ist zwar raumökonomisch kein Ideal, wohl aber in bezug auf Druckspannung. Nur sie verwirklicht den für alle Naturbauten maßgeblichen Grundsatz, wonach wirkliche Dauer nur jene Gebilde besitzen, bei denen ein Minimum an Material und Kraft in einem Maximum an Leistungen verbraucht sind.

Ob diesem Ideal die Pflanzenbauten erheblich näher kommen als die der menschlichen Kultur, wird im weiteren zu erweisen sein; jedenfalls wird von nun an entsprechend dem Geiste dieses Werkes, diese Frage eine der Leitideen unserer noch restlichen Erörterungen bilden müssen.

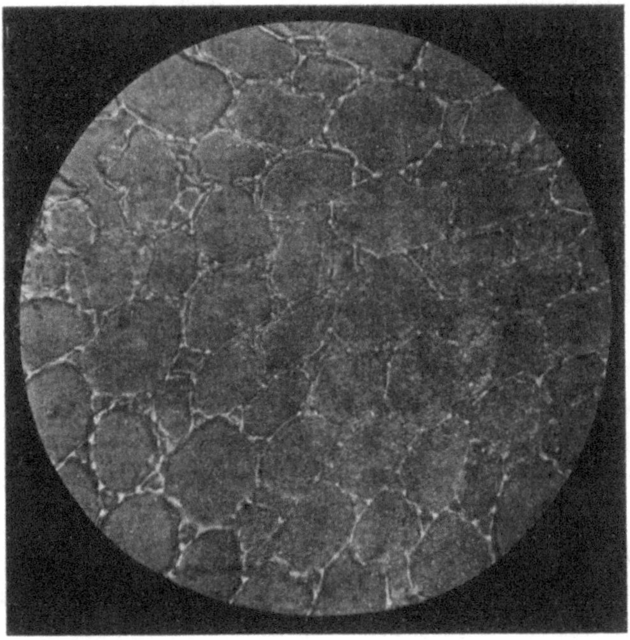

Abb. 82. Parenchymgewebe aus dem Stengelmark mit Interzellularen. (Originalaufnahme.)

Durch die Kugelgestalt wird jeder Teil der Zellmembran in eine ganz gleichmäßige Oberflächenspannung versetzt. Sie arbeitet der Expansion im Kugelinneren entgegen, die, wie wir bereits wissen, im Zellumen vornehmlich als Turgor in Wirksamkeit tritt, abgesehen davon, daß das Innere sich schon infolge des Bewegungszustandes der Moleküle auszudehnen trachtet.

Es entsteht so für sie eine Belastung von innen her, die sie zu sprengen und zu zerreißen trachtet, deren Größe uns ebenfalls (vgl. S. 100) bekannt ist und bis zur fantastischen Vorstellung von 160 Atmosphären ansteigen kann.

Ihr wirkt nur die „technische Qualität" der Membran entgegen. Und zwar mit solchem Erfolg, daß Explosionen von Zellen im Inneren einer Pflanze zu den größten Seltenheiten gehören und stets nur auf ungeheuerlichem Anwachsen des osmotischen Druckes, nicht aber auf Unzulänglichkeit des Materials beruhen.

Damit ist wieder eine feste Überzeugung auf dem Wege unserer Materialprüfung erobert, welche zugleich jene von der Überlegenheit der Pflanzentechnik über die menschliche befestigt.

Die technische Form der Kugel, sei es der Voll- oder der Hohlkugel, findet bekanntlich außerordentlich häufig Verwendung, weil sie eben eine ideale Lösung des „energieökonomischen Gesetzes", wie man den auf S. 166 formulierten Satz benennen könnte, darstellt.

Es würde zu weit führen und ist auch nicht nötig, diesen Anwendungen zu folgen. Nur auf zwei Beziehungen sei hingewiesen, weil sie das, was eigentlich unter unseren Worten gedacht werden soll, besonders anschaulich machen.

Die erste ist die Kugelform der Erde, wobei es für unseren Zweck zunächst einmal ganz gleichgültig ist, daß sich das Geoid infolge seiner Sonderverhältnisse abgeplattet hat.

Diese Kugelform ist viel mehr der Ausdruck einer inneren Spannung als einer äußeren Bewegung, denn die Rotation um eine unveränderliche Achse müßte ja eigentlich die Erde spindelförmig ausziehen und es ist nur der Expansionsdruck des Erdinneren, der sie in Form erhält Insofern sind die physikalischen Verhältnisse bei Erde und Zelle identisch. So wie für die Zelle ist eben auch für die Erde ihre Kugelgestalt die energetische Gleichgewichtsform.

Die zweite Beziehung ist die Verwendung von Kugellagern in der Technik (Abb. 83). Man verwendet sie dort, wo eine außerordentliche Reibung vermindert werden soll, also z. B. bei Fahrrädern und Automobilen, deshalb, weil die zwischen die Friktion von Lagerkörper *(b)* und Welle *(a)* geschalteten Kugeln *(c)* aus gehärtetem Stahl durch ihre technisch optimale Form die Berührungsflächen nach Möglichkeit vermindern. Sie bedürfen daher auch weit weniger Schmieröl als alle anderen Lager.

Diese Kugellager sind eine biologische Form, denn ihnen entspricht die Kugelform der Zellbestandteile, Vakuolen, Kern und Mikrosomen (vgl. Abb. 84), die bei der in fast allen Zellen üblichen Rotation und

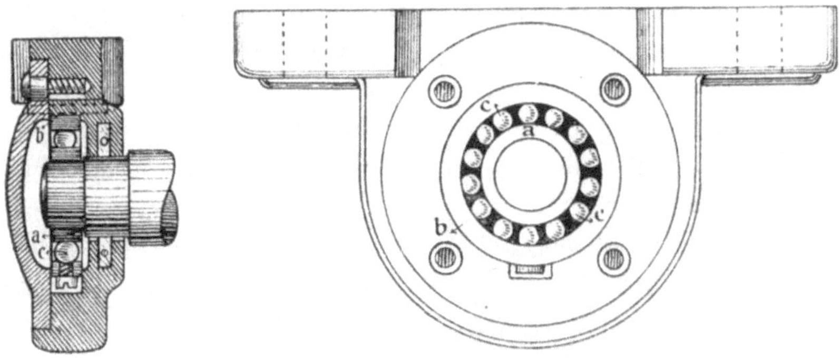

A. B.

Abb. 83. Bau eines Kugellagers im Querschnitt (A) und Längsschnitt (B). Näheres im Text.

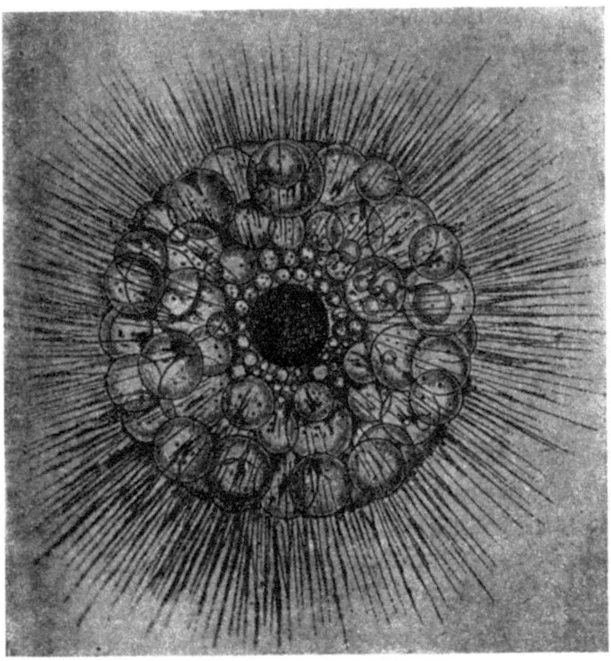

Abb. 84. *Thalassicola pelagica,* ein Planktonradiolar mit schaumigem Plasma, das mechanisch die Wirkung eines Kugellagers erzielt. Stark vergr. (Nach Haeckel.)

Zirkulation ebenso reibungsvermindernd in der Richtung des kleinsten Widerstandes wirken.

Das gleiche Prinzip, das wir hier vom Größten, von der Erde, durch die technischen Anwendungen bis zur Zelle verfolgten, läßt sich nun auch interzellular erkennen. Es wiederholt sich nicht nur im vorhin erwähnten gröberen Bau der Zelle, sondern auch im allerfeinsten, in der Wabenstruktur des Plasmas, ja, möglicherweise nochmals in Molekülen und Atomen. (Vgl. Abb. 73.)

Diese schon wiederholt, zuletzt bei Erörterung des Baues der Membran gestreifte Wabenstruktur ist ein physikalisch hochbeachtenswertes System von elastischen Kugeln, die eng zusammengedrückt oder locker beisammen liegend, auf ihre Weise offenbar alle mechanischen Gesetze wiederholen, die sich im Zellen- und Gewebebau ausdrücken. Wir können uns es gar nicht anders vorstellen, als daß sie gelegentlich der Plasmazirkulation ohne Zusammenhang nur nach Art der Kugeln eines Kugellagers aneinander vorbeigleiten, dagegen einen stabilen Zustand, namentlich Ruhezustände und Latenzperioden des Plasmas, dadurch schaffen, daß sie Wabenparenchyme bilden. Sie entsprechen in ihrer Mechanik durchaus den Bausteinen der Zelle, wie diese den Bauelementen des Organismus, nur mit dem Unterschied, daß sie elastisch bleiben, was von den Pflanzenzellen nur in beschränktem Maße und dann nur von jugendlichen Zuständen ausgesagt werden kann.

Auch für die Waben gilt eine gewisse Einschränkung, indem gewisse Reihen, sich in unplastisches Material verwandelnd, dann den anderen als Stützen, gewissermaßen als Skelettgebilde dienen, etwa so, wie es dem Histologen von den bindegewebigen Septen der Lymphdrüsen oder dem Stroma der Thymusdrüse bekannt ist. Meist sind durch Aneinanderreihung oder Umbildung diese Stützelemente fibrillär geworden und spielen dann die Rolle der Fibroblasten und elastischen Fibrillen im fibrillären Bindegewebe der Tiere. Durch diese Hinweise auf analoge Verhältnisse hoffe ich am meisten meine Auffassung dieser bisher noch kaum behandelten Dinge klarzulegen.

So deute ich mir die interzellulären Skelettbildungen, die bei vielen Pflanzen als Stützfasern oder Verspannungen und Verspreizungen längst bekannt sind. Besonders hübsch ausgebildet sind sie bei gewissen Algen (*Dasycladia*, *Caulerpa*, Abb. 1) und auf das Prachtvollste in komplizierte mechanische Systeme gebracht bei gewissen Kieselalgen, sowie den Flagellaten so nahe stehenden Heliozoen und *Radiolarien* (Abb. 84). Deren Kieselskelett wurde neuerer Zeit, namentlich von Val. Häcker als ein wahres mechanisches Kunstwerk erkannt, um dem hauchzarten schaumartigen Weichkörper im Wellengetriebe des Wassers eine geradezu bewunderungswürdige Statik zu verleihen. Höchst

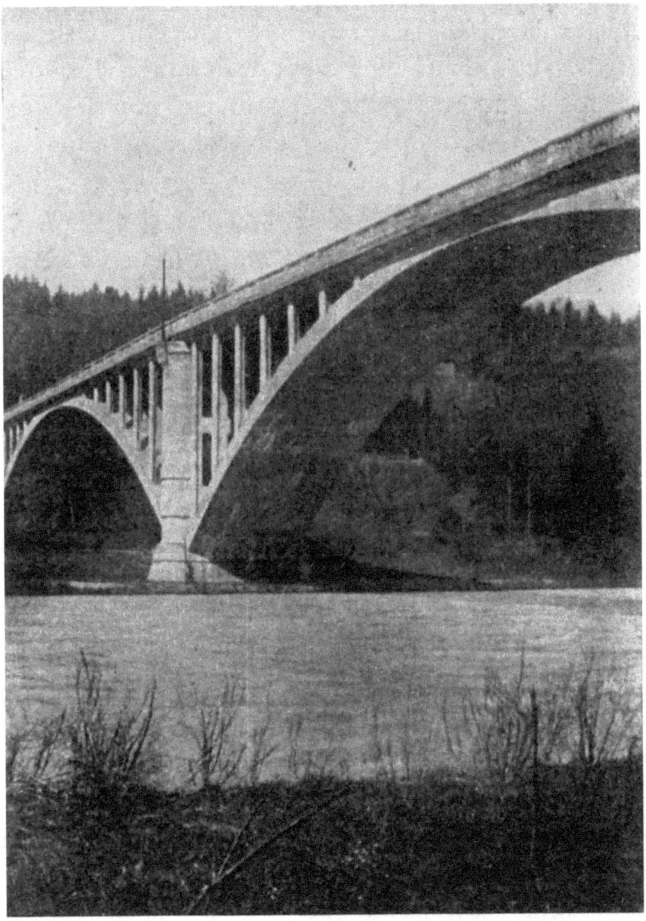

Abb. 85. Gitterwerk aus Beton bei einer modernen Brücke, ein Bauprinzip, das sich auch in den Skelettbildungen der Pflanze verwirklicht. (Original.)

komplizierte Gitter- und Netzwerke greifen dabei ineinander und unterstützen sich zu mechanischen Leistungen, die hier nur gestreift werden können. Die Mechanik kann aus dem Studium dieser Verhältnisse außerordentliche Befruchtung, die Praxis unmittelbare Anregung für

Gerüstbauten, den Bau von Dachgebälk, den Hochbau überhaupt gewinnen.

Man hat alle diese Naturbauten bisher immer nur vom Standpunkt der Ästhetik aus betrachtet als Kunstformen der Natur und dadurch das Wichtige gleichsam nur ins Spielerische umgebogen. Unsere neue Zeit wird mit anderen Augen auf die Fülle einzelliger Gestaltungen blicken müssen, als auf eine Modellsammlung der wichtigsten mechanischen und statischen Probleme mit Lösungen, die weder unseren Mechanikern noch Architekten bislang eingefallen sind.

Der Wabenbau stellt uns so ein Vorbild aller Hochbauten dar, mit den Parallelen, daß seine Versteifungen den eisernen Trägern oder in gewissem Sinn dem Fachwerk der Fachwerkbauten, die Waben selbst den Füllungen, dem Ziegelmaterial, die Einzelwabe dem Einzelbaustein entspricht. Wenn aus solchen Gebilden das Lebendige schwindet, bleibt das reine, meist auch unverwesliche, weil aus Bergkristall bestehende Gerüst übrig, das dann frappant in seiner Konstruktion den Eisenhochkonstruktionen gleicht, Dinge, über die der Leser bereits Eingehenderes auf den S. 35—39 gesagt findet.

Was hier für die feinsten Konstruktionen der Zelle gesagt wurde, gilt auch für die nächste Kategorie: den Bereich der Gewebebauten.

Von ihnen ist uns schon das einfachste Baugebilde: das Parenchym entgegengetreten, das bei der Pflanze gewöhnlich dem altrömischen *Opus reticulatum* mit diagonal verlaufenden Fugen entspricht, wenn nicht den Kyklopenmauern, also polygonen Elementen, deren Zwischenräume leer bleiben oder mit kleineren Steinen ausgefüllt wurden (Abb. 86). Ein Vergleich zwischen einem Durchschnittsepithel und den klassischen Kyklopenmauern von Mykenae sagt über die Anwendung gleicher Bauprinzipien mehr als jede Erörterung.

Die „Bausteine" der Pflanze sind aber von anderer Qualität als die des Menschen. Er unterscheidet nur natürliche Hausteine, worunter er gewöhnlich Kalk, Sandstein oder Granit, also ein festes, kristallinisches, körniges oder amorphes Material versteht und künstliche Steine, im engeren also Ziegel, Terrakotten, Kunstsandsteine und Marmore, Glasziegel u. dgl., deren höchstes Ideal die Annäherung an die Qualitäten der natürlichen Steine ist.

Wie jedes Lehrbuch der Baustoffkunde uns versichert, sind dabei

Porosität, Durchlässigkeit und Mangel an Festigkeit Eigenschaften, die am wenigsten am Baumaterial geschätzt werden. Nur die Ziegel machen hierbei insofern eine Ausnahme, als sie bei ihrer Herstellung aus gebranntem Ton ziemlich porös und sogar kapillar sein müssen. Zu Sonderzwecken (man verwendet sie besonders zu Gewölben, Zwischenwänden, Decken) stellt man sogar poröse Mauersteine besonders her aus reinem, nicht

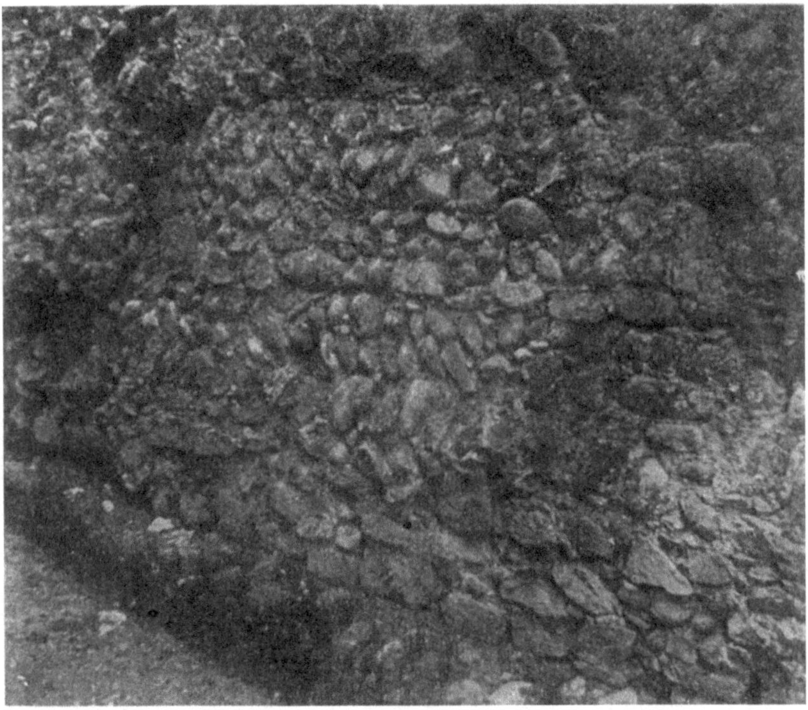

Abb. 86. Mittelalterliche Kyklopenmauer, für welche die Mechanik der Parenchyme der Pflanzen gültig ist (Teil der Stadtmauer von Wasserburg a. I., welche aus Findlingsblöcken erbaut ist). (Original.)

zu fettem Ton unter Zusatz von Substanzen wie Sägspänen, Torf, Braunkohlenklein, die dann, beim Brennen völlig verzehrt, entsprechende Poren hinterlassen, in denen jeder meiner Leser sofort das Gegenstück der Plasmodesmen und Membranporen erkennen wird. Diese sehr leichten Kohlenziegel trocknen leicht und sind schlechte Wärmeleiter. Um Dächer zu decken, also dem Organismus des Hauses einen wetterfesten Abschluß zu geben, bereitet man Dachziegel, die (als Schieferplatten in Thüringen) oft auch zur Verkleidung der Wetterseiten der Hausmauern verwendet werden. Die Biberschwänze, die gewöhnlich verwendet werden, sind dann flach und dünn.

Eine besondere Spezialität sind Quarzziegel (Flintshiresteine), die wenigstens in England fast ganz aus reiner Kieselsäure hergestellt werden und als Gewölbesteine für Öfen der Eisen- und keramischen Industrie Verwendung finden.

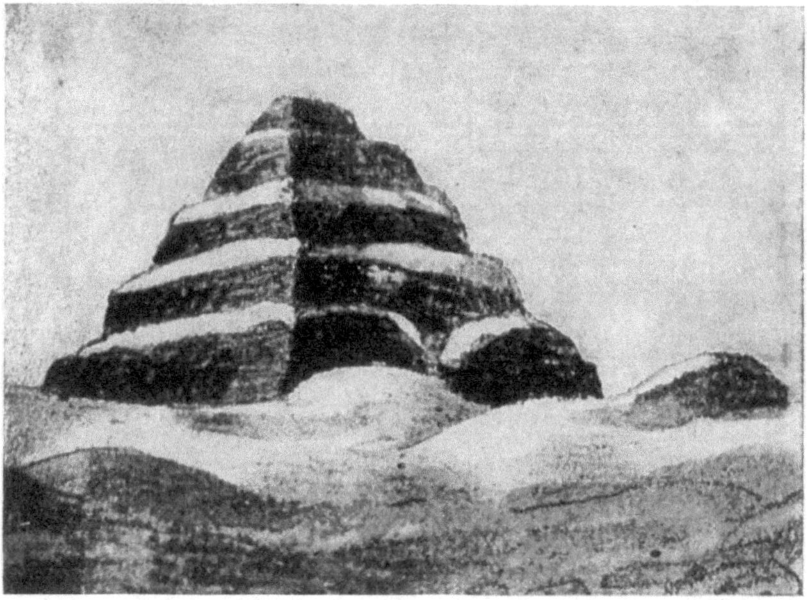

Abb. 87. Das älteste Ziegelbauwerk der Menschheit. (Die Stufenpyramide von Sâkkara.) (Nach der Natur gezeichnet vom Verfasser.)

Nur die ältesten Zeiten kannten noch die ungebrannten Ziegel, aus denen heute höchstens an den Grenzen der Zivilisation der Wallache oder Fellache seine malerischen, weil so leicht ruinösen Hütten erbaut. Aus ungebrannten Nilschlammziegeln konnten die Ägypter der ersten Dynastien noch solche Riesenbauten errichten, wie die Stufenpyramide von Sâkkara (Abb. 87), und es ist ein Zeugnis für die Qualität des ägyptischen Klimas, nicht aber der ägyptischen Baukunst, wenn von einem solchen primitiven Lehmwerk nach Jahrtausenden noch so ansehnliche Reste vorhanden sind.

Stellen wir diesem Material das der Pflanze entgegen, so zeigt sich, daß es dem menschlichen nur in bezug auf Haltbarkeit, nicht aber in den sonstigen technischen Qualitäten unterlegen ist. Auch die Haltbarkeit ist nicht vom Standpunkt der technischen Leistungsunfähigkeit, sondern aus dem biologischen Gesichtspunkt heraus zu beurteilen.

Die Pflanze hat nicht immer geschichtliche Interessen wie der Mensch. Jede ihrer Generationen lebt für sich ohne Rücksicht auf Vergangenheit, nur der Gegenwart und Zukunft. In den wenigen Fällen, in denen eine Kette von Generationen des Lebensraumes halber aufeinander angewiesen ist, wie bei den Korallinen in der Riffbildung, da sehen wir auch so haltbare Bauten durch sie errichtet, daß gegen sie die der Menschen, die nach 4000 Jahren auch von den einfachen Pyramiden unter afrikanischem Wüstenhimmel nur Ruinen hinterlassen, zur Lächerlichkeit zusammensinken. Der Prachtbau des Schlern in Tirol ist ein solcher Kalkalgenbau und ist auch er nur eine, wenn auch glänzend erhaltene Bergruine, so sind doch seit seiner Entstehung mehr als ebenso viele Jahrtausende eines zerstörenden Klimas über ihn hinweggegangen als über die Pyramiden Jahre.

Hätte die Pflanze ein Interesse daran, dauernd haltbare Bauten aufzuführen, wäre es ihr ein leichtes, kann sie doch das haltbarste Material, nämlich Quarz, dazu verwenden. Die Gräser (Gramineen) bilden ihre Epidermis aus Zellen mit kieseliger Membran; oftmals häufen sie darin derartige Mengen von Kieselsäure, daß ihre Blätter scharf schneiden wie ein Messer, worüber wohl jedermann mit Röhricht schon Erfahrungen gesammelt hat. Die Epidermalzellen der Gräser (Abb. 92) sind dadurch unverweslich und erhalten sich, wenn sie nicht mechanisch zerstört werden, im faulenden Laub des Erdbodens viele Jahre lang. Es ist mir gelungen, auch im subfossilen Material diluvialer und alluvialer Böden noch solche wohlkenntlichen Sklerenchymzellen von Gräsern nachzuweisen.

Unter günstigen Umständen, wenn es aus kieselsäurehaltigem Wasser zu Infiltrationen kam, wurden Baumstämme und ganze Wälder verkieselt und erhielten sich dann durch geologische Epochen hindurch, als Zeichen, daß Bergkristall allen Witterungseinflüssen Trotz bietet (versteinertes Holz), wofür die „versteinerten Wälder“ im Mokattamgebirge bei Kairo ein weltbekanntes Beispiel sind (Abb. 88).

Diese Kieselzellen sind das vegetabile Vorbild der Quarzziegel. Alle Zellen sind dabei eigentlich Lochsteine, nämlich Hohlziegel, welche im Bauwesen namentlich dann angewendet werden, wenn es sich um Räume handelt, die im Sommer kühl, im Winter warm und dabei möglichst trocken sein sollen. Man benützt dabei die Tatsache, daß die darin zirkulierende Luft als Regulator tätig ist; daher bildet man auch die Interzellularen der Pflanze regelrecht in der modernen Architektur nach, indem man solche Umfangsmauern aus zwei parallelen, eine lotrechte Luftschicht einschließenden, mit zahlreichen Durchbindern zusammenge-

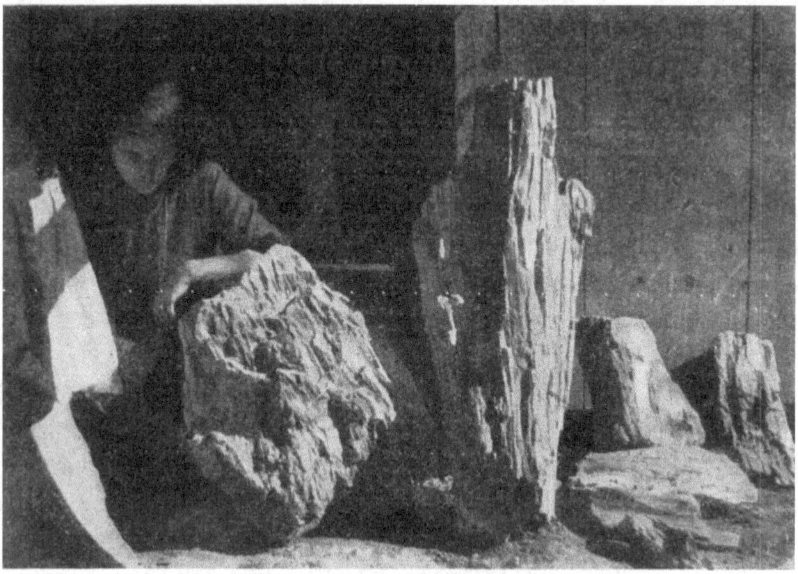

Abb. 88. Versteinertes Holz. (Original.)

haltenen Teilen herstellt. Damit ist die vollkommene Nachahmung eines Interzellularensystems erreicht. (Vgl. Abb. 82.)

Auch die Verblender für Rohziegelbauten werden jetzt vorzugsweise als Hohlsteine angefertigt, da sie trocken halten und schroffen Temperaturwechsel in den Gebäuden verhüten.

Schließlich berührt es uns nach so vielen Übereinstimmungen zwischen Technik und Leistungen der Pflanzen nur mehr selbstverständlich, daß auch die Dachziegelform in der Pflanzenarchitektur ihre Verwendung gefunden hat. Um jedoch eine Verbindung des Speichers mit der Außenluft herzustellen, hat der Mensch die Dachluken, die Pflanze die Rindenporen (Lenticellen) geschaffen (Abb. 89), Durchbrechungen des gleichförmigen Daches durch lockere (also meist wieder kugelige) Zellen, zwischen deren Lücken Luft frei zirkulieren kann. Übrigens gibt es in den „Dächern" der Pflanzen auch regelrechte Kamine zum Abzug der schädlichen Gase, uns bereits bekannt und abgebildet von den Lebermoosen.

Summieren wir die gewonnene botanische Einsicht in der Sprache des Architekten, so läßt sich demnach etwa folgendes sagen:

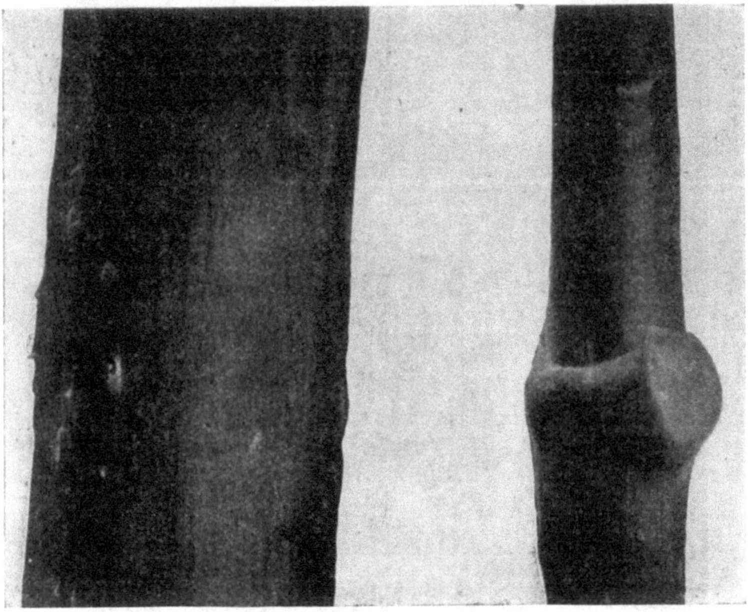

Abb. 89. Lenticellen des Hollunders. (Etwas vergr. Original.)

Die Pflanze erbaut Zellengebäude von größeren Dimensionen als der Mensch[1], aus Bausteinen, die so klein sind, daß zu einem einzigen Baum mehrere Billionen (der Mensch besteht aus 5 Billionen Zellen) verbraucht werden, während die gesamte deutsche Backsteinproduktion jährlich drei Milliarden beträgt.

Sie verwendet dazu durchgängig Hohlsteine, nur in ganz seltenen Fällen Massivziegel (Abb. 90—91, botanisch Sklerenchymzellen genannt),

[1] Das Ulmer Münster, das höchste gemauerte Bauwerk, ist 171 m hoch, die Lianen von Calamus werden 200 m, die Alge *Macrocystis* rund 300 m lang, die Eukalyptusbäume 156 m hoch.

deren Wandung meist aus Zellstoff, Holz oder Kork, nur seltener aus Bergkristall oder Kalk besteht; sie kennt daher die Anwendung von Quarzziegeln und Kalksteinen. Gewöhnlich sind die Hohlziegel nicht mit Luft gefüllt (dies ist der Fall beim Mark der Bäume und den Zellen der Borke), meist enthalten sie wässerig-kolloide Stoffe. Stets sind sie porös gebaut nach Art der Kohleziegel und durch ihre Porosität zu osmotischen Leistungen

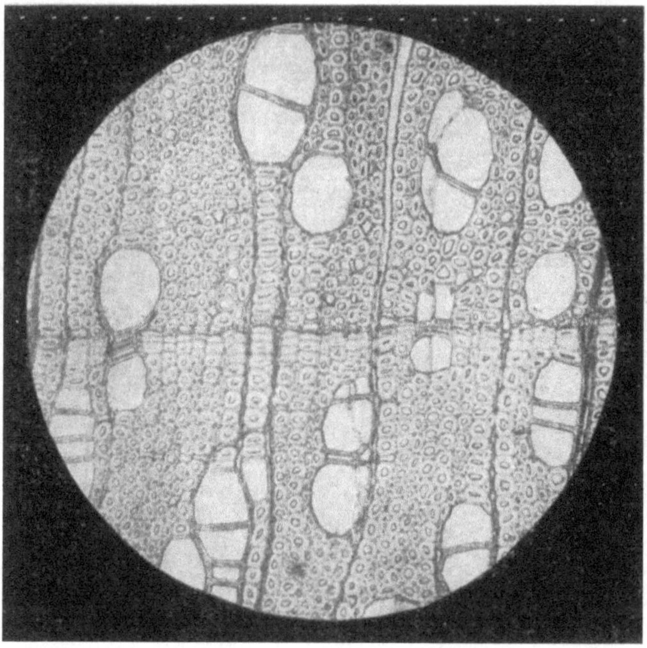

Abb. 90. Sklerenchymisierte Zellen im Gefüge der Pflanzenbauten, ein Vorbild der Hohlziegel. (Originalmikrophotographie von Frau Dr. A. Friedrich.)

befähigt. Sind die Wandungen noch dünn, dann sind die Bausteine elastisch. Außerdem besitzen sie die Fähigkeit, ihren Innendruck nach Bedarf des ganzen Baues oder seiner Teile zu erhöhen oder zu vermindern, ihre Größe durch Wachstum zu steigern und ihre Zahl selbsttätig durch Teilung zu vermehren.

Außer den Hohlziegelanordnungen gibt es Durchlüftungsschächte (Interzellularen genannt), in den Decken auch besondere Ventilationsluken mit automatischem Verschluß (Spaltöffnungen), sogar Durchlüftungsschlote (Lenticellen). Der Abschluß nach außen wird durch

Verblender erreicht, die nach Art der Dachziegel gebaut und wasserundurchlässig imprägniert (verkorkt) sind.

Die technischen Leistungen der Pflanze sind auf diesem Gebiete dermaßen in die Augen springend, daß sie nicht übersehen werden können. Sie übertreffen die der modernen Architektonik, der sie seit Jahrhunderten hätten Anregung geben können, bei weitem, denn es ist nicht nur ihr Material an Güte außergewöhnlich überlegen und aus inneren Gründen

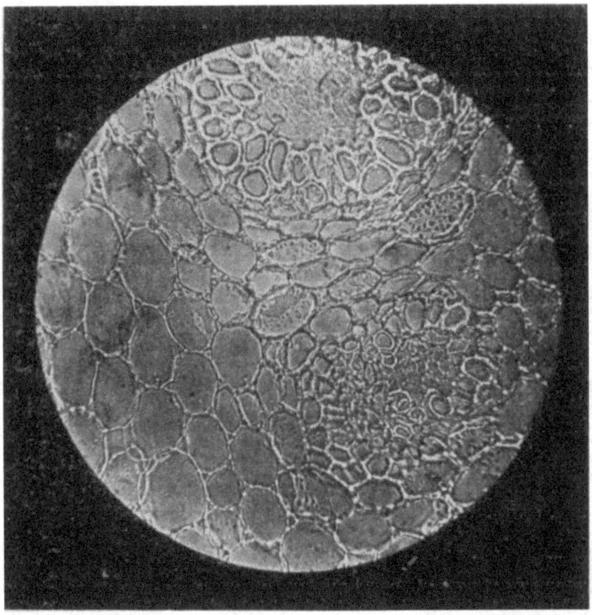

Abb. 91. Querschnitt durch das Parenchym und Sklerenchym eines Pflanzenstengels mit Luftgängen zwischen den Zellen. (Originalaufnahme von Frau Dr. A. Friedrich.)

unübertrefflich, es offenbart sich auch in seiner Anwendung bei aller Ökonomie eine Zweckmäßigkeit, die genial genannt werden würde, wenn sie dem Kopfe eines Architekten entsprungen wäre.

Noch heute kann der Architekt von der Pflanze ebenso eine Fülle von Anregungen empfangen, wie in den vorhergehenden Abschnitten unserer Betrachtung der Maschineningenieur und Chemiker. Auch für ihn hat das botanische Studium grundlegende Bedeutung, keineswegs als ästhetischer Formenschatz der Natur, wie man es ihm bisher empfohlen hat, sondern als die vollendetste Vorschrift und das Musterbeispiel, wie solide, innerlich durch und durch zweckmäßige und formvollendete Bauten zu errichten sind.

Es würde viel zu weit führen und kann für mich als Botaniker und Nichtarchitekten auch keine Versuchung bilden, in Einzeldingen den Baukünstlern und ihren Hilfsarbeitern Fingerzeige zu geben, wie sie durch Pflanzenstudium ihre Leistungen erhöhen können. Ich will nur einige Beispiele aus den Notizbüchern zu dieser Arbeit anführen, worin Fälle

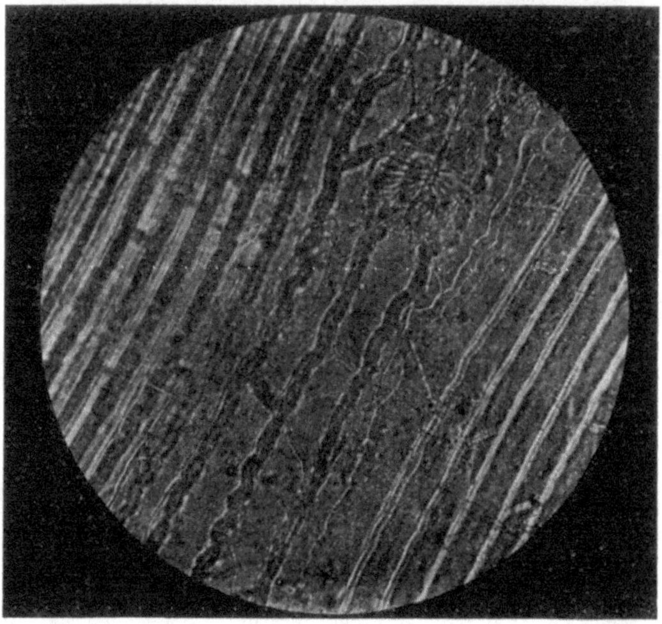

Abb. 92. Verzahnte Zellen aus der Epidermis der Gräser. Stark vergr. (Original von Frau Dr. A. Friedrich.)

aufgezeichnet sind, die ich von Pflanzen kenne und in der Architektur nicht wiederfinde.

Zwischen der Größe der Bauten und der Bauelemente besteht ein ästhetisch gesetzmäßiger Zusammenhang. Dem muß auch ein Notwendigkeitskonnex zugrunde liegen, zu dessen Erforschung hiermit angeregt sei. Jedenfalls ist das Verhältnis zwischen Menschenbauten und Bausteinen ein anderes, wie zwischen Pflanzen (man denke an 156 m hohe Bäume) und Zellen. Nähere Tatsachen hierüber und Ursachen sind unbekannt.

Besonderes hat die Pflanze dem Architekten auch in bezug auf den Baustil zu sagen.

Man hat die Stilistik bisher fast immer nur rein ästhetisch-kunstwissenschaftlich betrachtet, den Stil als ein „Göttergeschenk“, nüchterner gesagt, jeweils psychologisches Problem und Symbol von Zeitausdruck hingenommen und nur ganz selten daran gedacht, daß er auch zweckbedingt,

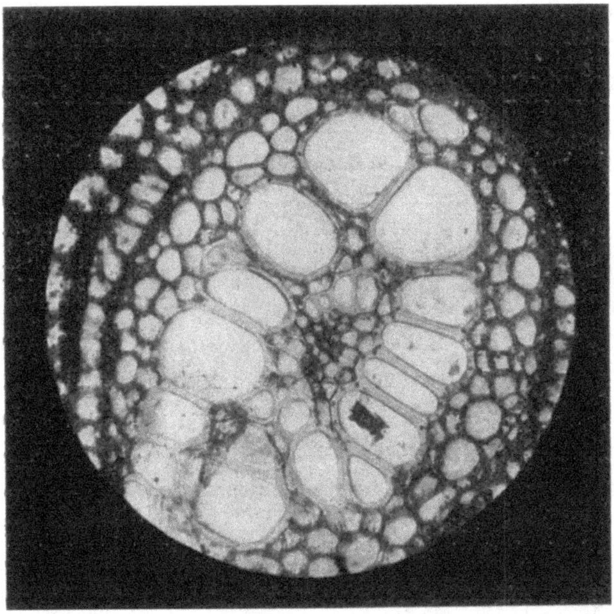

Abb. 93. Querschnitt durch ein Gefäßbündel des Adlerfarns, (*Pteridium)*, ein Vorbild des romanischen Baustils. Stark vergr. (Original von Frau Dr. Friedrich-München.)

durch Material und jeweilige Bauaufgabe festgelegt, ein notwendiger Ausdruck der Leistungsgesetzmäßigkeit sein muß.

Schon insofern ist es nicht Zufall, daß ein Stilwechsel eintreten mußte, wenn man vom Holz- zum Steinbau und von da zum Eisenbau überging, daß z. B. die Verwendung unechter Materialien immer wieder leichtere, daher zierliche und spielerische Architekturen nach sich ziehen muß, weshalb es nicht nur ein christliches, sondern auch ein antikes (Pompeji!), sogar ein arabisches Rokoko gibt. Es liegt letzten Endes in Konstruktionsnotwendigkeiten begründet, daß hohe Bauten zum Spitzbogenstil greifen, daß massig flächenhaft ausgedehnte ihren vollkommenen Formenausdruck nur im Rundbogenstil finden, daß Zweckbauten zu einer bloß mathematisch sachlichen Formulierung, solche der Behaglichkeit und des Lebensgenusses aber zur feinsten Herausholung jeder Wirkungsmöglichkeit, also zu möglichster Durchgliederung und Auflösung der Massen in Formen kommen müssen. Es ist demnach dem, der das Stilproblem naturwissenschaftlich durchdenkt, ohne weiteres klar, daß jedes Haus, jeder Bauteil eigentlich seinen Sonderstil haben kann und muß, daß die künstlerische Aufgabe des Architekten eigentlich erst dort beginnt, diese Buntheit wieder organisch zu einer höheren künstlerischen Einheit zu verschmelzen, noch dazu in mehrfacher Integration, da die „Bauindividuen" zuerst zu geschlossener Wirkung kommen müssen, hierauf aus ihnen ein ästhetisch befriedigender Zusammenschluß gesucht werden muß, wie er etwa durch den Anblick eines Platzes oder einer Straße verwirklicht ist. Aus diesen Elementen höherer Ordnung organisiert sein Künstlervermögen dann erst den Stil der Stadt.

Hierfür kann ihn botanisches Wissen beraten, denn in der Einzelpflanze steht ihm ein solcher ästhetisch hochbefriedigender Zusammenschluß von „Organstilmotiven" vor Augen; in dem Zusammentreten verschiedener Pflanzen zu einer Formation (etwa der Grasflur, der Heide, des Sphagnetums, des Buchenwaldes usw.), die oben als Platz und Straße exemplifizierte höhere Stufe, aus deren Zusammentreten in einer Landschaft erst die höchste ästhetische Wirkung erzielt wird.

Daß unsere Forderung realisierbar ist, braucht nicht erst erörtert zu werden. Unser Entzücken über die Schönheit der Landschaftsbilder, die geschlossene Charakterwirkung von Heide, Moor, Hochwald und Waldwiese, die harmonische Schönheit jedes einzelnen Baumes, jeder Blume, enthebt uns dessen.

Auch darüber braucht kaum diskutiert zu werden, daß innerhalb derselben Pflanze jedes Organ einen anderen Stil verwirklicht. Die Durchsprechung einiger Beispiele wird dies auch den Zweiflern beweisen.

Die Kakteen sind in ihren Vegetationsorganen wahrlich in einem anderen Stil erbaut als ihre oft hauchzarten, grazilen und zierlichen Blüten, desgleichen die meisten Orchideen. Die Blattrosette der Primel (*Primula*) verwirklicht einen anderen Bauplan als die nickende schlanke Blüte, die der Gentianen im Hochgebirge einen anderen als die berückend schöne, romantische Blütenglocke.

Es ist nun eine lohnende Aufgabe für Architekten, für Künstler schlechthin, die Abbildungen dieses Werkes darauf hin durchzusehen, welche der historischen Stile sich im Zellengewebe und in der Organge-

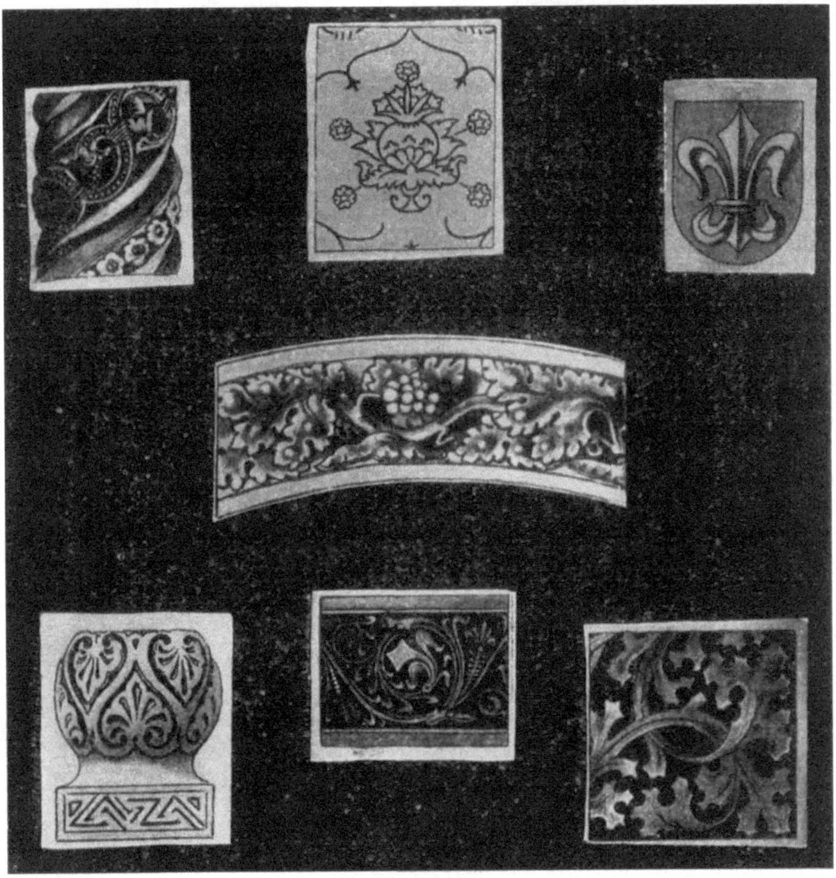

Abb. 94. Pflanzenornamente der historischen Stile. Man vergleiche hierzu namentlich Abb. 95 und Abb. 97.

staltung der Pflanzen verwirklicht finden und welche neuen Möglichkeiten hier noch unverwertet schlummern.

Befragt man mich um meine Ansicht, so würde ich darauf hinweisen, daß es der Kunstwissenschaft wohl bewußt ist, wie sehr die einzelnen Stile von der Betrachtung und Verwertung von Naturmotiven beeinflußt waren, daß, um nur einige Beispiele zu nennen, die frühe Romanik mit ihren

Kelchkapitellen (Abb. 94), schweren gedrungenen Säulen, den Pflanzen- und Stabornamenten, ohne Botanik ebenso undenkbar ist, wie die korinthische Säule ohne den Acanthus (Abb. 104), die griechische Ornamentik ohne die Aroideen. Der gotische Stil ist eigentlich nichts anderes als die Übertragung der Formgestaltung

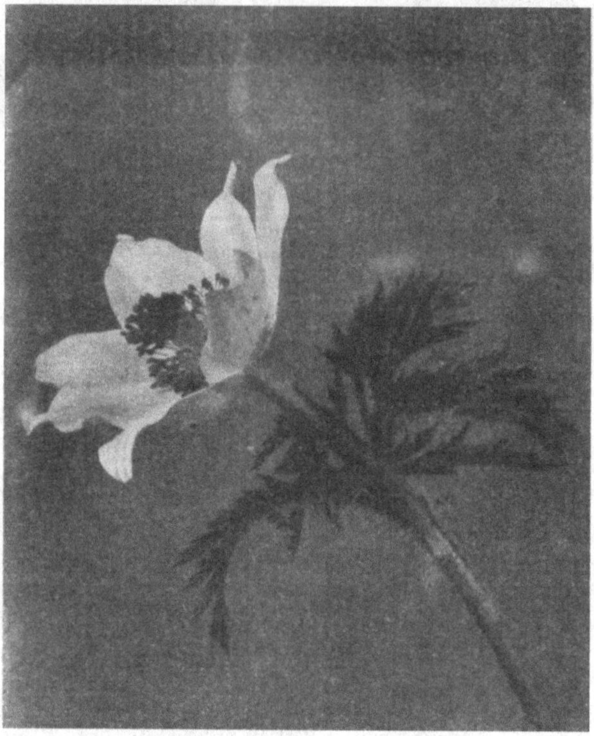

Abb. 95. Alpine Anemone als Beispiel eines gotischen Pflanzenstiles von großer Reinheit. (Nach der Natur aufgenommen von Frau Dr. Friedrich.)

des deutschen Buchenwaldes in Stein, so wie der nationalmagyarische Stil die der Formengebung der Tulpe. Grade die Gotik ist der ausgesprochen „vegetabile Stil", nicht nur in den Einzelmotiven, sondern auch in seiner Gesamtwirkung, worauf ja längst hingewiesen wurde (Ruskin). Das gleiche gilt für den altägyptischen Baustil, der die Pflanzenwelt der Nilufer in Stein und Holz übersetzt (Abb. 96), mit seinen Papyrus- und Lotossäulen, den Kolonnaden und der breitflächigen, dem Schilfmeere entsprechenden Gesamtwirkung seiner Architektonik.

Das damit Gesagte wiederholt nur Bekanntes, neu daran ist bloß die Einsicht, daß diese Zusammenhänge zwischen Stil des Menschen und der Pflanze nicht künstlerische Willkür, sondern innere Notwendigkeiten sind, daß beide Äußerungen einem Gesetz untertan sind. Und neu ist

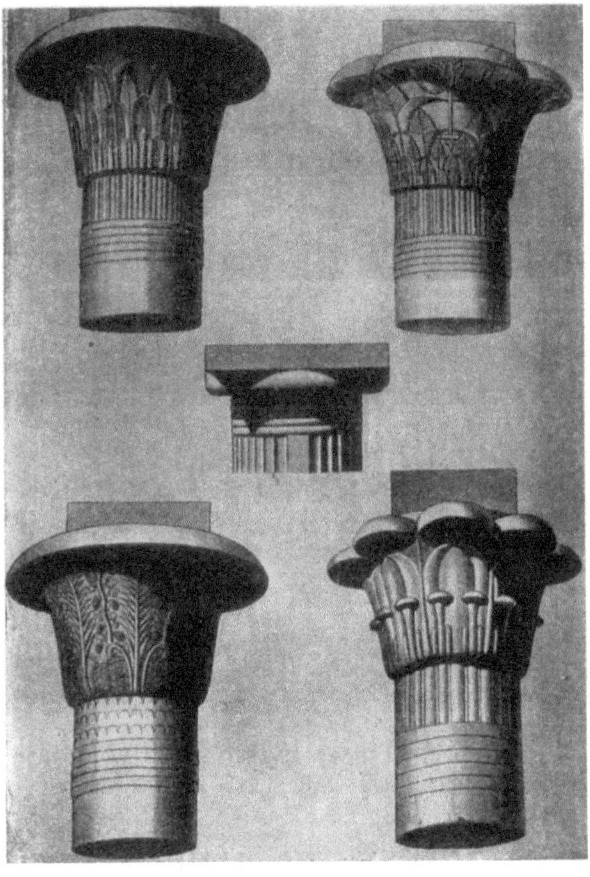

Abb. 96. Altägyptische Säulenkapitelle, welche Kopien der heimischen Sumpf- und Palmenvegetation darstellen. (Nach A. Schultz.)

wohl auch der Hinweis, daß diese stilistische Durchprägung der Pflanzengestalt auch hinabreicht in den Unterstock der histologischen Bildungen. Reinste Gotik atmet dies Gefäßbündelnetz der Farne, Romanik die Ausprägung des Luftgewebes eines Nymphaeastengels (Abb. 93); vom Menschen noch unverwirklichte Stile sind beschlossen in den Pilzkörpern, dem Algenthallus, den Moosstengeln. Ein ungeheueres Reich schönster und innerlich sinnvollster Formen liegt noch unentdeckt im Pflanzenstudium und harrt jener, die es für das menschliche Wirken und Leben nutzbar machen wollen. Wir müssen uns auf diesen Hinweis beschränken, denn unser Werk hat überhaupt nur die beglückende und zugleich demütigende Kolumbusaufgabe, am Küstensaum neuer Reiche der Erkenntnis Fuß zu fassen und die Konquistadoren aller Länder des Geistes einzuladen, nachzufolgen und Reichtümer zu erwerben.

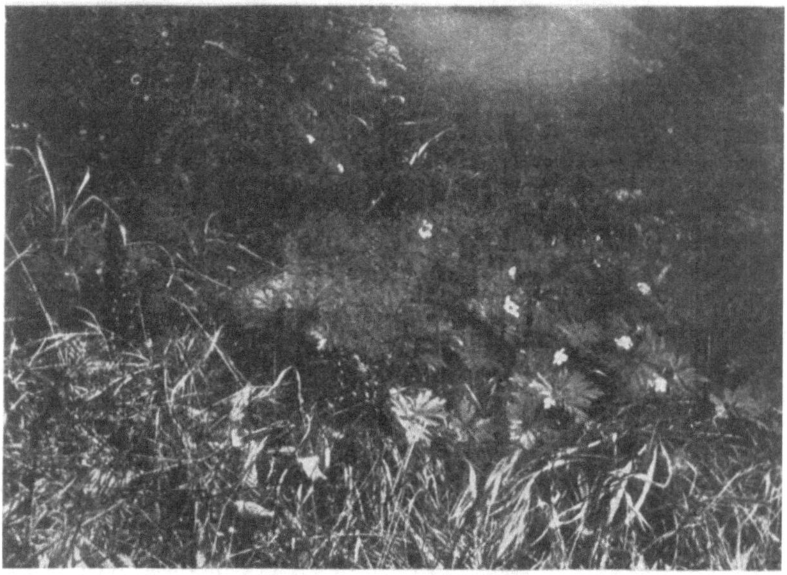

Abb. 97. Buschwindröschen (*Anemone nemorosa*) am Waldesrand als Beispiel der Verwirklichung historischer Stile durch die Pflanzenwelt. (Original.)

Uns zieht es wieder zu neuen Gedanken, die sich jetzt an die zweite der großen technischen Bauformen, nämlich den Ausdruck der Zugfestigkeit knüpfen müssen.

Zugfestigkeit wird nicht durch Kugeln und polygonale Bauelemente erreicht, sondern durch die langgestreckte Form: das Seil, die Stange, die Röhre, die Säule und den Balken, wenn es sich um Tragfähigkeit und nur einseitige Druckbelastung handelt.

In der Pflanze werden die zug- und tragfesten Konstruktionen selbstverständlich durch die gleichen technischen Formen erreicht. Ausgeprägt sind sie in der Kategorie der Zelle als feinste Fibrille, wie sie etwa gelegentlich der Kernteilung sichtbar wird, oder als Spermatozoidengestalt und Flimmerhaar. Die ganze Zelle ist zur zugfesten Konstruktion geworden in der Gestalt der Holzzelle (Abb. 8), im

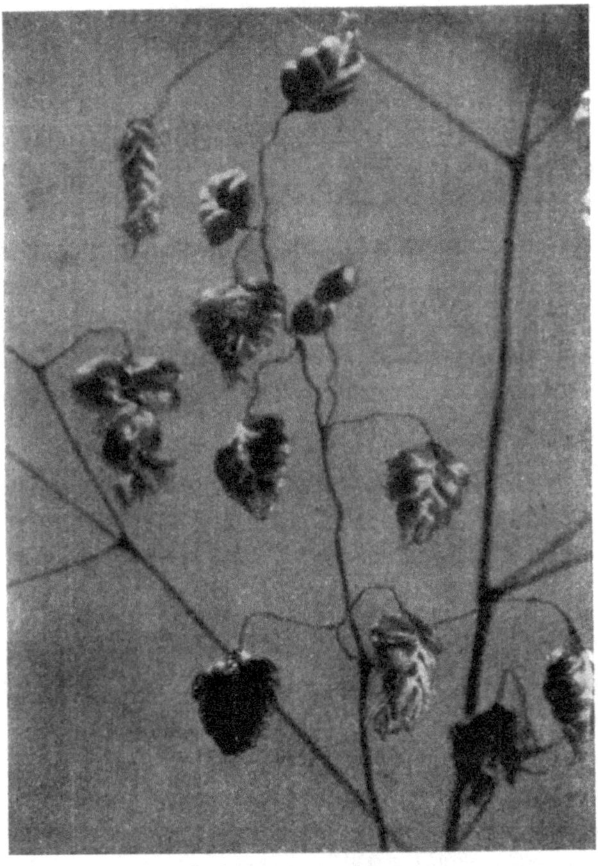

Abb. 98. Die Anwendung federnder Spiralen durch die Pflanze. Fruchtstielchen des Zittergrases (*Briza*). (Original.)

besonderen als Libriformfaser und ganz rein ausgeprägt als Bastfaser. Die Botanik faßt von alters her die langgestreckte spindelförmige Zellenform unter der Gesamtbezeichnung des Prosenchyms zusammen, das dann dem Parenchym und Sklerenchym gegenübergestellt wird.

Die Zugfestigkeit dieser Zellen wird nicht nur durch ihre äußere Form, sondern auch das Material und die Struktur ihrer Wandung gewährleistet. Sie sind fast durchgängig Röhren, über die wir, allerdings spät genug, zur Erkenntnis gekommen sind, daß sie technisch leistungsfähiger sind als solide Gebilde gleichen Durchmessers. Ihre Wandung ist kolloidaler Natur, was besondere Tenazität, also Widerstand gegen das Zerreißen und Abdrehen (die Torsion) verbürgt (obgleich der kolloidale Zustand in dieser Beziehung noch wenig studiert ist). Die Wand ist gewöhnlich verholzt, hat also hervorragende, den Materialprüfern wohlbekannte Qualitäten.

Sie gehen am besten aus einigen vergleichenden Angaben hervor, die wir den Untersuchungen von S. Schwendener[1] verdanken:

Der Bast von *Phormium tenax* besitzt ein Tragvermögen pro mm² von	20	Kilo
Der Bast von *Lilium auratum* von	19	,,
Der Bast von *Papyrus antiquorum* von	20	,,
Der Bast von Roggen (*Secale cereale*) von	15—20	,,

dagegen besitzt

Schmiedeeisen	ein	Tragvermögen	von	13,13	Kilo
Deutscher Stahl	,,	,,	,,	24,6	,,
Kupferdraht	,,	,,	,,	12,1	,,
Messingdraht	,,	,,	,,	13,3	,,

Hieraus geht also hervor, sagt C. Holtermann, „daß der Bast in bezug auf das Tragvermögen bei der Elastizitätsgrenze nicht nur dem Schmiedeeisen, sondern mitunter sogar den besten Qualitäten Stahl zur Seite gestellt werden kann". Dabei handelt es sich hierbei um lebendfrischen Bast, und es hat sich erwiesen, daß die absolute Festigkeit dieses Materials mit dem abnehmenden Wassergehalt zunimmt.

Es ist auffällig, daß die Hartbastfasern, um die es sich bei diesen Materialfeststellungen handelt, erheblich länger sind, denn andere Zellen, ja sie gehören sogar zu den längsten aller bekannten Pflanzenzellen. In der Brennessel (*Urtica*), die wir ja neuestens in die Reihe der Textilpflanzen aufgenommen haben, werden sie bis 77 mm lang, im Flachsstengel 40 mm, in der tropischen Nessel *Boehmeria* sogar 250 mm.

---

[1] Vgl. C. Holtermann, Schwendeners Vorlesungen über mechanische Probleme der Botanik. Leipzig 1909. 8⁰. S. 3.

Ihr Kolloidbau besitzt eine besondere Eigentümlichkeit, auf die meines Erachtens nach bei solchen technischen Leistungsfeststellungen bisher zu wenig Gewicht gelegt wurde. Ihre Wand besitzt feine Tüpfel, aus deren Anordnung hervorgeht, daß die Wand aus einzelnen spiraligen Strängen gewunden ist. Das ist ein Bau, dessen Vorteile unsere Technik sehr wohl erkannt hat, weshalb jede Schnur, jedes Schiffstau aus spiralig gewundenen Bastfasern hergestellt wird. Diese Technik des Seilers wendet

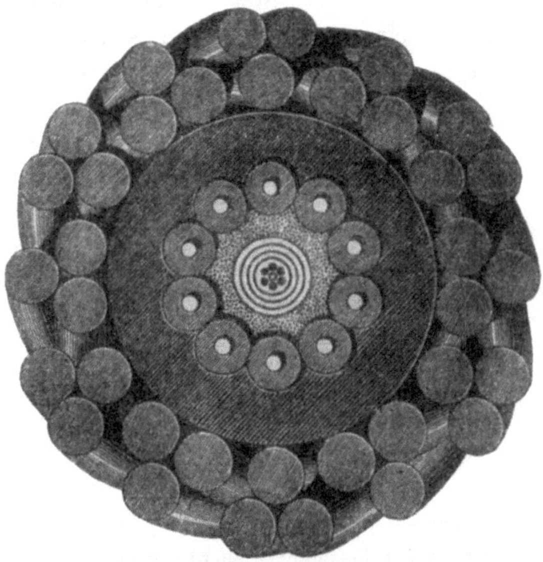

Abb. 99. Querschnitt durch ein submarines Kabel. Vgl. dazu Abb. 100.

man sogar bei der Erzeugung von Drahtseilen an, deren Einzeldrähte entsprechend tordiert werden (Abb. 99). Interessanterweise macht auch die Pflanze von dieser Kenntnis nochmals Gebrauch und man sieht in den Tropen allenthalben Lianen, die gewaltigen Zug auszuhalten haben, deren Zellelemente genau nach dem Muster eines Drahtseiles spiralig eingedreht sind (vgl. auch Abb. 98).

An die Zugfestigkeit der Pflanzenorgane werden unter Umständen Anforderungen gestellt, wie sie auch in der menschlichen Technik nicht zur Alltäglichkeit gehören. Die Wurzeln einer vom Sturm geschüttelten Palme haben einem Zug zu widerstehen, der über unsere Begriffe reicht. Der Bau der Wurzeln zeigt uns deren mechanische Elemente nun in anderer Anordnung wie in den Stämmen (Abb. 100), deren wichtigste mechanische Leistung das Aushalten des enormen Druckes der Krone ist. Sind die Bastfasern, die Libriformzellen und alle sonstigen verdickten prosenchymatischen Elemente im Stamm zu einer, das weiche und nicht tragende Mark umhüllenden Röhre zusammengeschlossen, so sind in den Wurzeln alle mechanischen Zellen in die Mitte verlegt; sie bilden dort einen zentralen Strang, dessen Elemente des öfteren sogar tordiert erscheinen.

Unsere technische Erfahrung hat uns die Pflanze zu kopieren gelehrt. Man hat längst gelernt, bei zugfesten Konstruktionen (Aufzüge, Kabel, Seile usw.) kompakte Massen den isolierten Strängen vorzuziehen und diese in die Mitte des gesamten Zugkörpers zu verlegen

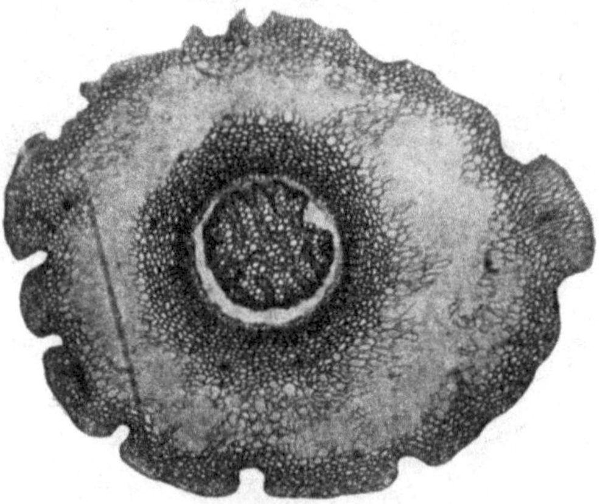

Abb. 100. Anordnung der Festigungselemente in einer Wurzel zu einem Kabelstrang. Vgl. dazu Fig. 99. (Original.)

(Abb. 99). Eine zweite Anwendung zugfester Konstruktionen, welche uns die Pflanze lehren kann, ist bisher allerdings technisch noch unbeachtet geblieben. N. Wille hat nachgewiesen[1], daß die Meerestange, welche sehr intensiven Einwirkungen der Wellen ausgesetzt sind, da sie fast durchgängig in der Spritz- und Brandungszone leben, eine Menge zug- und biegungsfester Einrichtungen besitzen. Besonders die Zuckertange (*Laminaria*) und Blasentange (*Fucus*) stellen dickwandige, mechanische Gewebe her, deren Zellen im wesentlichen kollenchymatisch sind (Abb. 101).

---

[1] N. Wille, Bidrag til Algernes phys. Anatomie. (S. Svenska Vetensk. Akad. Handl. 1885.)

Unter Kollenchym versteht der Botaniker ein parenchymatöses Zellengewebe, dessen Kanten durch kolloidale Aufquellung verdickt sind und dadurch eine gewisse Festigkeit erreichen. Dadurch sind solche Gewebe außerordentlich dehnbar. Bei *Laminaria saccharina* konnte Wille die Mitte des Blattes um 26% dehnen, bei anderen Tangen sogar um 33%, ohne daß eine Zerreißung eintrat.

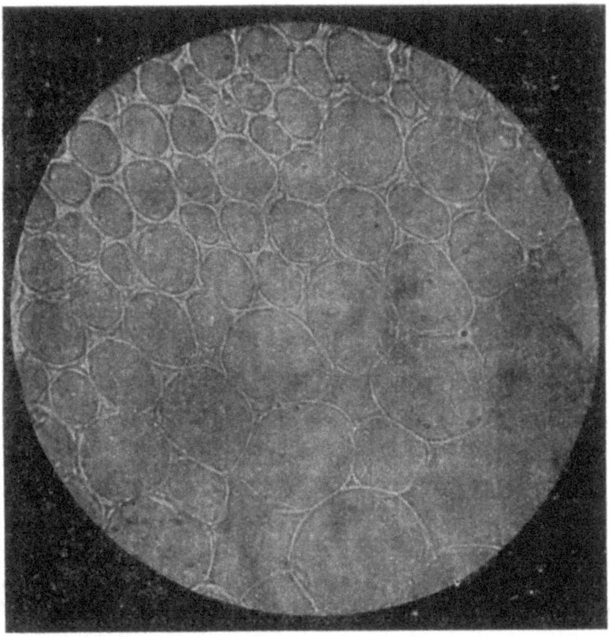

Abb. 101. Querschnitt durch kollenchymatisches Gewebe. (Originalaufnahme von Frau Dr. A. Friedrich-München.)

H. Ambronn[1] hat die mechanischen Eigenschaften dieses Kollenchyms näher untersucht und gefunden, daß es betreffs der absoluten Festigkeit dem Bast nur wenig nachsteht (!) und erst bei einer Belastung von 10—12 Kilo pro mm² reißt. Dagegen wird es schon bei leichten Belastungen (1½—2 Kilo) dauernd verlängert, ist überaus elastisch, biegsam, leicht, kurz ein Material, das etwa den Knorpeln des tierischen Körpers zu vergleichen ist und hervorragende Qualitäten für die verschiedensten technischen Zwecke besitzt.

[1] H. Ambronn, Über die Entwicklungsgeschichte und die mechanischen Eigenschaften des Kollenchyms (Jahrb. f. wiss. Botanik. 1881).

Es gibt keine Anwendung dieser Kenntnisse in der technischen Wissenschaft; den Erfindern ist hiermit ein neuer Weg gezeigt. Einen prachtvollen Wink, wie die Natur von der Kollenchymerfindung Gebrauch macht, zeigen die Stengel der Lichtnelken (*Silene*). Sie sind bekanntlich vierkantig und hohl. Nur an den vier Ecken ist jeweilig ein dreieckiges Polster kollenchymatischer Zellen eingelagert (Abb. 102), wodurch bei höchster Materialersparnis (Ökonomiegesetz!), eine sehr bemerkenswerte Festigkeit erreicht wird.

Auf diesen Qualitäten beruht nun alles, was in der Textilindustrie so hundertfache Verwertung und Anwendung gefunden hat.

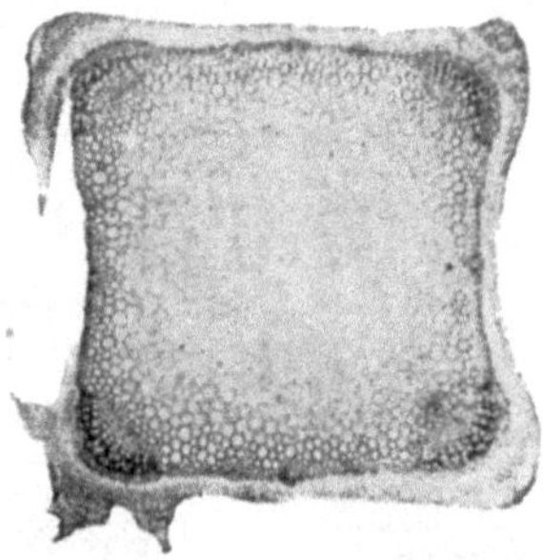

Abb. 102. Kollenchymkanten eines vierkantigen Pflanzenstengels im Querschnitt. (Original.)

Eine besondere Kategorie von Gewächsen, die der Faserpflanzen (Abb. 103), hat dadurch eine enorme, in die Milliarden gehende Bedeutung für den Menschen erlangt. Baumwolle, Flachs, Hanf und Jute sind die Könige dieses Reiches, von denen zwar die Baumwolle an dieser Stelle ausschalten muß, weil von ihr nicht mechan'sche Zellen, sondern Haare als Gespinstfaser verwendet werden.

Alles Leinen (Linnen), Leinwand, stammt aber aus den Bastfasern des Flachses (*Linum ussitatissimum*), sowie die Jute der Bast der indischen Jutepflanze (*Corchoris capsularis*) ist, von der Bombay allein im Jahre um 200 Millionen Mark ausführt. Das Nesseltuch ist das Produkt, das aus dem Bast des Chinagrases (*Boehmeria nivea*) gewonnen wird, dessen französischer Namen Ramié immer geläufiger wird. Der neuseeländische Flachs (*Phormium tenax*) enthält an 22% Rohfasern von Meterlänge in seinen Stengeln, ist also überaus rentabel.

Diese Pflanzen erhalten (mit Wolle und Seide zusammen) eine Industrie am Leben, die in Deutschland unter allen Gewerben die erste Stelle einnimmt, da sie den Löwenanteil des Imports und Exports in Beschlag nimmt und den zehnten Teil der im Gewerbe tätigen Menschen beschäftigt (über eine Million), die jährlich Werte im Betrag von drei Milliarden produzieren. Die Leinenindustrie hielt bereits im Jahre

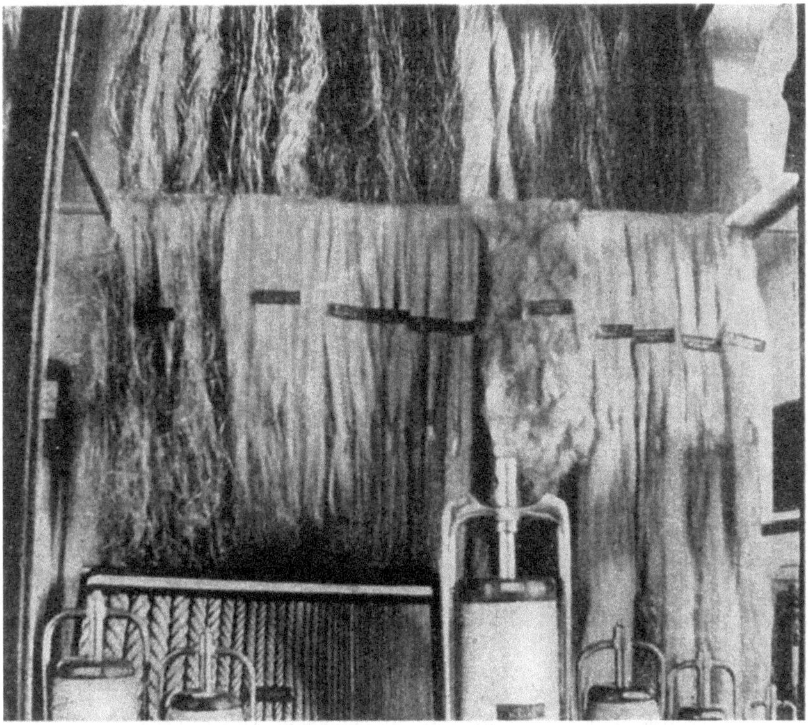

Abb. 103. Rohstoffe der Textilindustrie (Flachsrohfasern). Aus den Sammlungen des Deutschen Museums München.

1898 in den Kulturländern zusammen in den Spinnereien an 3350000 mechanische Spindeln in Gang.

Es stehen mithin bei dem Studium der Zugfestigkeit und Elastizität Werte auf dem Spiel, die sich den gewaltigsten industriellen Produktionen anreihen. Ohne die technische Leistung der Pflanze müßte auf dem wesentlichsten Gebiet der Gewerbetätigkeit unsere Technik die Hände in den Schoß legen, denn es ist nicht daran zu denken, daß wir aus eigenem, ohne die Pflanzenwelt, uns die Rohmaterialien der Textilindustrie besorgen könnten.

Die Druckfestigkeit wird gleich der Zugfestigkeit im Pflanzenstamm durch verholzte, oft durch verkieselte, seltener durch verkalkte Elemente erreicht, wobei nicht allein die bloßen Materialqualitäten, sondern viel mehr noch die erfinderische Ausnützung statischer Gesetze die notwendige Festigkeit gewährleisten.

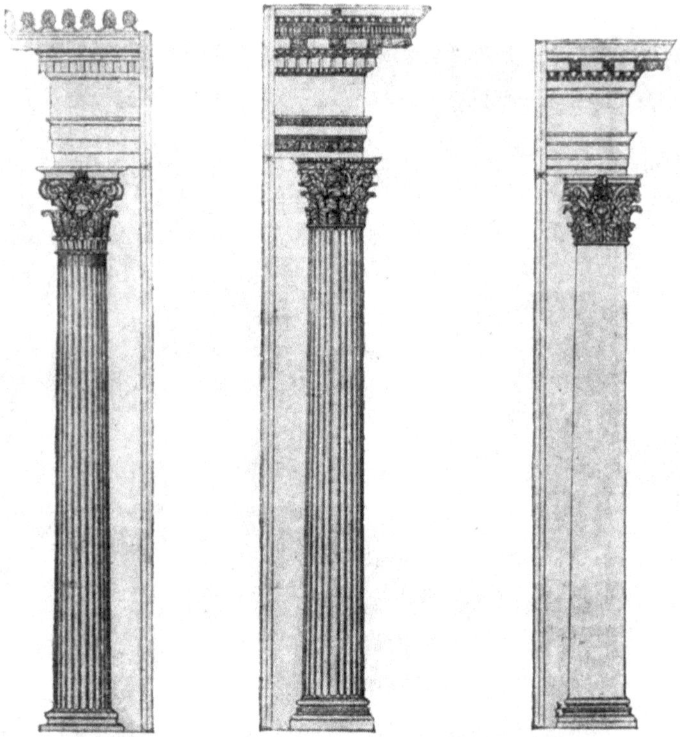

Abb. 104. Antike Säulen mit den Architravbalken, dem Abakus und Echinus am oberen Säulenende. Man beachte die Verjüngung nach oben.

Die elementare technische Form ist hierbei die Säule, entweder massiv, oder, dem Zwange des Ökonomiegesetzes folgend, als Röhre.

Dem Bautechniker ist es längst geläufig, daß alle historischen Säulenkonstruktionen auf Pflanzenvorbilder zurückgehen. Die einfachste Baumstammsäule taucht in ägyptischen Denkmälern der V. Dynastie zum erstenmal auf (im Totentempel des Schuré in Abusîr) und ahmt einfach die schon damals uralten Palmenstützen der Häuser nach. Sie ist damals von einem Kapitell bekrönt, das unter dem Architravbalken noch einen Abakus, die viereckige Deckplatte trägt. Man hat dabei frühzeitig erkannt, daß eine Materialersparnis darin liegt, den Schaft nach Pflanzenart gegen oben zu verjüngen zu lassen, desgleichen, daß die runde Säule der eckigen gegenüber bei gleicher Leistung ökonomi-

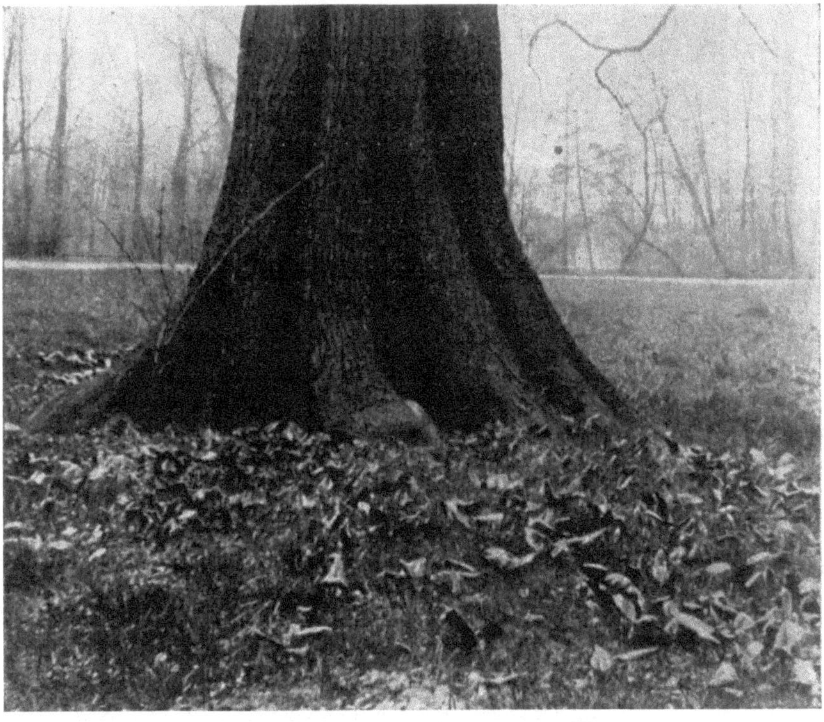

Abb. 105. Strebepfeilerbildung in der Pflanzenwelt (Bretterwurzeln an einer Schwarzpappel). (Original.)

scher ist. Desgleichen war schon den ältesten Baumeistern klar, daß eine Erweiterung des oberen Säulenendes (der Echinus der Säulenordnungen zu Paestum, Abb. 104) die Tragfähigkeit wesentlich verstärke.

Die gleichen Anordnungen sind beim ersten Blick auf einen typischen Laubbaumstamm erkennbar. Man sieht den „Schaft“ (Abb. 105, der unten meist verbreitert, oft durch „Plankenwurzeln“, sogar mit Pilastern verstärkt, jedenfalls mit einer „Basis“ versehen ist, man erkennt deutlich den „Echinus" und in der Regel bei schweren Kronen auch eine Anordnung der ersten Äste, welche statisch dem Architrav, der ja ursprünglich ein Querbalken war, entspricht.

Besonders deutlich sind diese Verhältnisse an den Palmenstämmen erkennbar, an denen namentlich die Basis als Wulst und der Echinus als wahrer Kragen von klassischer Form ausgebildet ist.

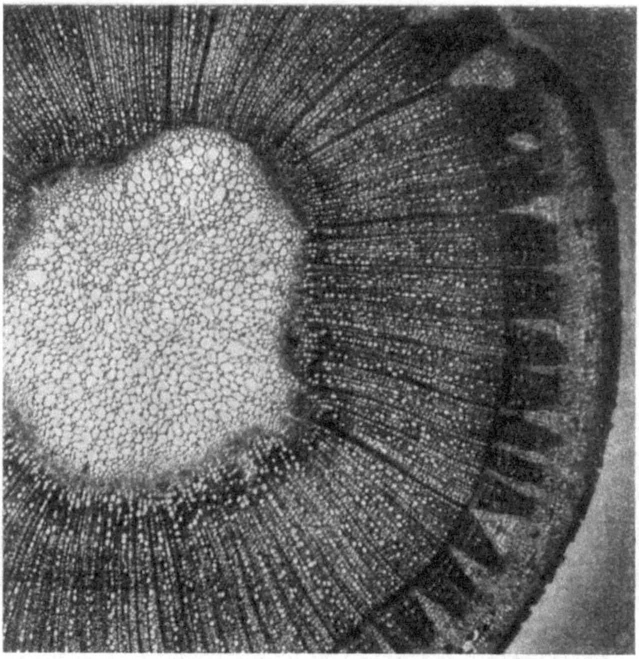

Abb. 106. Querschnitt durch einen Lindenstamm. (Original.)

Rein mechanisch genommen geht nun die Tragleistung der Säule auf das Prinzip der T-Träger zurück, weil die runde Säule als ein System von im Kreis gestellten T-Trägern angesehen werden kann.

Die Theorie der I-Träger ist zum Verständnis der einschlägigen Fragen so wichtig, daß es hier nicht vermieden werden kann, wenigstens die elementaren Sätze aus der Festigkeitslehre im Anschluß an die Schwendenerschen Entdeckungen wiederzugeben, welche sich so zwanglos in den großen Kreis unserer neuen Erkenntnisse eingliedern und sie stützen.

Wenn ein viereckiger Balken nur an einem Ende befestigt ist, im übrigen aber frei liegt, wird eine Biegung des Balkens eintreten, wenn man das freie Ende belastet. Es werden dabei die auf der Zugseite und die auf der gegenüberliegenden Seite befindlichen Querschnittsflächen den Balken am meisten in Anspruch nehmen, in den übrigen Teilen tritt keine nennenswerte Spannung ein. Es wäre demnach Materialverschwendung, wenn man etwa den ganzen Balken gleichdick herstellt. Es genügt, daß die beiden in Anspruch genommenen Enden mechanisch fest seien; die Verbindung zwischen ihnen kann bei gleichem Material sehr dünn sein oder sie kann unbeschadet aus weniger widerstandsfähigem, weicherem Material bestehen. Es wird nach diesen Erkenntnissen ein ökonomisch druckfest konstruierter Balken, also ein Träger die Form eines I haben, was die Bautechniker veranlaßt, ihn als T-Träger zu bezeichnen. Ein jedermann geläufiges Beispiel für solche sind die Eisentraversen, die man allgemein als Deckenstützen der Bauten verwendet. Den gleichen statischen Effekt könnte man jedoch erzielen, wenn man den Träger gleich dick macht, aber die Grenzflächen mit druckfestem Material ausfüllt, die dazwischen gelegene Verbindungsstrecke, die sog. Füllung dagegen mit weicherem Material. Man kann auch die Füllung durch lockere Anordnung verbindender Elemente, also etwa durch ein Gitter- oder Fachwerk herstellen.

Man kann sich nun eine Säule ohne weiteres als ein System von T-Trägern vorstellen, (vgl. Abb. 107), wobei die Gurtungen als die peripherisch gelegenen, mechanisch beanspruchten Stücke miteinander zu einem Ringe verschmelzen; die Füllungen werden mechanisch gar nicht beansprucht, können demnach also entweder ganz fehlen oder aus dem leichtesten Material hergestellt sein.

Diese längst bekannten Dinge mußten hier wiederholt werden, um auch den weder mit der Statik noch mit der Botanik vertrauten Leser zu der Überzeugung zu bringen, daß eine hohle Säule dieselbe Druckfestigkeit bietet, wie eine massive. Daher scheut sich die Baukunst auch nicht, sie überall, wo es aus anderen Gründen angängig ist, anzuwenden.

Wenn aber der Stamm der Pflanze Säulenfunktion hat, dann muß auch er nach diesen Prinzipien konstruiert sein. Und wirklich beweist die anatomische Untersuchung von Querschnitten tragender Pflanzenteile, daß sie entweder hohle Säulen, also Röhren sind oder zu mindestens ein ringförmig angeordnetes System (vgl. Abb. 106), von Gurtungen aus festen, sklerenchymisierten Zellen besitzen, deren Füllung aus lockerem Mark hergestellt ist. Nur in jungen Pflanzenstengeln sind diese einzelnen Gurtungen noch kenntlich, in älteren verschmelzen sie zu dem Ring, den man allgemein als den Gefäßbündelring bezeichnet.

Da die Pflanzenstengel nicht nur druckfest sein, sondern auch erhebliche Biegungsfestigkeit besitzen müssen, ist bei der allgemeinen technischen Leistungsfähigkeit der Pflanze zu erwarten, daß auch hierin

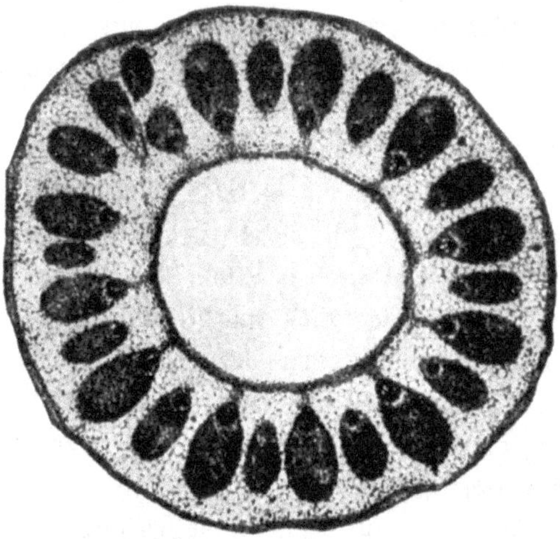

Abb. 107. Querschnitt durch einen Grasstengel, der eine hohle Säule mit dem System der T-Träger im Gefäßbündelring darstellt. Schwach vergrößert. (Original.)

allen Anforderungen der Statik Genüge getan ist. Dies wird erreicht, wenn die festen Teile so weit wie möglich von der neutralen Schicht abstehen, sich also, wenn es geht, ganz an die Peripherie verlagern. Tatsächlich wird dies im Bau der Grashalme (Abb. 107) verwirklicht, deren Leitbündel, verstärkt durch Sicheln mechanischer Zellen (Stereome), ganz unmittelbar unter die Oberhaut verlagert sind. In Wirklichkeit sind die Grashalme diejenigen Pflanzengebilde, welche das Erstaunlichste an technischer Leistung bieten, das auf diesem Gebiete überhaupt verwirklicht ist. Man muß sich nur ihre Masse in die der Menschenbauten übertragen, um die ungeheuerliche Überlegenheit der Pflanzen als Baumeister ins Bewußtsein zu prägen.

In meinem „Leben der Pflanzen"[1] habe ich hierfür folgendes Beispiel aufgeführt:

„Gegenüber den meisten Pflanzenbauten ist sogar der Eiffelturm plump und breit. Ein Roggenhalm hat bei durchschnittlich 1500 mm Höhe an der Basis einen Durchmesser von kaum 3 mm. Um so schlank zu erscheinen, müßten also unsere schlanksten Bauwerke 33mal höher sein als sie sind. Der Kölner Dom müßte an seiner Basis nur einen Drittelmeter Durchmesser haben. Diese paar Zahlen vermögen mehr als die pathetischesten Worte das Grandiose im Naturwalten uns zu Gemüte führen.

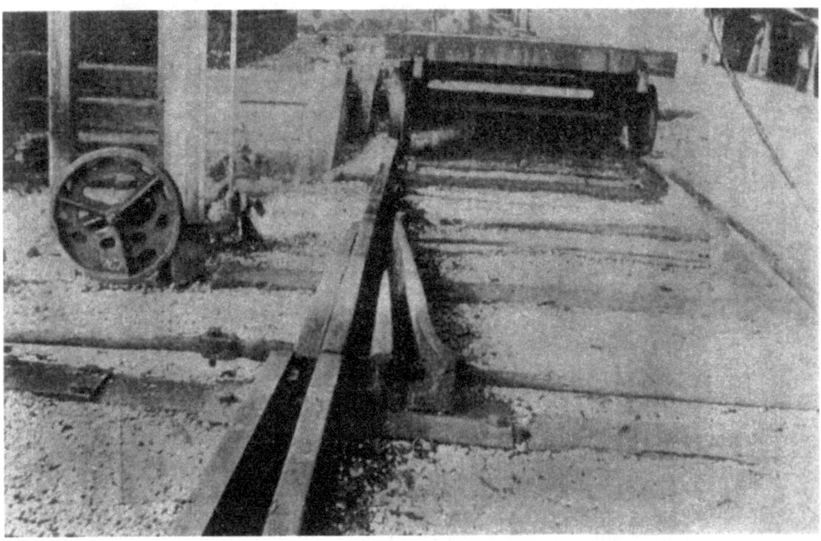

Abb. 108. I-Träger als Eisenbahnschienen.

Nun bedenke man einmal, daß auf der Spitze dieses 33mal höheren Kölner Domes eine im Verhältnis ungeheure schwere Ähre pendelt; man denke an die Gewalt der Stürme, die schwere Palmenhäupter zur Erde biegen und daraus ermesse man den Grad von Biegungsfestigkeit und Zugfestigkeit, sowie Druckfestigkeit, die für die Pflanze nötig sind, um unter solchen Umständen bestehen zu können, und der auch wirklich erreicht wird: ein mechanisches System von seltener Vollkommenheit".

[1] R. Francé, Das Leben der Pflanze. Bd. II. S. 152.

Ins großartige gesteigert, sieht man diese Leistung bei Farmen oder bei den Gräsern an den Bambusarten der Tropen. Sie erreichen eine Höhe von 30—40 m, also die Höhe eines mittleren Dorfkirchturmes und trotzdem hat ihr Stamm kaum eine Dicke von 20 cm, wobei der Durchmesser der inneren Höhlung noch etwa 16 cm ausmacht. Und diese 4 cm dicken Holzgurtungen tragen nicht nur das kolossale Gewicht

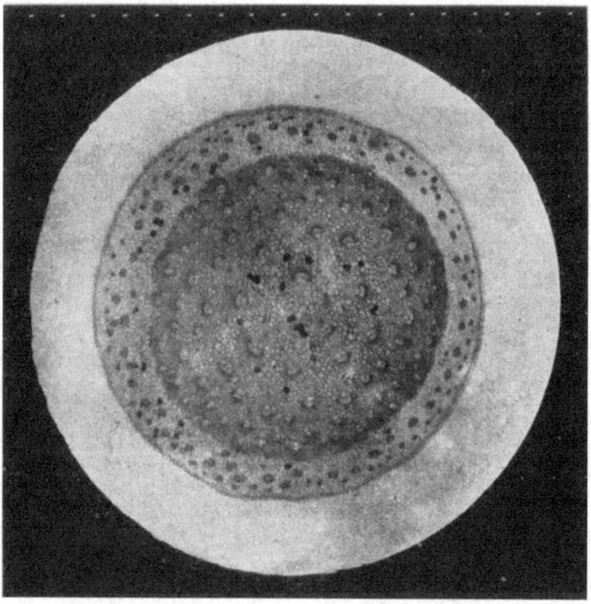

Abb. 109. Querschnitt durch einen Palmenstamm mit unregelmäßig verteilten Gefäßbündeln. (Nach einem Präparat des Biolog. Institutes München.) Schwach vergrößert.

des Stammes, sondern auch noch die gewaltige Last der Zweige und der überaus großen Blattmasse, unter deren Druck sie auch ständig pendeln.

Wie ist der Bau eines so vollkommenen leistungsfähigen Systems? Wie aus dem beistehenden Bild hervorgeht, folgen auf eine dünne Rindenschicht Gefäßbündel in unregelmäßiger Anordnung, die, von starken Bastsicheln umgeben, nicht einmal immer zu einem völligen Ring verschmelzen (Abb. 110). Eine Leichtigkeit, Eleganz und Kühnheit der Konstruktion, die menschliches Können wieder einmal bei weitem übertrifft.

Eine Ausnahme scheinen die Palmenstämme darzustellen, denn wie ein Blick auf den sehr hübschen beistehenden Querschnitt (Abb. 109) beweist, sind sie weder hohl, noch sind die mechanischen Elemente nur peripherisch angeordnet, wie es die biegungsfeste Konstruktion erfordern würde. Es sind im Gegenteil viele Gefäßbündel unregelmäßig durch den ganzen Stamm zerstreut, deren Zahl allerdings gegen die Rinde zu zunimmt. Erst wenn man sie näher betrachtet, erkennt man die starke Bastbekleidung der subkortikalen Gefäßbündel, die denen des Markes fehlt. Es ist demnach das mechanische System des Palmen-

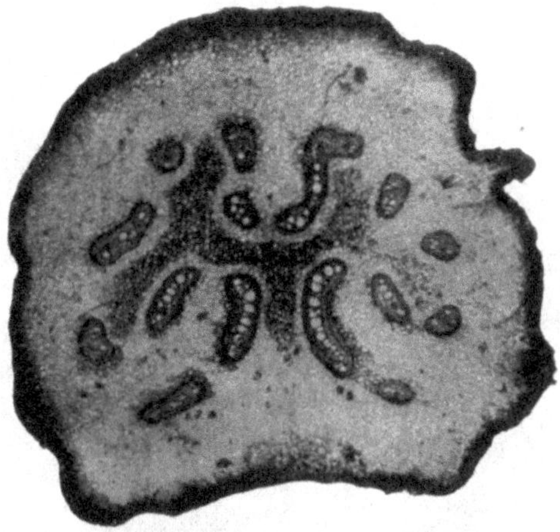

Abb. 110. Querschnitt durch den Wurzelstock des Adlerfarns. Schwach vergr.

stammes nur in dem außerordentlich festen peripherischen Teil des Holzkörpers, also genau so wie im Bambusstamm vorhanden. Der ganze Unterschied besteht nur darin, daß die Palmen nicht hohl sind; in ihrem Inneren befindet sich Mark von oft außerordentlich weicher Konsistenz und nahrhaftem Inhalt, so daß es geknetet und zu Brot gebacken wird. Andere Palmenstämme werden ausgenommen und dann als ideale Röhren für Wasserleitungen oder als Dachrinnen verwendet (z. B. *Borassus flabellifer*).

Dieses Prinzip der I-Träger ist nun in der Pflanzenarchitektur in der gleichen ungeheueren Mannigfaltigkeit angenommen, wie in der menschlichen, in der fast alle Decken-, Hochbau- und Eisenkonstruktionen darauf beruhen. Als Beweis diene Abb. 106—110, auf der eine Reihe ausgewählter Beispiele aus Stengeln, Blütenschäften, Halmen, Stämmen und Wurzelstöcken zusammengestellt sind.

Abb. 107 zeigt in anschaulicher Weise, wie die Festigungsgewebe (= Stereiden) zueinander durch Füllungen in Beziehungen gesetzt sind, Abb. 114 gibt dann das schematische Bild des Binsenstengels,

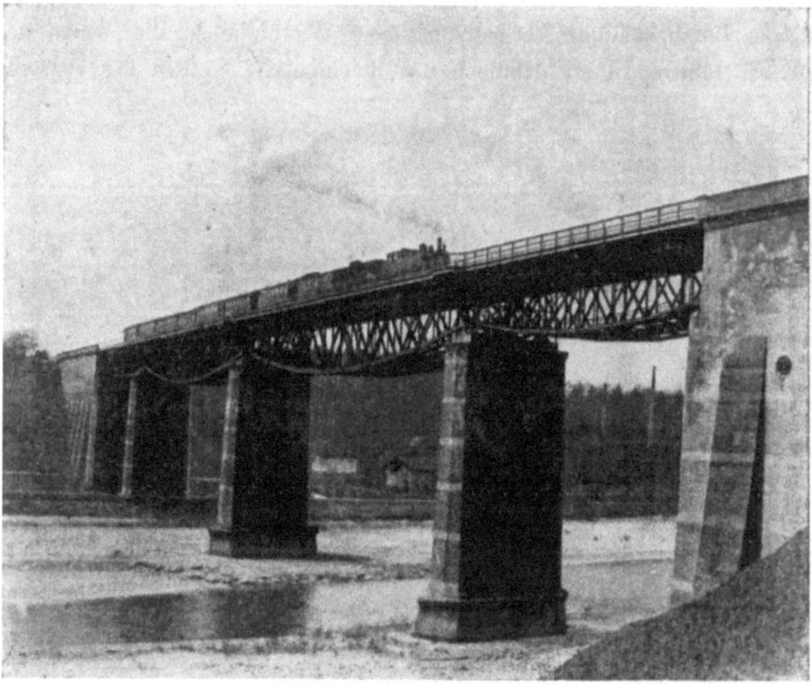

Abb. 111. Gitterträgerbrücke nach Paulischem System. (Brücke bei Großhesselohe.) (Original.)

um den Vergleich zu ermöglichen. Man sieht, wie alle Teile, die Druck auszuhalten haben, aus stark verholzten Zellen erbaut sind, während die Füllungen entweder ganz herausgenommen sind oder durch ein regelmäßiges und reizendes Gitterwerk von Zellen gebildet werden. Dieses Maschen- und Gitterwerk ist dem Bautechniker eine vertraute Erscheinung, pflegt er doch namentlich im Eisenhochbau Füllungen auch meist in solchem Gitterwerk auszuführen, wie jedermann wenigstens von den Eisenbahnbrücken (vgl. Abb. 111) her geläufig ist.

Einfache röhrenförmige Anordnung der Träger zeigt Abb. 107, wobei der Blütenschaft des Lauches sich vom Halm des Roggens nur dadurch unterscheidet, daß bei letzterem mehr von den Füllungen herausgenommen ist. Eine prachtvolle Entwicklung des Gitterwerkes zu Füllzwecken verrät der Querschnitt durch das lockere Blatt des Igelkolbens, der ohne weiteres in jedes bautechnische Lehrbuch aufgenommen werden könnte. Querschnitte, die bei schwacher Vergrößerung in Fig. 114 dargestellt sind, verraten eine sehr häufige Konstruktionsart der Blätter. I-förmige Träger verbinden obere und untere Blattseite, die Mitte der größeren Träger wird fast stets vom Leitbündel eingenommen. Das Füllgewebe ist oft völlig herausgenommen, stets aber von allerleichtester Bauart.

Um nun den vollkommenen Gegensatz zwischen druck- und zugfesten Konstruktionen ins Bewußtsein zu prägen, ist diesen Bildern in Fig. 110 ein Wurzelstockdiagramm entgegengestellt. Man erkennt daran, wenn man es mit Abb. 109 vergleicht, wie die Pflanze in zugfesten Konstruktionen alles zu zentralen Strängen massiert und an der Peripherie leicht baut.

Diese Bilder gewähren insgesamt eine hohe Anschauung von der Vollendung und sinnvollen Durchprägung pflanzlicher Bauten, die jeweils die vollendete technische und zugleich ökonomische wie ästhetische Lösung des durch die Lebensumstände gestellten Problems sind.

Eine Mannigfaltigkeit technischer Lösungen wird von der Pflanze dargeboten, die noch ganz unausgeschöpft, allerdings auch noch wenig studiert ist. Es gibt Stengel, in denen große und kleine Träger miteinander zu komplizierten Gerüstwerken verbunden sind, wobei auch für die Festigkeit der Zwischenstücke gesorgt wird.

Besonders interessant sind die Blätter des Maises (*Zea*) und verwandter Gräser in dieser Hinsicht gebaut. Ihre Oberseite wird besonders auf Zug, die Unterseite auf Druck in Anspruch genommen. Dem entspricht es, daß oben ein Band angebracht ist, unten aber Träger, welche gegen das Einknicken angebracht sind. Das alles ist aber auf das Feinste berechnet und jeweils stehen an jeder Stelle nur insoweit Stereïden, als es der Bedarf erfordert. Da sind durch Parenchym verkoppelte Gurtungen vorhanden, dort wechseln stärkere und schwächere Träger miteinander regelmäßig ab.

Eine Frage für sich ist für die Berechnung des Architekten die erforderliche Wanddicke seiner Systeme. Im allgemeinen ist sie bei den technischen Konstruktionen an ein bestimmtes Verhältnis zum Durchmesser gebunden und gewöhnlich recht bedeutend. Bei gußeisernen Säulen beträgt die Dicke der Wand $^1/_5$—$^1/_6$, in extremen Fällen immer

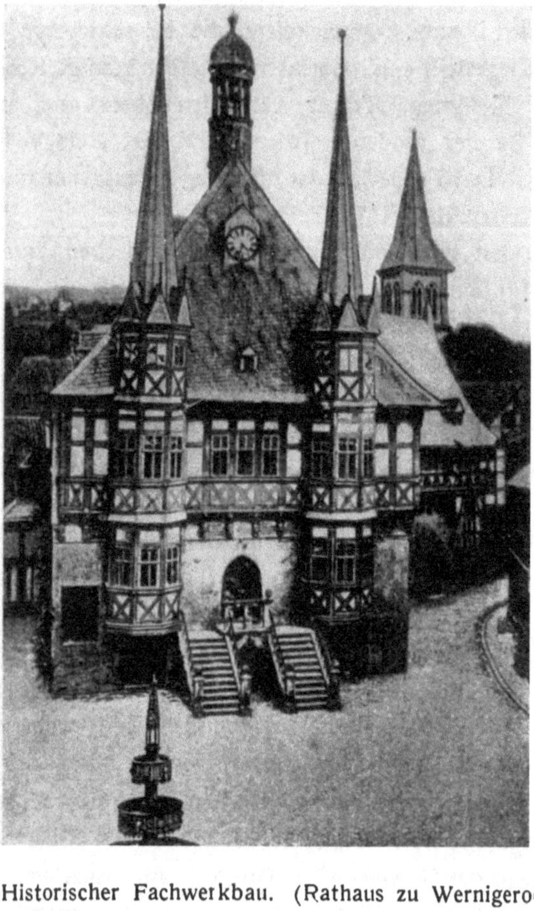

Abb. 112. Historischer Fachwerkbau. (Rathaus zu Wernigerode i. Harz.)

noch $^1/_8$—$^1/_9$ des Durchmessers. Schwendener hat nachgewiesen, daß sie beim Roggen, dessen Halme 4 mm im Durchschnitt messen, nur 0,4 mm, also $^1/_{10}$ des Säulendiameters beträgt. In anderen Fällen, die ich nachprüfte, kam als Durchschnitt $^1/_{10}$—$^1/_8$ heraus, so daß ich den Satz von Schwendener, daß die Pflanzen als Minimum der erforderlichen Wanddicke $^1/_7$—$^1/_8$ des Durchmessers ansetzen, unterschreiben kann:

Die damit festgestellte Tatsache ist technisch von großer Wichtigkeit. Sie ermöglicht im großen Durchschnitt den Pflanzen rationellere Konstruktionen als dem Menschen, woraus hervorgeht,

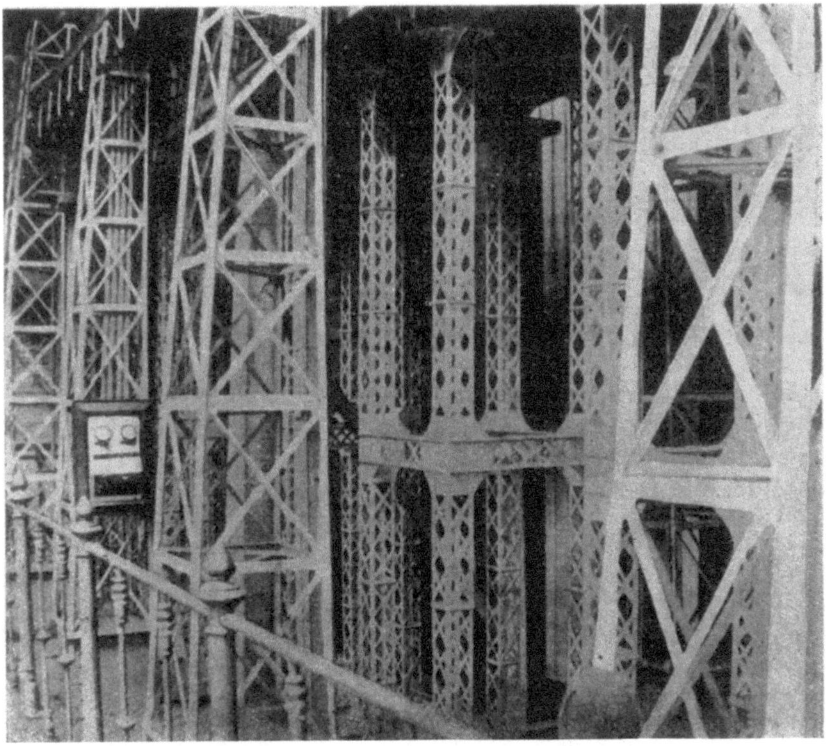

Abb. 113. Die Anwendung von I-Trägern im modernen Eisenhochbau. (Vgl. Abb. 114). (Deutsches Museum München.)

daß das Holz technisch ungleich höhere Qualitäten besitzen muß, als das Guß- oder Schmiedeeisen, aus dem unsere Röhren bestehen. Das ist ein Satz, den wir bei unserer Materialprüfung zu beweisen unternahmen, und der schon wahrscheinlich war, als wir die kolloidale Natur dieses Materials feststellten.

Es scheint mir nicht unmöglich, daß ein Techniker, der von hier aus weiter denkt, Anregungen gewinnen könne, um im besonderen die

Füllungen, welche keine Tragarbeit leisten, aus billigerem Material herzustellen. An sich stecken in ihnen enorme Werte. So wiegen z. B. die eisernen Gitterstäbe der 98 m weit ausgespannten Kölner Rheinbrücke 684784 kg. Mit Leichtigkeit wird er in dem Gesagten eine Menge seiner Konstruktionen wiederfinden vom Fachwerk der Häuser und Gerüst-

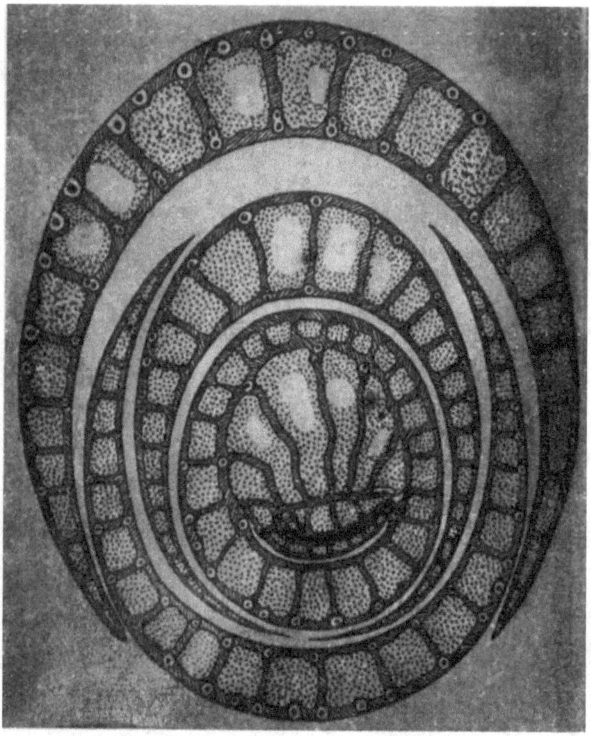

Abb. 114. Anwendung der I-Träger im mechanischen System der Pflanze. (Querschnitt durch den Stengel der Binse.) (Nach Francé, Leben der Pflanze.)

werk der Dachbauten bis zu den hier schon einmal erörterten Eisenhochbauten (Abb. 112).

Ihm, der zu allen seinen Erkenntnissen erst durch mühsame Vervollkommnung und eine große Reihe mißlungener Experimente (von ihnen wimmelt in jeder Beziehung die Baugeschichte) kommt, wird vor allem die unbedingte Sicherheit imponieren, mit der die Pflanze an jeder Stelle ihres Hochbaues mechanische Elemente gerade in passender Stärke und Zahl anbringt, ohne erst zu experimentieren. Gerade er wird besonderes Verständnis dafür haben, wenn er hört, daß die mechanischen Gewebe in der Pflanze schon vor ihrer Inanspruchnahme, gleich zu Beginn der Arbeitsteilung aller Gewebe angelegt werden.

Das Skelett der Pflanze (denn um das handelt es sich offenkundig), wird schon zu Zeiten vorbereitet, in denen dem werdenden Pflänzchen die Bedürfnisse noch fremd waren, denen es später so geschickt zu entsprechen weiß. Gerade der Techniker wird es also empfinden, daß in diesem ererbten Werden ebenso eine Planmäßigkeit des Bauens waltet, wie bei seinen eigenen Schöpfungen, wenn er sie einmal erst errechnet hat.

In einzelnen Fällen geht diese Leistung so weit, daß man von der Pflanze wohl sagen kann, sie habe auch im Bautechnischen ebenso wichtige und technisch hochstehende Erfindungen dem Menschen vorweggenommen, wie auf den Gebieten des Maschinenbaues und der Chemie.

Ein schlagender Beweis dafür ist, daß die Eisenbrücken nach Paulischem System von der Pflanze längst konstruiert waren, bevor sie der Mensch erfand. Das schöne Silbergras (*Gynerium argenteum*) hat Blätter von ausgesprochen zug- und druckfestem Bau. Auf der Druckseite befinden sich die nach innen zu vorspringenden Druckgurtungen, während auf der Zugseite den mechanischen Anforderungen durch ein breites Zugband begegnet wird.

Eine Brücke nach Paulischem System, wie etwa die Eisenbrücke, die bei Großhesselohe das Isartal in 35 m Höhe überschreitet (Abb. 111), ist, worauf bereits von Schwendener hingewiesen wurde, genau nach den Prinzipien konstruiert, wie das Blatt von *Gynerium*. Sie besteht aus einem unteren Zugbogen und einem oberen Druckbogen; der erstere ist aus Platten von Flacheisen, der Druckbogen aus viereckigen eisernen Hohlprismen konstruiert, die bei der Belastung nicht so leicht einknicken, wie irgend eine noch so starke Eisenlamelle. Ausgefüllt werden die Zwischenräume durch ein Fachwerk von Druckstäben, das wir ja von den Pflanzen (vgl. Abb. 107) ebenfalls bereits kennen.

Ein vergleichender Blick auf die Bilder 111 und 114 wird bald die bestehenden Übereinstimmungen herausfinden lassen.

Um den hohlen, schmiede- oder flußeisernen Trägern die nötige Festigkeit zu geben, werden von den Ingenieuren in sie quergestellte Diaphragmen eingeschaltet. Auch das ist keine originale Erfindung, sondern nur eine, wenn auch unbewußte Kopie der Pflanzentechnik. Solche Diaphragmen finden sich, dem Botaniker wohlbekannt, in vielen Stengeln von Sumpfpflanzen, besonders der Binsen (*Juncus*) und ihrer Verwandten, auch bei untergetauchten Wasserpflanzen. Gewöhnlich ist dabei ein Maschenwerk aus mehr oder weniger langen und dickwandigen

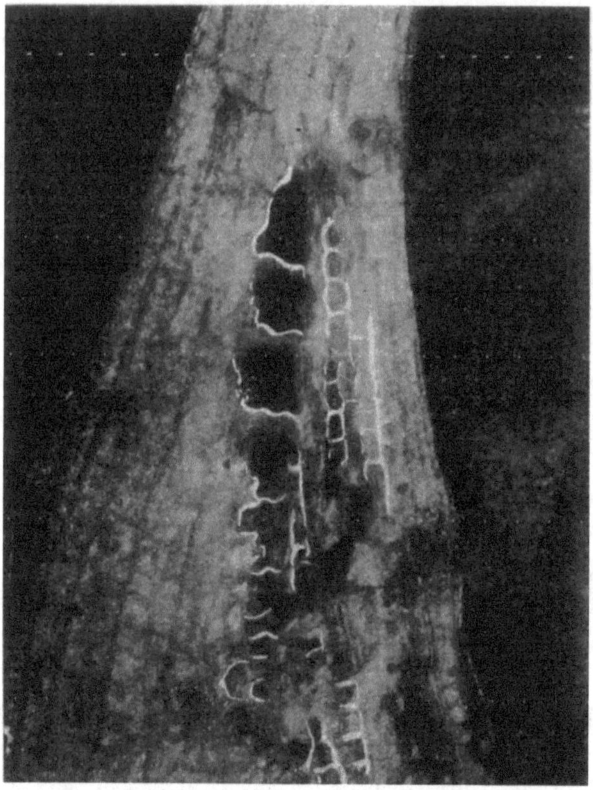

Abb. 115. Diaphragmabildungen der Pflanze. Längsschnitt durch den aufgetriebenen Stengel von *Eichhornia*. (Original. Schwach vergr.)

Zellen nach Art der in Abb. 115 dargestellten mit dieser Festigungsaufgabe betraut.

Auf die Gefahr hin, nach so viel Beispielen meine Leser zu ermüden, will ich noch darauf hinweisen, daß es der Pflanze gar nicht darauf ankommt, diese Konstruktionen jeweils auszuwechseln und umzubauen, wenn es neueingetretene Bedürfnisse erfordern. Dem

Anatomen ist es hierbei sofort erinnerlich, daß es noch andere lebende Strukturen gibt, in denen gleiches stattfindet, auch dieselben mechanischen Gesetze realisiert sind. Ich meine hierbei die Knochenbälkchen der Epiphysen in Röhrenknochen, von denen seit Culmans

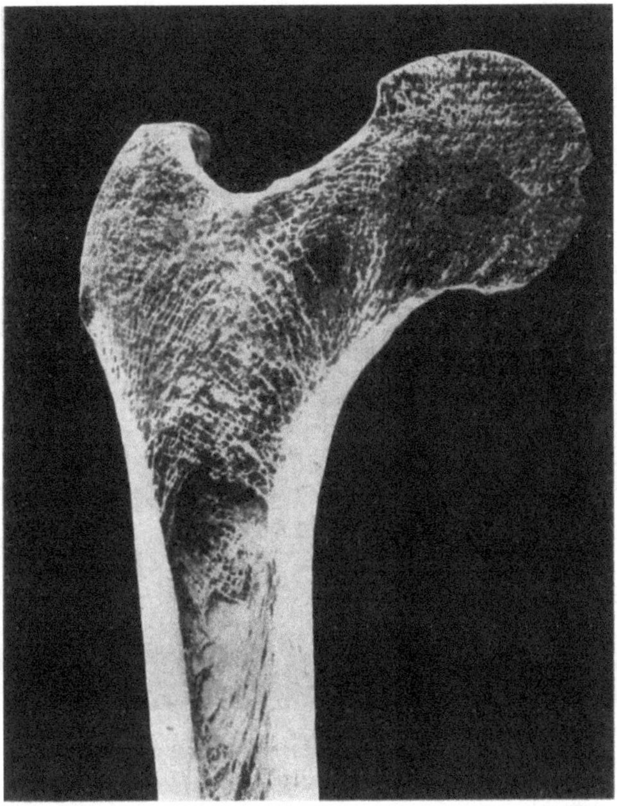

Abb. 116. Längsschnitt durch einen menschlichen Femur mit dem System der Knochenbälkchen. $^1/_2$ nat. Größe.

epochemachender Entdeckung bekannt ist, daß sie genau dem Gesetz von Druck und Zug gemäß gelagert sind (Abb. 116) und dadurch ein System von Verspannungen herstellen, das auch im Tier- und Menschenkörper ein Vorbild technischer Konstruktionen schafft. Diese Knochenbälkchen, histologisch gesprochen: interstitielle Lamellen der Spongiosa, welche auch auf die Compacta übergreifen, können nun, wie längst bekannt, bedürfnisgemäß, nach dem Gesetz der funktionellen

Anpassung durch Osteoklasten zerstört und in anderer Anordnung neu erbaut werden, was z. B. im Fall von schlecht verheilten Knochenbrüchen röntgenologisch manchmal klassisch dargestellt werden kann.

Derartiger statischer Umbau ist nun auch den pflanzlichen Konstruktionen nicht fremd. P. Sonntag[1] hat nachgewiesen, daß die Oberseite der Äste an der Fichte konstruktionell zugfester gebaut ist, weil

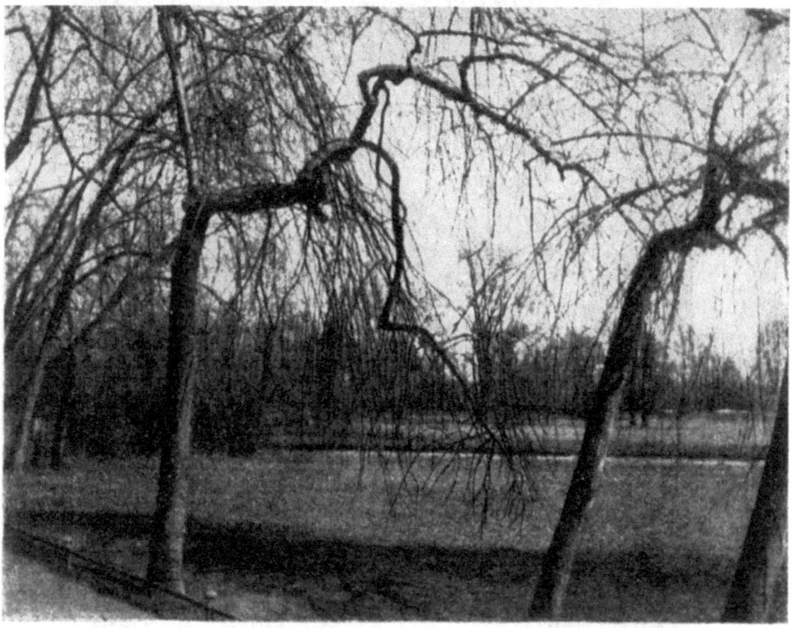

Abb. 117. Trauereschen, deren Holz in seinen Festigungseinrichtungen einen regulativen Umbau erlitten hat. (Original.)

an sie im Laufe des Lebens mehr Zuganforderungen herantreten, während das „Rotholz" an der Unterseite der Äste seine mechanischen Elemente stark verdickt, also druckfest ausbildet. Da nun seit langem bekannt ist, daß z. B. dem Winde ausgesetzte Apfelbäumchen mehr Holz ansetzen als angebundene, blickt man in diesen Tatsachen wieder einmal in ein Beispiel funktionellen Umbaues hinein, das ebenbürtig den oben dargestellten regulativen Spongiosaabänderungen zur Seite steht.

[1] P. Sonntag, Über die mechan. Eigenschaften des Rot- und Weißholzes usw.

Wieder einmal sind wir in der Lage, viele gleichlautende Erfahrungen zu einer festen Überzeugung komprimieren zu können.

Die unternommene Materialprüfung hat ergeben, daß die Pflanze über ein vollwertiges, den besten Baumaterialien gleichwertiges, oft identisches, in manchen Dingen aber (kolloidale Natur) sogar überlegenes Material gebietet, mit dem sie nach den gleichen Prinzipien der Mechanik und Statik Bauten errichtet und sie mit druck-, zug- und biegungsfesten Konstruktionen ausgestattet wie der Mensch.

Ihre Bauten besitzen, rein konstruktiv genommen, dieselbe Vollendung wie die menschlichen; durch die Eigenschaften ihres Materiales sind sie ihnen in mancher Hinsicht überlegen, in bezug auf ästhetische Wirkung und künstlerische Vollendung sind sie unübertroffene Vorbilder.

Erst damit ist der tiefste Grund aufgedeckt, warum der Mensch als vornehmstes Baumaterial neben Stein Holz verwendet und in seinen Architekturelementen, in seinem Stil, in seiner Ornamentik die Pflanzenvorbilder kopiert.

Es steht außer allem Zweifel, daß das genaue Studium der Botanik vom Gesichtspunkt des Architekten und Ingenieurs aus überaus fruchtbar ist und geradezu einen Wendepunkt in vieler Hinsicht darstellen wird.

Nach diesen Feststellungen erübrigen sich eigentlich nur mehr einige abschließende Beispiele besonders eigenartiger oder vorbildlicher Konstruktionen, die uns zwar nichts mehr prinzipiell Neues zu sagen haben, aber immerhin interessant genug sind, um eine Erwähnung zu verdienen.

Wir haben gesehen, daß das Baumaterial der Pflanze besonders in zwei Beziehungen dem menschlichen nahe kommt, sogar überlegen ist. Das sind die Elastizität und die Leichtigkeit.

Das spezifische Gewicht des Holzes ist erheblich geringer als das jedes Metalles oder Steines, selbst das dieserhalb zur Bedeutung gekommene Aluminium nicht ausgenommen.

Eine Zusammenstellung des Gewichtes einiger wichtigerer Baumaterialien sagt hierüber mehr als langatmige Lobeserhebung. Das Gewicht von 1 Kubikmeter beträgt bei

Messing	8400	Kilogramm
Gußeisen	7210	„
Kalkstein	2450—2700	„
Granit	2800	„
Mauerwerk aus Kalkstein	2240—2400	„
Ziegelstein	2000	„
Ziegelmauern	1530—1870	„
Eichenholz	850	„
Kiefernholz	620	„
Pappelholz	390	„

Namentlich wenn Pflanzenmaterial nicht aus Stereomen besteht oder nur wenig sklerenchymisierte Elemente in sich schließt (z. B. Kork, Markgewebe) wird es so leicht, daß es auf Wasser schwimmt, unter Umständen, bei zweckentsprechenden Konstruktionen, sogar von der Luft getragen werden kann.

Wir haben diese Eigenschaft des trockenen Holzes längst erkannt und da es sie mit relativ großer Festigkeit verbindet, haben wir Holz und Holzprodukte (Papier) überall dort angewandt, wo unsere Konstruktionen beide Eigenschaften erheischen.

Das Holzschiff, der hölzerne Dachstuhl, die Holzmöbel, Holzkiste, die hölzernen Wagen sind ebenso viele Beispiele dieser gemeinbekannten Tatsache, deren Erörterung überflüssig ist.

Für den Techniker neu ist vielleicht nur, daß auch die Pflanze selbst von dieser hervorragenden Eigenschaft der verholzten und unverholzten Zellhaut profitiert und in gewissen Konstruktionen die Wirkung ausdrücklich auf die Leichtigkeit ihres Materiales stellt.

Überall bekannt ist als Balkonschmuck die Kapuzinerkresse (*Tropaeolum*). Sie ist ein Kind des heißen Amerika, wo sie am sumpfigen Ufer von Bächen und Flüssen ihr vielrankiges großes Blattwerk aufstellt. Von selbst gegeben ist es daher, daß ihre Samen immer wieder in das unter ihnen strömende Wasser fallen und dadurch verschleppt werden. An diese Situation hat sich die Pflanze angepaßt, sie hat aus der Not einen Lebensvorteil zu machen gewußt und die Samen in Fruchthüllen verschlossen, welche an den Transport durch das Wasser angepaßt sind. Die Leichtigkeit des Perikarps mit seinen verkorkten Zellwänden ist das Mittel, um sich schwimmend zu erhalten, umsomehr, als mehrere mit Luft gefüllte Fächer der Fruchthülle dabei mit zugute kommen.

Man hat mit einem halben Scherzwort von den *Tropaeolum*früchten gesagt, sie hätten einen Rettungsgürtel aus Kork um, aber man wird zugeben müssen, daß es sich dabei wirklich prinzipiell um Identisches handelt. Umsomehr als die Kapuzinerkresse nicht die einzige Pflanze mit Schwimmfrüchten, sondern nur ein Vertreter einer ziemlich

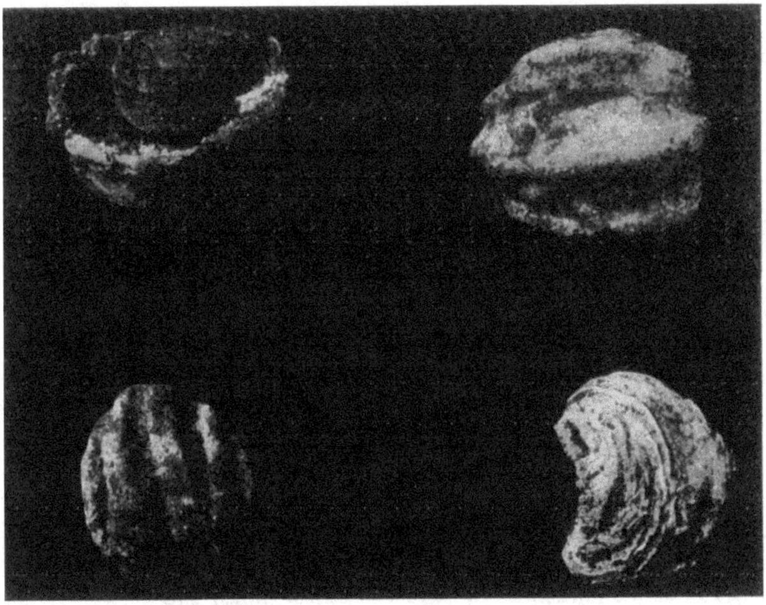

Abb. 118. Schwimmfrüchte der Kapuzinerkresse (*Tropaeolum*). Schwach vergr. (Aufnahme von Frau Dr. A. Friedrich-München.)

großen biologischen Gruppe ist, deren Hauptvertreter allerdings in Europa nur den Meeresstrand, sonst aber besonders die polynesischen Inseln besiedeln.

Diese im Weltmeer verlorenen Riffe sind auf Pflanzen mit Schwimmfrüchten und die zufällige Verschleppung von Samen durch Vögel angewiesen. Und regelmäßig stellt sich auf ihnen die Kokospalme schon als erste Vegetation ein, da deren mit leichtem Bast und verkorkten Zellen umhüllte Frucht sich wochen- und monatelang im Meer schwimmend zu behaupten weiß.

Die Leichtigkeit des Materials allein ermöglichte es der Pflanze schließlich auch, das Flugproblem früher zu lösen, als der menschlichen Intelligenz und es berührt mehr als seltsam zu sehen, wie der Weg der Erfindungen beidemal der gleiche gewesen ist.

Zwei Möglichkeiten standen uns offen, über den Zwang des Gravitationsgesetzes zu triumphieren. Entweder wir benutzten als Gegenwirkung die Auftriebskraft der Gase oder eine mechanische Kraft, wobei aller Erfolg davon abhing, daß unser Apparat genügend leicht sei.

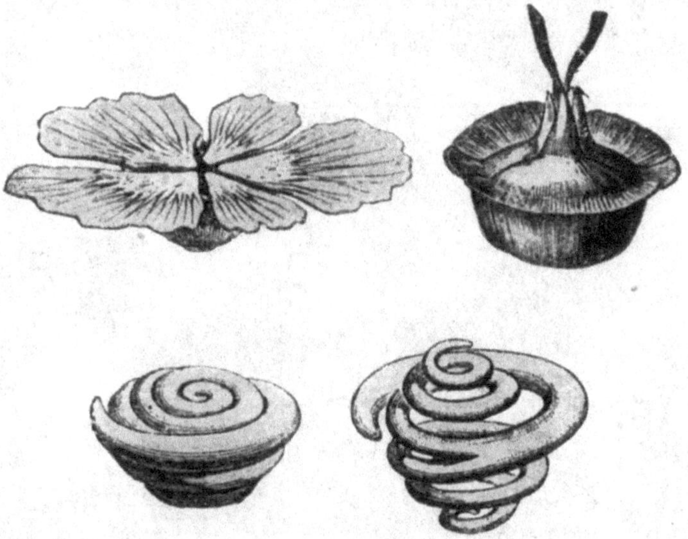

Abb. 119. Schwimmfrüchte von Salsola in reifem (links) und jungem Zustande. Darunter der spiralig eingerollte Embryo. (Nach Francé, Leben der Pflanze.)

Ein dritter Weg, nicht um zu fliegen, sondern den Absturz so zu mildern, daß er unseren Zwecken gerecht wird, stand uns mit der Erfindung des Fallschirmes offen.

Dies Fliegerproblem ist viel zu sehr gegenwärtig im allgemeinen Bewußtsein lebendig, als daß es nötig wäre, an dieser Stelle besondere historische Angaben zu häufen.

Nachdem schon die Antike sich der Erfindung des Fallschirmes zugewandt hatte, wurden seine Vorführungen seit dem 18. Jahrhundert bis in unsere Kinderzeit geradezu Mode; gleichzeitig damit entstand die Erkenntnis, daß warme Luft eine ausgezeichnete Auftriebskraft liefere.

Die **Montgolfière**, die daraufhin geschaffen wurde, wurde erst verdrängt, als man das ungefährlichere Wasserstoffgas als Auftriebsvehikel benutzte, das noch im nachgeborenen Sproß aller Luftschiffe, im Zeppelinballon seine Verwendung findet. Unserer heutigen Generation ist es aber zweifellos geworden, daß nicht der Zeppelintyp und seine Wettbewerber die ideale Lösung des Flugproblems darstellen, sondern einzig allein die Nachahmung des Vogelflugs, worin übrigens die modernste

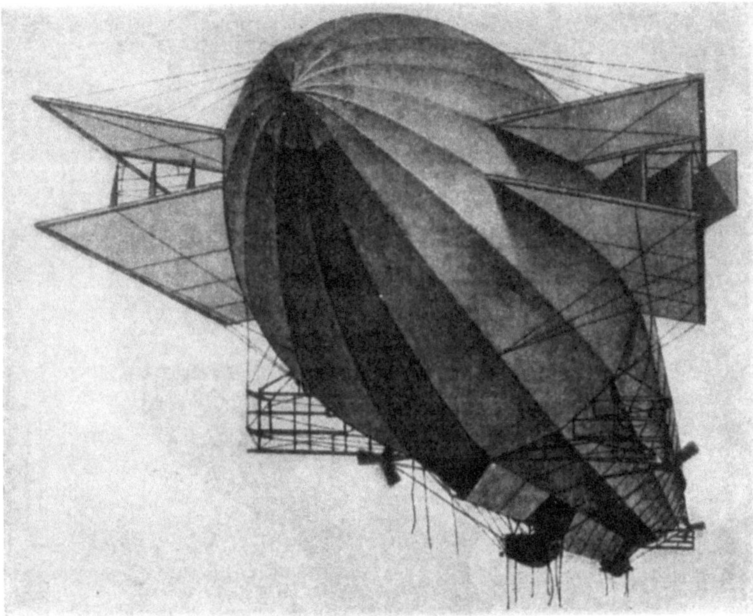

Abb. 120. Zeppelinluftschiff mit seinen Steuerflächen.

Betätigung des hier so konsequent als Universalgesetz verfochtenen Gesetzes der Organprojektion liegt.

Die Flugzeugherstellung stand und fiel aber mit dem Problem der Erdenschwere. Erst als es gelang, einen genügend leistungsfähigen Motor von entsprechend geringem Gewicht herzustellen, erhob sich der erste Flieger in die Lüfte. Eine weitere Bedingung seines Erfolges war freilich auch die Verwendung eines Materials, das möglichste Leichtigkeit mit möglichster Festigkeit zu vereinen wußte. Als solches kann außer dem Aluminium nur das kolloidale Material in Betracht kommen, das von uns als Holz (für die Schrauben, Rahmen, die Chassis) und Textilfaser (für die Flugflächen) einzig und allein aus der Technik der Pflanze her erborgt werden mußte. Auch in diesem Sinne läßt sich also sagen, ohne Pflanze keine Flugleistung des Menschen.

Es braucht nun, nachdem ich meine Leser an die technische Universal-

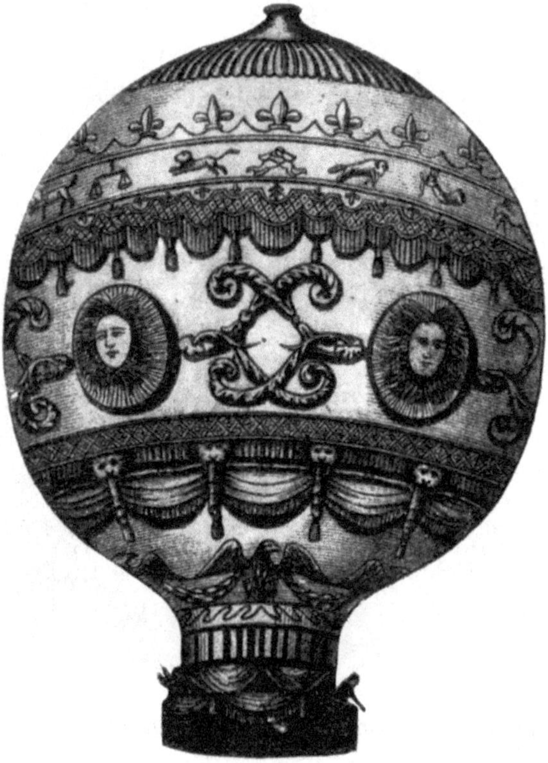

Abb. 121. Montgolfière des XVIII. Jahrhunderts. (Nach einem alten Stich.)

befähigung der Pflanzenzelle gewöhnt habe, nicht erst besonders versichert zu werden, daß wenigstens im passiven Flug (ein aktives Fliegen liegt ganz außerhalb der Lebensbedürfnisse der Pflanze) keine der vom Menschen angewendeten Prinzipien von der Pflanze unbenutzt geblieben ist.

Sie war zum passiven Fliegen von vornherein besser befähigt, als der Mensch. Denn ihr „Material“ ist leichter, trotz seiner Stabilität.

Es war daher nur eine geeignete technische Form nötig, um Fallschirme hervorzubringen.

Bekanntlich besitzt eine große Zahl von Pflanzen Früchte mit fallschirmartigen Vorrichtungen, denen gegenüber unsere gleichbenannten Apparate einfach als Kopien erscheinen.

Ein Blick auf die beigelegten Figuren enthebt mich ausführlicherer Beschreibung, und es soll nur als Kommentar für Nichtbotaniker dazu dienen, wenn ich hinzusetze, daß es vornehmlich die Familie der Kompositen ist, denen diese Befähigung zukommt.

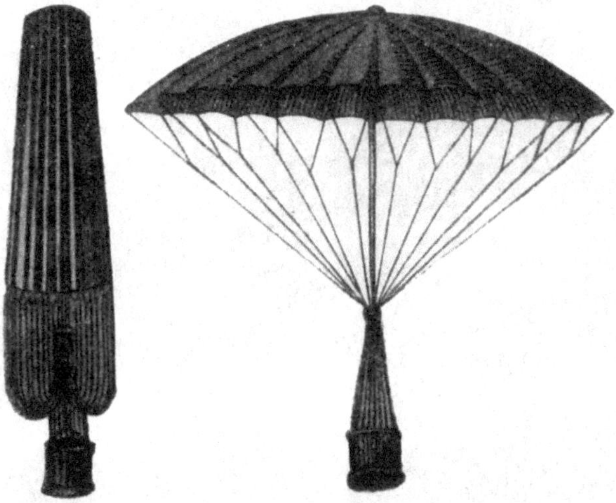

Abb. 122. Fallschirm in geschlossenem und offenem Zustand.

Ein kleiner Überblick über die wichtigsten Typen von Fallschirmen der Pflanzenwelt wird am raschesten in dieses merkwürdige Gebiet einführen, wobei von vornherein darauf verwiesen sei, welch' reiches, bisher noch ungehobenes technisches Material in der botanischen Literatur schlummert. Im besonderen in dem zusammenfassenden Werk von F. Ludwig[1] über die Anpassungen der Pflanzen und in den Spezialstudi über Flugfrüchte von F. Hildebrand[2] und H. Dingler.[3]

[1] F. Ludwig, Lehrbuch der Biologie der Pflanzen. Stuttgart 1895.

[2] F. Hildebrand, Die Verbreitungsmittel der Pflanzen. Leipzig 1873.

[3] H. Dingler, Die Bewegung der pflanzlichen Flugorgane. München 1889. 8°.

Gewöhnlich sind es Samenhaare, welch von der Pflanze in solcher Anordnung und Zahl hervorgebracht werden, daß sie dem Fall der Frucht nicht nur genügenden Widerstand entgegensetzen, sondern auch auf den Luftströmungen wie auf Gleitflächen Antrieb erhalten und ihre Last (in diesem Fall der Samen) entweder in einer sehr wenig steilen Kurve zu Boden befördern oder sie sogar stunden- und tagelang in der Luft erhalten.

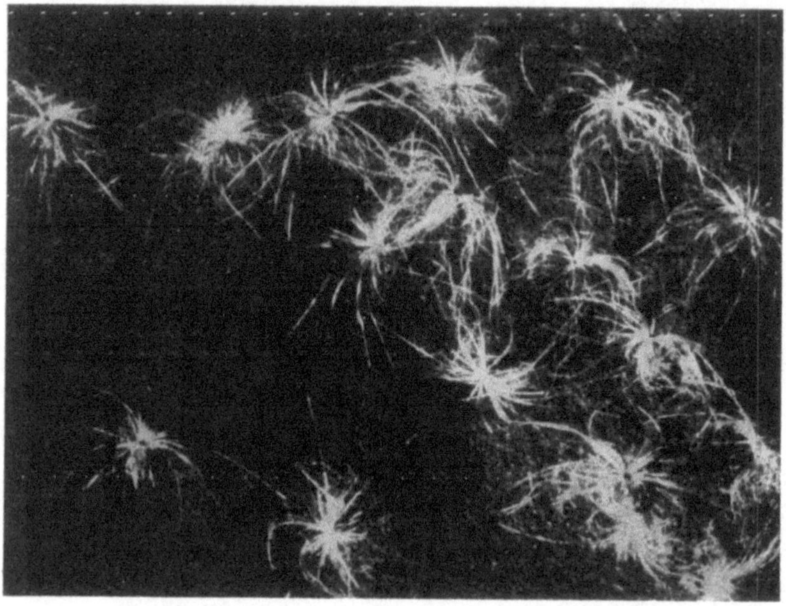

Abb. 123. Fallschirme der Pflanze (vgl. Abb. 122). (Flugfrüchtchen des Habichtskrautes [*Hieracium*]). (Originalaufnahme von Frau Dr. A. Friedrich-München.)

Bei den Valerianaceen, Kompositen und Skabiosen wächst vor allem der Kelch der Blüten zur Zeit der Fruchtreife zu einer von der Botanik bei den Kompositen als Pappus bezeichneten Federkrone aus, die aus einzelnen strahlenförmigen Spangen, gleich denen eines Regenschirmes erbaut ist, zwischen denen feinere Borstenhaare Verbindungen, manchmal in komplizierter zweifacher Ordnung herstellen und damit genügenden Widerstand, um beim Fall Reibung und dadurch Verzögerung des Falls zu bewirken (Abb. 118). Dabei ist eine der ersten Erfordernisse des Fallschirmes, die Wahrung des Gleichgewichtes, dadurch erreicht, daß der Schirm mit einem regelrechten Stile versehen ist, an dem ein, genau an die Tragfähigkeit der ganzen Vorrichtung ausbalanziertes Gewicht, nämlich der Samen hängt.

Durch eine besondere Vorrichtung reißt übrigens nach einiger Zeit dieses Gewicht ab und der erleichterte Fallschirm, dessen tadelloses Funktionieren jedes von uns als Kind an den Lichtern des Löwenzahns (*Taraxacum*) bewunderte, pflegt dann in so hohe Regionen aufzusteigen, daß er sich jeder Beobachtung entzieht. (Abb. 119).

Bei verschiedenen Rosaceen, im besonderen bei *Geum montanum* oder *Dryas octopetala*, auch bei Clematis oder den Küchenschellen (*Pulsatilla*) formt sich der Griffel zu einem langen Haarschwanz um und es entstehen wollige Schöpfchen, deren sich der Wind dann allerdings nur recht ungefüg als Spielblatt bedienen kann.

Noch einfacher sind die bekannten Samenhaare der Pappeln, gewisser Weiden (*Salix*) oder der Baumwollstaude (*Gossypium*) als Flugvorrichtnng beschaffen. Das Prinzip ist in allen diesen Fällen, durch Flächenausdehnung dem Fall Widerstand, dem Luftzug Angriffspunkte zu geben. Die erstaunliche Tenazität und hohe technische Qualität, welche die Baumwollfaser auszeichnet und zur Textilfaser geeignet macht, ist also eigentlich nur ein „Nebenprodukt", die allgemeine „Stoffgüte" kolloidalen Materials.

Die zweite Möglichkeit des Fluges ist durch Auftriebsgase gewährleistet, im besonderen erwärmte Luft oder Gase, die leichter als das Medium ihrer Umgebung sind. Das Problem liegt insofern für die Pflanze anders, als sie nicht nur in der Luft, sondern auch im Wasser lebt. Als Auftrieb im Wasser genügen ihr also Substanzen von spezifisch geringerem Gewicht als dieses. Ein Bedürfnis zu diesem Auftrieb ist namentlich für eine Gruppe von Gewächsen gegeben, die als Wasserpflanzen ein relativ hohes Bedürfnis nach Oxygen (und vielleicht auch Belichtung) haben. Dadurch sind sie in tiefem Wasser darauf angewiesen, ständig frei zu schweben. Sie teilen dieses Bedürfnis mit einer Anzahl von Tierformen, mit denen zusammen sie als Plankton bezeichnet werden.

Um ihr Schwebebedürfnis befriedigen zu können, haben nun die Planktonten eine große Zahl zellulärer Erfindungen hervorgebracht, die sich teils mit denen des Menschen decken, teils noch technisch unbekannt oder unausgenutzt sind.

Man hat das Plankton außerordentlich viel auf seine Anpassungen hin studiert, noch nie aber von dem Gesichtspunkt der praktischen Belehrung aus betrachtet, aus dem wir es beurteilen wollen.

Fast alle Planktonalgen sind außerordentlich, gewöhnlich mikroskopisch klein. Damit ist ihnen von vornherein der Vorteil des geringen Gewichtes gesichert und es bestehen keine unüberwindlichen Schwierigkeiten, das Prinzip anzuwenden, auf dem alle unsere Schiffskonstruktionen, mögen sie nun Tauchboote oder Überwasserfahrzeuge sein,

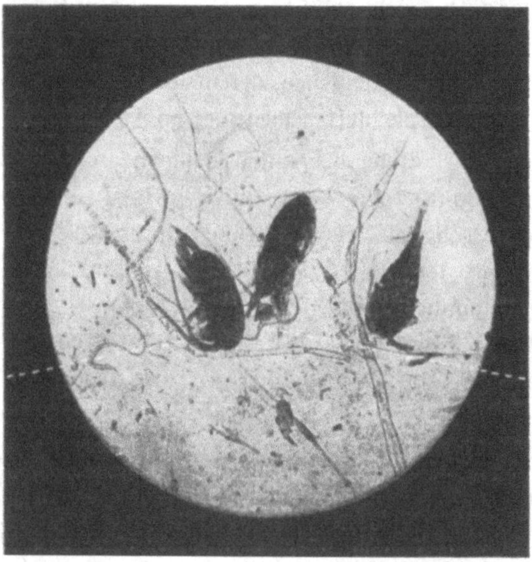

B. A.

Abb. 124. Ausleger bei Planktonalgen. *A* = *Ceratium tripos* aus dem Adriatischen Meer, *B* = Ausleger in Gestalt von Ruderantennen bei Cyclopskrebsen. (Originalmikrophoto.)

beruhen, nämlich, daß das Gewicht des von ihnen verdrängten Wassers mehr ausmache als ihr eigenes. Uns ist es dadurch möglich gewesen, all' die Panzerriesen dem Meere anzuvertrauen, die unsere Flotte bilden.

Dieses oberste Schiffsbauprinzip hätte den Planktonalgen vom Leib abgelesen werden können, wenn wir uns frühzeitig daran gewöhnt hätten, die Natur mit den Augen des Praktikers zu studieren.

Sie streben alle nach tunlichster Oberflächenvergrößerung und wenden dazu eine Reihe merkwürdiger Mittel an, jeweils in Anpassung daran, daß die Reibung der Oberfläche, welche das Sinken im Wasser beeinflußt, sehr verschieden ist, je nach dem Salzgehalt und vor allem nach der Temperatur des Wassers. W. Ostwald[1] hat nachgewiesen, daß das spezifische Gewicht des Wassers sich nur wenig ändert in den einzelnen von Pflanzen besiedelten Wasserbecken, umsomehr aber die „innere Reibung" der Flüssigkeiten, d. h. die Kraft, welche sich der Bewegung ihrer Teile oder Einschlüsse widersetzt. Wenn sie in destilliertem Wasser bei 0° mit 100 angenommen wird, beträgt sie bei 25° nur noch etwa 50; mit anderen Worten: ein Körper sinkt in warmen Wasser etwa doppelt so rasch als in eisigem.

Damit ist für die Planktonalgen eine besondere Bedürfnislage geschaffen. In der warmen Jahreszeit oder im Warmwasser brauchen sie wirksamere Schwebeanpassungen als im kalten Wasser. Ihre Technik muß also unter Umständen von Saison zu Saison wechseln.

Es ist eine der erstaunlichsten Leistungen der Zellulartechnik, daß es wirklich eine solche Jahreszeitenanpassung gibt. Der Biologe bezeichnet sie als Saisondimorphismus und nennt als eines ihrer glänzendsten Beispiele die in allen Seen gemeinverbreitete Alge *Ceratium hirundinella* (Abb. 131). Im kalten Wasser hat sie drei Hörner an ihrer Schale, durch die sie die Reibung vergrößert, also ihr Absinken im Wasser verhindert, im Sommer aber gehen bei der Fortpflanzung aus den dreihörnigen Formen viergehörnte (Abb. 131) hervor, weil jetzt eine geringere Reibung vorhanden ist, also die Reibungsfläche vergrößert werden muß. Die ständig im Warmwasser lebenden Formen, also z. B. die Ceratien der südlichen Meere, haben an sich mehr Reibungsfläche entwickelt. Ihre Hörner sind maßlos lang; sie übertreffen darin die Kaltwasserformen um ein Mehrfaches.

Diese saisondimorphen Pflänzchen verraten bereits das wichtigste technische Mittel der Zelle, um den Reibungswiderstand zu verstärken. Es ist die Vergrößerung der Körperoberfläche.

Es geschieht entweder dadurch, daß die Zelle sich aufbläst, kugelig abrundet oder, was noch häufiger ist, sich münzenförmig abplattet. (Discoplankton.) Dadurch wird namentlich bei Wellenbewegung das Absinken vielfach aufgehalten, da jede Welle das Scheibchen auf ihrer schiefen Ebene aufnimmt und es ebenso oft aufwärts gleiten läßt, wie in die Tiefe zieht.

---

[1] W. Ostwald, Zur Theorie der Schwebevorgänge. (Archiv f. d. ges. Physiologie, 1903.)

Ganz besonders häufig wird aber dauernde Suspension durch folgende Mittel erreicht.

Die Zellhaut scheidet in großen Massen Gallerte aus, also eine Substanz von spezifisch höchst geringem Gewicht, die viel Wasser verdrängt. Oder die Zellen schließen sich zu Fäden und Bändern und Sternen zusammen (*Asterionella, Fragilaria* Abb. 125), die oftmals spiralig tordiert sind. Das bedeutet eine höchst sinnvolle Anwendung

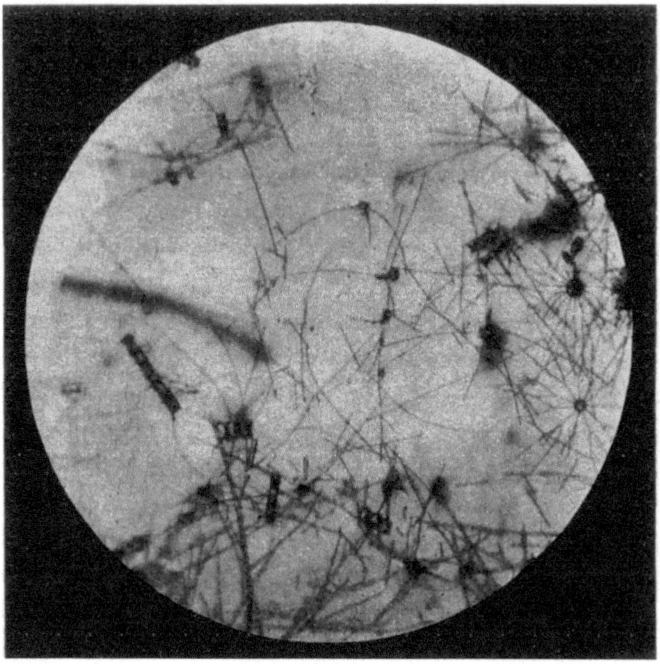

Abb. 125. Ausleger der Pflanzenzelle. (Chaetocerasalgen des Nordseeplauktons.) (Nach einem Präparat des Biolog. Institutes München.)

mechanischer Gesetze. Die Kette oder das Band könnte durch die Wellenbewegung auf ihre Kante gestellt werden und würde dann raschestens absinken. Einer spiralig gekrümmten Kette kann solches nicht zustoßen, da sie bei jeder Bewegung gedreht wird, und auf die richtige Seite gleiten muß. Diese Krümmungen finden sich auch an den stabförmigen Planktonalgen. Manchmal sind die Dinge so merkwürdig angeordnet, daß es gerechtfertigt ist, anzunehmen, die Pflanze verwende hier das Prinzip des Steuerruders an ihrem Schiffchen, wie es seinerzeit Schütt vermutet hat.

Wenn man Fig. C auf Abb. 126 näher betrachtet, fällt die eigenwillige und bei jeder Zelle vorhandene Krümmung der einen Spitze von *Rhizosolenia* auf. Sie muß, wenn eine Welle die fischförmige Zelle jäh herumwirft, sie immer wieder in einer Richtung herumdrücken, also durchaus steuern und zu einem bestimmten Kurs zwingen.

Steuerartige Anhängsel sind besonders häufig bei den prachtvollen Dinoflagellaten der tropischen Meere (Abb. 137), die zugleich in ihren

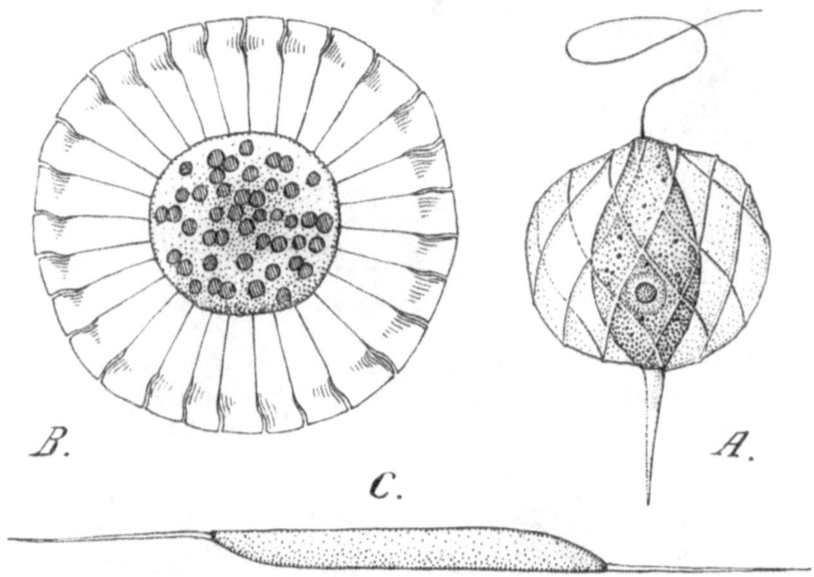

Abb. 126. Ausleger und Schwimmformen dei Algen. A = *Lepocinclis sp.* mit einer „Schwimmweste" (Original des Verfassers), B = *Planktoniella* mit schraubenförmig gebogenen Schwimmplatten, C = *Attheya Zachariasi* mit Auslegern. (Vgl. Abb. 141.)

Schwebetrichtern ein anderes technisches Mittel hervorgebracht haben, um eine entsprechende Wasserbewegung, die sie immer wieder in die Höhe bringt, einzuleiten. Um nichts anderes handelt es sich hierbei, als um die Erfindung des Turbinenprinzips durch die Pflanze, wie sogleich aus Folgendem hervorgehen wird.

Unsere Turbinen gingen hervor aus den primitiven Wasserrädern, die dazu dienen, um eine Wasserkraft auszunützen. Als Prinzip ihres Betriebes diente, daß die Eintrittsgeschwindigkeit des Wassers in den

Wassergraben, von dem ihr Betrieb abhing, größer sei als die Umlaufsgeschwindigkeit des Rades. Das Wasser füllt dabei die an dem Rad angebrachten trogartigen Zellen, die mit ihrem Gewicht nach abwärts sinken. Da sich der Vorgang von Zelle zu Zelle wiederholt, kommt das Rad in

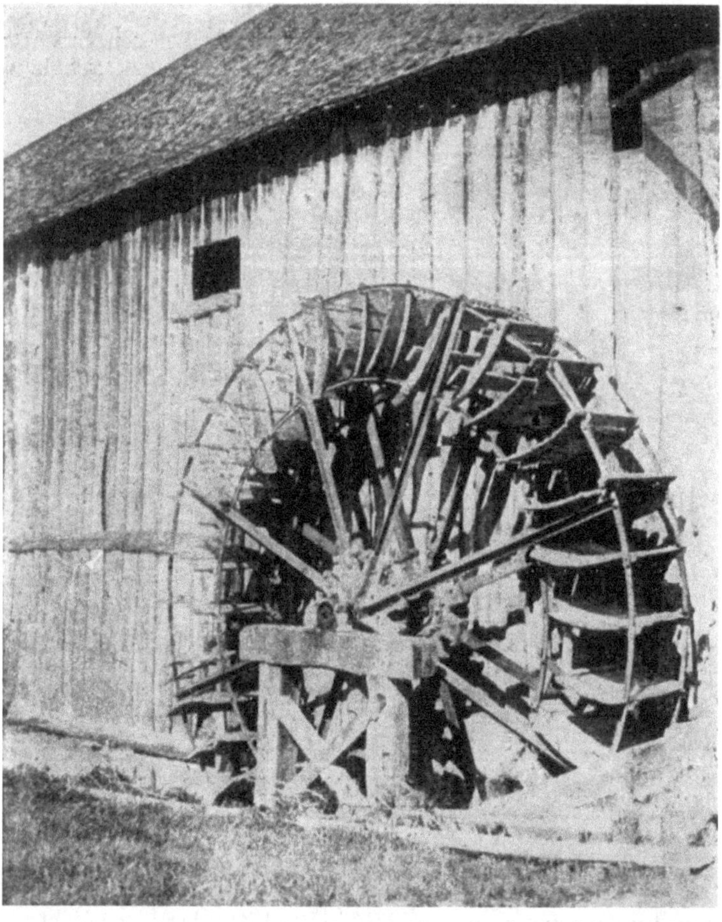

Abb. 127. Alter Typus der unterschlächtigen Wasserräder. (Originalaufnahme von Frau Dr. A. Friedrich-München.)

Drehung. Je später das Wasser ausfließt, desto günstiger ist die Wirkung (oberschlächtiges Wasserrad). Die unterschlächtigen Räder können nur mit der lebendigen Kraft des Wasser arbeiten, was an sich ungünstig ist (Abb. 127). Das Wasser wirkt z. B. bei den Schiffsmühlenrädern, die nach diesem Prinzip konstruiert sind, einfach durch den Stoß; ein erheblicher Teil seiner lebendigen Kraft flutet unbenutzt an den Schaufeln vorüber.

Von diesen Wasserrädern unterscheidet sich nun die Turbine dadurch, daß das Gewicht des Wassers bei ihnen gar keine Rolle spielt, desto mehr aber dessen lebendige Kraft, die dermaßen ausgenutzt wird, daß, während

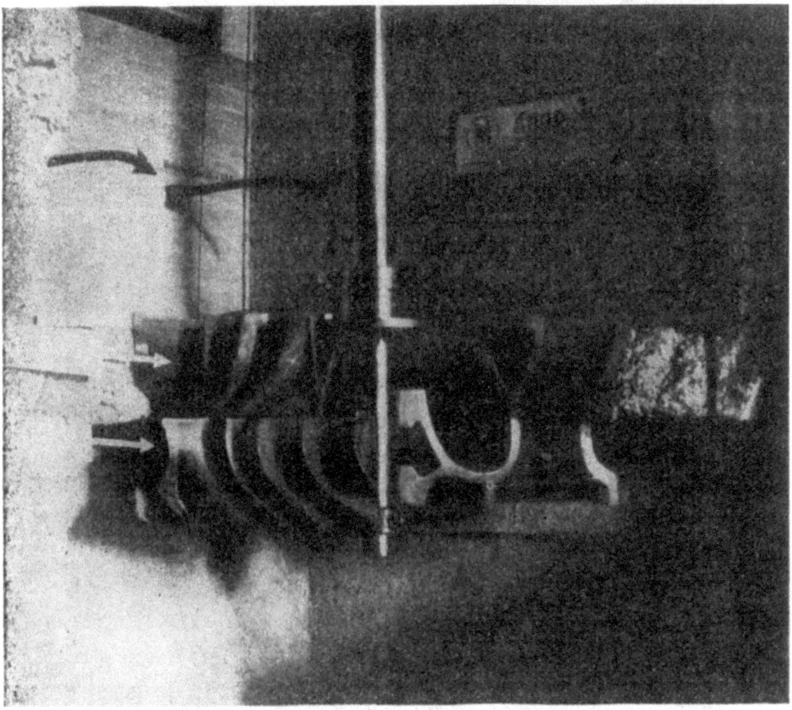

Abb. 128. Modell einer Knop-Turbine im Vergleich zum Bau des *Ornithocerus* (Fig. 137). (Deutsches Museum München.)

die unterschlächtigen Räder nur einen Wirkungsgrad bis zu 0,35, die oberschlächtigen auch nur bis zu 0,80 erreichen, sich dieser bei Turbinen bis zu 0,88 steigern läßt.

Es kommt nur darauf an, diesen Nutzeffekt dem Wasser möglichst ohne Stoß zu entziehen; daher haben die Schaufeln der Turbinen eine Form, daß der sie treffende Wasserstrahl ohne Stoß, nur ganz allmählig aus seiner Richtung abgelenkt wird, aber trotzdem seine Wirkung äußert.

Diese Wirkung wird nun entweder durch einfachen Wasserdruck oder *hydrostatischen Druck* (Überdruck nach Art der hydraulischen Presse) erzielt. Zu ihrem Zustandekommen nötig ist zuerst ein feststehender *Leitapparat*, durch den das Wasser in bestimmte Bahnen

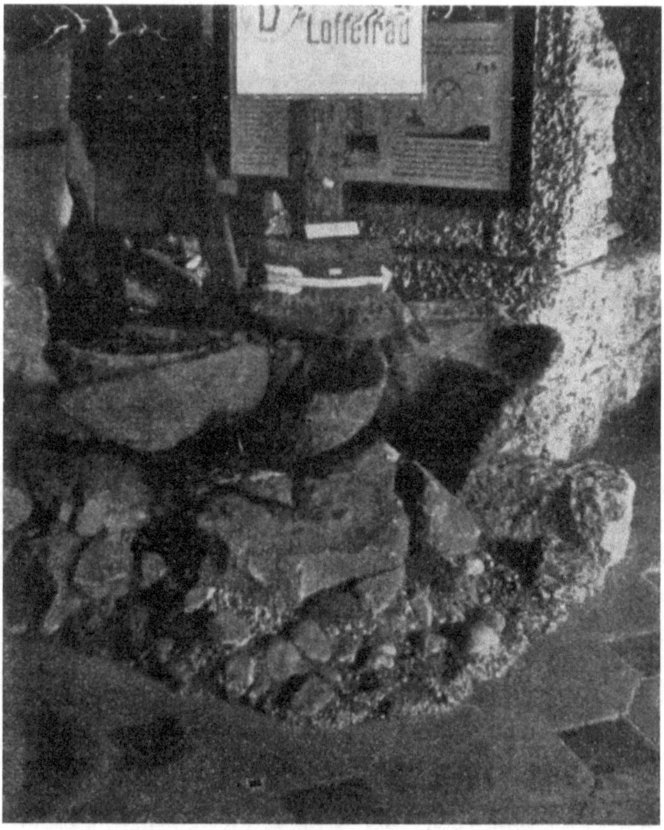

Abb. 129. Altes rumänisches Löffelrad (vgl. dazu die Einrichtung von *Planktoniella* [Abb. 126B]). (Deutsches Museum München.)

gelenkt wird. Es gelangt dadurch auf das rotierende *Laufrad* (Abb. 130), das seine Kraft der Welle mitteilt, die sie dann für unsere Zwecke nutzbar macht.

Wirksam ist bei allen Turbinen die Reaktion nach Art des *Segner'*schen Wasserrades; mit Ausnahme der *Henschel-Jonval'*schen *Turbinen*, die als eine Anwendung der Schraube betrachtet werden können.

Das Wasser geht bei ihnen parallel gemäß der Axe von oben nach unten (Axialturbinen).

Wenn wir von diesen Konstruktionsverhältnissen zum Bau der Pflanzenzelle zurückkehren, erkennen wir sofort, daß die spiraligen Trichter der Dinoflagellaten nicht als Fallschirme zu deuten sind, wie man das bisher getan hat, sondern, daß sie dem Laufrad einer Turbine entsprechen,

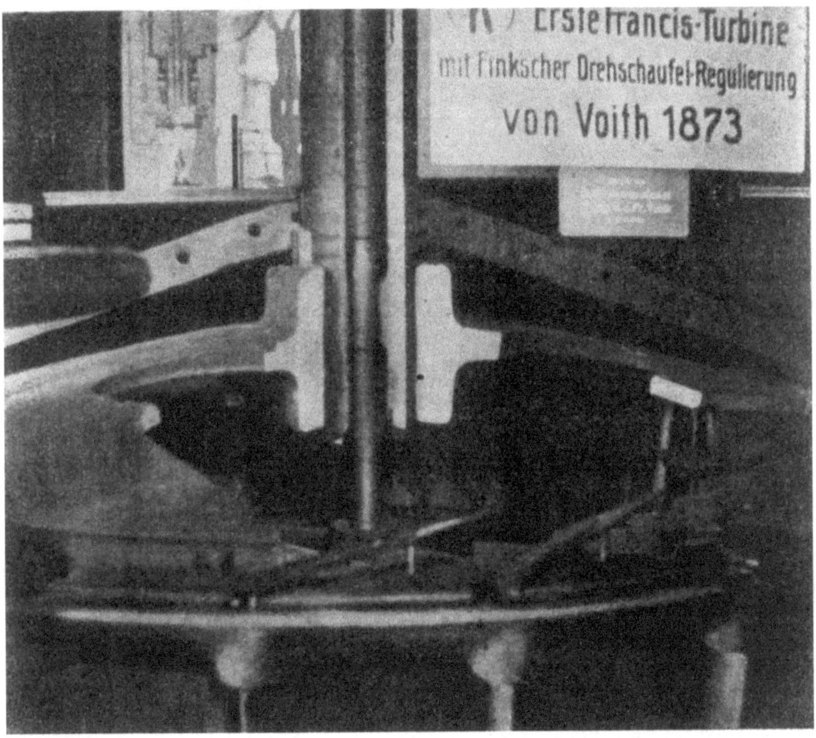

Abb. 130. Erste Francis-Turbine mit Drehschaufelregulierung. (Deutsches Museum München.)

nur mit dem Unterschied, daß es fest mit dem ganzen Organismus verbunden, diesen selbst durch den Rückfluß in drehend spiralige Bewegung setzen muß, durch den sich die Zelle im Wasser, entgegen dem sie treffenden Stoß nach vorwärts bzw. aufwärts schraubt. Am ehesten entspricht diese Konstruktion dem Henschel-Jonval'schen Turbinentypus. Bei (Abb. 131) manchen Formen wird der Typus der gegenwärtig fast allgemein herrschenden Francisturbine (Abb. 130) angenähert und es wird nur Sache der Techniker sein, an Hand dieser Hinweise nachzurechnen ob und inwieweit die Krümmung der Schaufelflächen bei *Ornithocercus* (Abb. 137) und seinen Verwandten mit der unserer Turbinenschaufeln

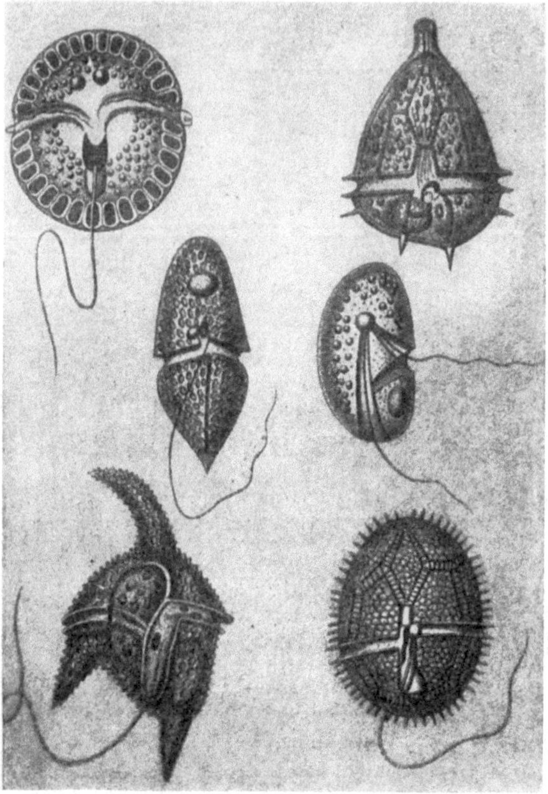

Abb. 131. Turbinenformen der Pflanzenwelt (Peridineen des Süßwassers). Stark vergr. (Nach Francé.)

übereinstimmt oder sie eventuell an rationeller Ausnutzung der Wirkungsflächen vielleicht übertrifft.

Der Techniker, der sich die Formen der Planktonten vom Standpunkt des Schiffturbinen- und Schraubenbaues hin näher ansieht, gerät damit in eine Wunderwelt von Belehrung und Anregung für ihn. Noch nie hat jemand daran gedacht, die Gestaltung der Algen, im besonderen der Flagellaten vom schwimmtechnischen Standpunkt aus zu berechnen.

Soweit man sie nicht von dem ganz unwissenschaftlichen und der modernen Biologie eigentlich gar nicht würdigen Standpunkt der „Kunstformen der Natur“ aus betrachtete, hat man sich auf einige, sehr wenig besagende Bemerkungen über „Fallschirme, raffiniert angebrachte Stützen und Häute“ u. dgl. beschränkt, wenn man überhaupt nicht ganz gedankenlos die Gestaltung blos als Merkmale systematischer Einteilungen beschrieb.

Es ist sehr auffällig, um mich auf eine beliebig herausgegriffene, mir aber besonders gut bekannte Gruppe zu beschränken, wie typisch und mannigfaltig die Flagellaten sind, die Typen der Turbinen, Schiffskiele und Schiffsschrauben in ihrer Gestalt variieren, bekannte Modelle der Technik vorwegnehmen, andre noch nicht errechnete und konstruierte sozusagen im Tropfen Wasser vor Augen stellen.

Das sind vor allem die bereits genannten Dinoflagellaten, die aus Kieselsäure und Zellulose feste Konstruktionen erbauen (Abb. 131), die ihnen Balanziervorrichtung und Antriebsapparat zugleich sind. Längst bekannt seit Ehrenberg ist das System von Quer- und Längsfurchen, das ihr Körperchen umzieht; auch hat man es bereits beachtet, daß sich diese Gürtel in einer Spirallinie anordnen, in denen eine schwingende Geißel eine Wasserströmung unterhält. Dieser Wasserlauf wird dadurch in einer dermaßen berechneten Schraubenlinie gelenkt, daß sein Rückstoß die Zellen in einer dem Energieökonomiegesetz entsprechenden Weise nach vorwärts treibt, wodurch sie wie eine Schiffsschraube fortwährend rotieren. Diese hat also auch ihr Modell in den Pflanzenzellen und es gewährt besonderen Genuß, ihre einzelnen Abarten in den verschiedenen Zellformen wiederzufinden. Die Propeller haben 2—4 schraubenförmig gestellte Flügel, die auf dem äußeren Ende der Schraubenwelle so befestigt sind, daß der Propeller ganz ins Wasser taucht. Das Wasser dient also für diese Schraube als Mutter. Durch ihre Drehung wird sie sich in dem Medium nach vorwärts bewegen und zwar desto rascher, je steiler die Schraubenfläche ist. Steigung, Form, Durchmesser, Fläche der Flügel sind hierfür das maßgebliche und nur danach unterscheidet man die wichtigen fünf Hauptformen (Abb. 132). Von diesen bedingt die Yarrowschraube, sowie die Thornykroftschraube, die von den englisch-amerikanischen Schiffen geführt wird, besondere

Geschwindigkeit, ebenso die jetzt als die vorteilhafteste geschätzte Hirschschraube, die dem seitlich geworfenen Wasserstrahl mehr Widerstand leistet als die Griffithschraube. Bedingung ihrer Wirksamkeit ist wie bei der Henschel-Jonval'schen Turbine (vgl. S. 226) nur, daß die Schraube um ihre Längsaxe rotiert. Diese Rotation wird von den Pflanzenzellen durch ihre Geißelbewegung bewirkt.

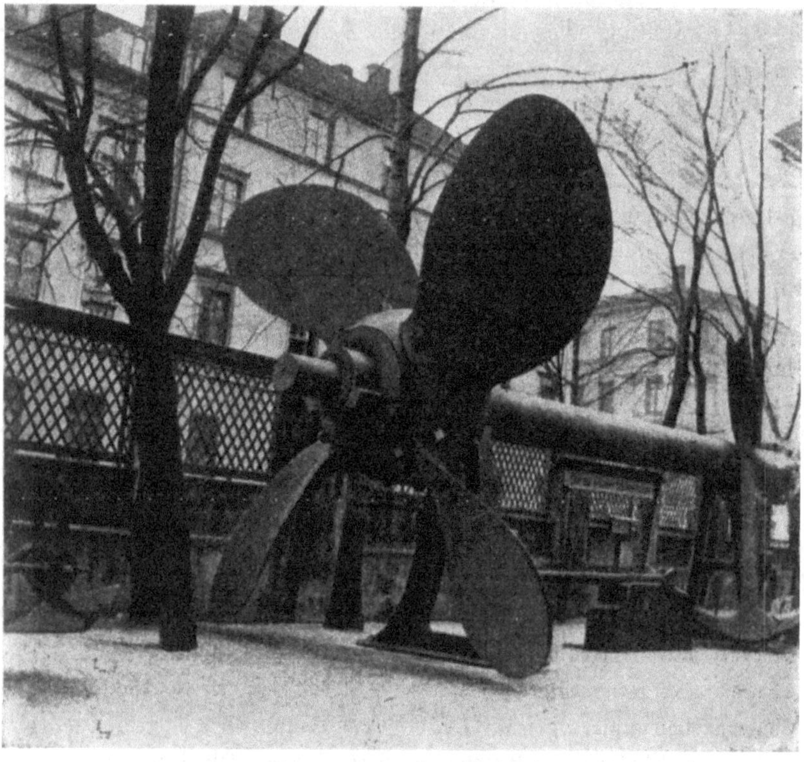

Abb. 132. Eine der größten Schiffsschrauben der Welt. (Deutsches Museum München.)

(Die Geißel hat selber wieder spiraligen Bau und verwirklicht technisch noch kaum verwendete und wenig studierte mechanische Momente). Es ist nun sehr merkwürdig, daß man bei einzelnen Flagellatenformen alle die technischen Typen unserer gebräuchlichen Propellertypen verfolgen kann, wie in den Gegenüberstellungen von Abb. 126, 132, 136 angedeutet ist. Man muß sich dabei nur vor Augen halten, in welcher Lage und Richtung sich die betreffenden Lebewesen zu bewegen pflegen. *Spheno-*

monas z. B. ein zierlich ansehnlicher Flagellat, zieht mit seiner Geißel nur am Vorderende wirbelnd seine Bahn, wobei er sich ständig um die Längsaxe dreht. Da sein Querschnitt vierkantig, eigentlich vierflügelig ist gleich der Thornykrofftschraube (man beachte die Übereinstimmung der

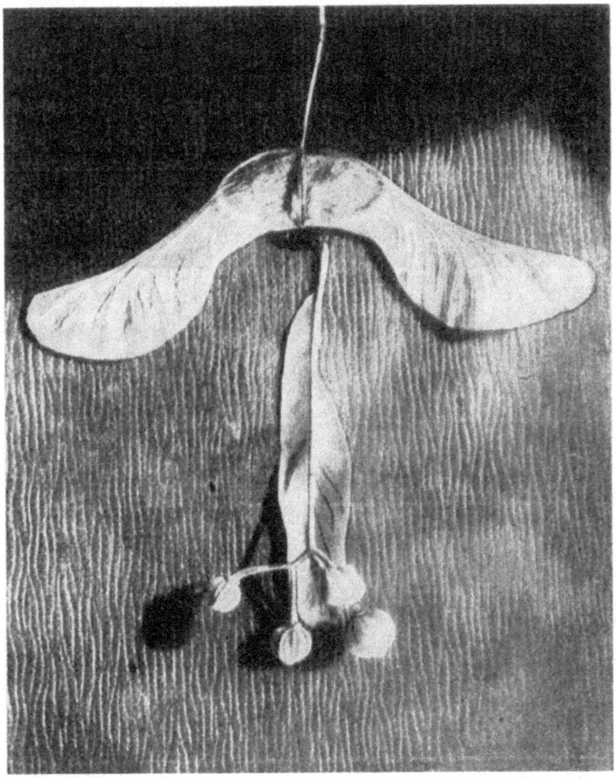

Abb. 133. Anwendungen des Schraubenprinzips zu Flugmechanismen durch die Pflanze. Oben = Ahornfrucht. Unten = Fruchtstand der Linde, der mit Hilfe des schraubig gedrehten Hochblattes fliegt. (Originalaufnahme von Frau Dr. A. Friedrich-München.)

Schraubenflächen), wird dadurch Propellerwirkung erzielt. Das heißt — und dies gilt für sämtliche dieser Propeller- und Turbinenformen — durch eine relativ geringe Kraftanstrengung wird ein relativ schwerer Körper rascher als es sonst möglich wäre, bewegt. Die Erfindung trägt dadurch genug Nutzen.

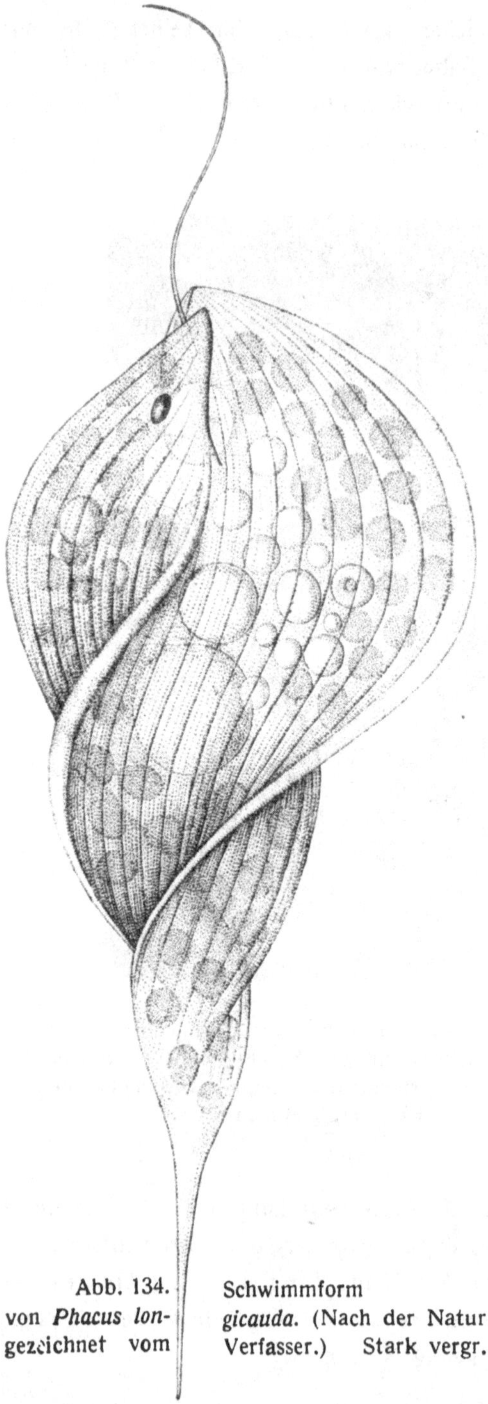

Abb. 134. Schwimmform von *Phacus longicauda*. (Nach der Natur gezeichnet vom Verfasser.) Stark vergr.

Ähnlich liegen die Verhältnisse für die drei anderen Propellertypen; sie sind so durchsichtig, daß es Platzverschwendung wäre, sie angesichts der klaren Sachlage noch außer den Abbildungen auf S. 223 zu erörtern. Merkwürdig ist nur, daß oft dabei Kreiselformen (Abb. 126 A, B) gebildet werden, deren Mechanik im Wasser wenigstens mir derzeit noch unklar ist. Besonders hübsch ist die Anwendung des gleichen Propellerprinzipes nicht durch einzellige Formen, sondern durch Vielzeller, wie *Platydorina*, die auch gleich mit Steuerrudern ausgerüstet sind, um die Fahrt dirigieren zu können. Solche Ruderkiele sind eine durchaus häufige Erscheinung (Abbildung 134—136); oftmals sind sie wie bei der reizenden *Pyramidochrysis* sogar in Mehrzahl vorhanden und stimmen dann mit den Steuern der Luftschiffer überein (vgl. Abb. 133).

Allerliebst ist es, den Nutzen dieser technischen Vervollkommnungen zu beobachten. Man kann es unmittelbar unter dem Mikroskop verfolgen, wie zielsicher, rasch und elegant so eine Propeller- oder Turbinenform durchs Wasser zieht, während sich Arten, denen diese Einrichtungen fehlen, wie z. B. die

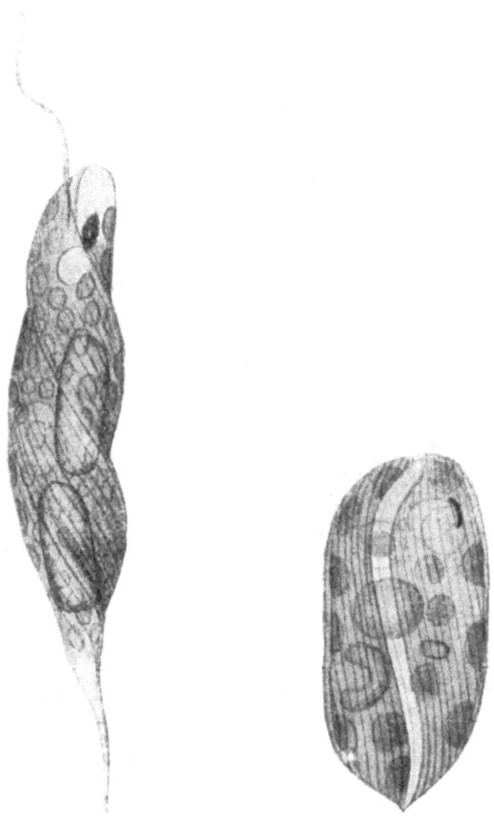

A. B.

Abb. 135. Optimale Schwimmformen' der Einzeller. A. = *Euglena tripteris*, B. -- *Phacus sp.* (Originalzeichnung nach der Natur vom Verfasser.) Sehr stark vergr.

überall auffindbaren *Synura uvella* plump, zitternd, langsam durchs Wasser wälzen, gleich einem treibenden Ball. Gewöhnlich ist allerdings auch bei diesen Formen wenigstens durch Kiele oder Borsten dem Gleichgewicht nachgeholfen; so bei dem im Plankton häufigen *Mallomonas*.

Ganz typisch ist der Zusammenhang zwischen Begeißelung und Propellerform. Durchaus sind es nur die eingeißeligen Formen (im besonderen die gut schwimmenden, flinken *Eugleninen*) (Abb. 135), bei denen sich die Schraubenformen, für deren vielfache Gestaltung der Techniker in Abb. 136 eine Musterkarte findet, als geeignet erweisen. Die zwei und mehr Geißeligen haben eben eine andere Art von Geißelbewegung und damit eine andere Vorbedingung der Gestaltung. Der Algenforscher hat dadurch einen Fingerzeig, wie er Begeißelung und Gestaltung in Zusammenhang zu bringen hat, überhaupt den Anreiz, nun Werke zu schaffen, welche die Körpergestaltung der niederen Pflanzen dem Kausalverständnis näher bringen.

Heute ist er noch meilenweit davon entfernt als Nachwirkung einer historisch wohlverständlichen systematischen Ära, die froh sein mußte, sich zuerst in dem geradezu sinnverwirrenden Formenreichtum zurecht zu finden.

Jetzt aber ist auch für die Algenkunde die Zeit höher gesteckter Ziele gekommen.

Ein besonders hübsches Studienobjekt für den Biotechniker ist die Flagellatengattung *Anisonema* und ihre Verwandten. Es gilt zwar für sie der gleiche Übelstand, wie für alle diese Kleinschwimm- und Arbeitsmodelle. Die vorhandenen Abbildungen sind nicht authentisch, vor allem sie sind nicht technisch korrekt, da bei ihrer Aufnahme die Forscher keine Ahnung von den bestehenden Beziehungen der Teile zu einander hatten, also alles nur auf's Geratewohl zeichneten. Die erste Aufgabe der neu orientierten Forschung muß sein, mit technischer Genauigkeit Grundrisse und Aufrisse der in Betracht kommenden Formen zu schaffen, zuerst Mikrophotographien, nach welchen berechnete Konstruktionen entworfen werden können. Bis solches geschaffen ist, müssen wir uns nur auf Vermutungen und Hoffnungen beschränken. Mit diesem Vorbehalt kann ich aber immerhin von der mir sehr genau durch eigene Untersuchungen bekannten *Anisonema* folgendes aussagen:

Die Zelle besitzt zwei Geißeln. Eine, die wie bei allen Eugleninen während der Bewegung grade nach vorn gestreckt wird und nur am schraubenförmig gebauten Ende schlägt. Der so entstandene Wasserstrom wird entlang der Geißel an das ovale Ende der Zelle geleitet und gelangt dort in ein spiraliges Rinnensystem nach Art des Leitrades der Turbinen, aus dem eine tiefe Rinne in einer steilen Schraubenwindung

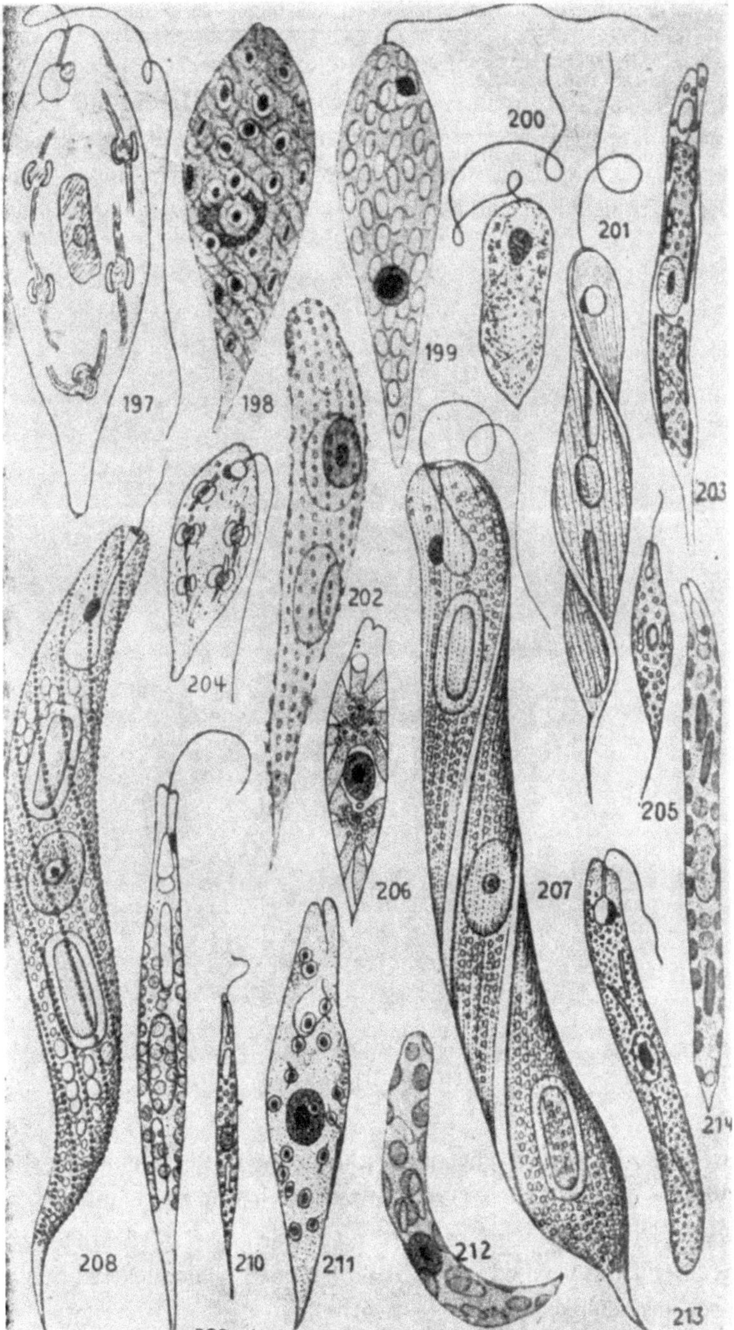

Abb. 136. Führungslinien und optimale Schwimmformen von Pflanzenzellen (*Euglena*-Arten). Man beachte besonders Abb. 198, 201, 202, 207 und 208). (Nach Pascher.)

ihn dem Körper entlang ableitet. In dieser Rinne liegt noch eine bandförmige, spiralig tordierte Geißel (Schleppgeißel) die nur Torsionen ausführt. Ihre Bedeutung scheint mir darin zu liegen, daß sie den Mechanismus steuert und außerdem die Wirbelbildung hinter ihm so weit verhindert, daß dadurch die Schnelligkeit der Bewegung nicht gehindert

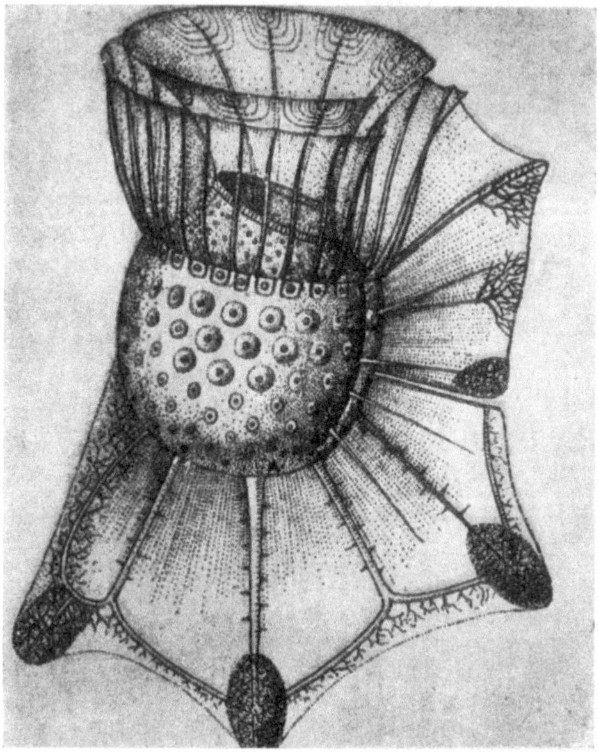

Abb. 137. *Ornithocercus*, eine Turbinenform der Pflanze mit Schwimmkielen. (Nach Oltmanns.)

wird. Die Anisonemen gleiten wirklich schnell, gleichmäßig und ruhig im Wasser dahin; man ist erstaunt, mit welchem Minimum von Kraftaufwand der relativ schwere Körper so sicher beweglich erhalten wird. Seine Mechanik vereinigt Propeller, Turbinen und Steuereinrichtungen von seltener Vollkommenheit in sich.

Wenn man die auf S. 235 abgebildeten Formen durchmustert, drängt sich die Überzeugung auf, daß die meisten Einrichtungen auf Kraftersparnis gerichtet sind, denn die Torsion, die Schraubenform des Körpers scheint das oberste Prinzip aller dieser Konstruktionen zu sein. Viele von ihnen haben ausgesprochene Torpedoform, und es ist für den Marinekonstrukteur eine wahre Erleuchtung, sich daran zu erinnern, daß die Gyroskope, durch die man die Torpedos zwingt, die ihnen beim Lanzieren

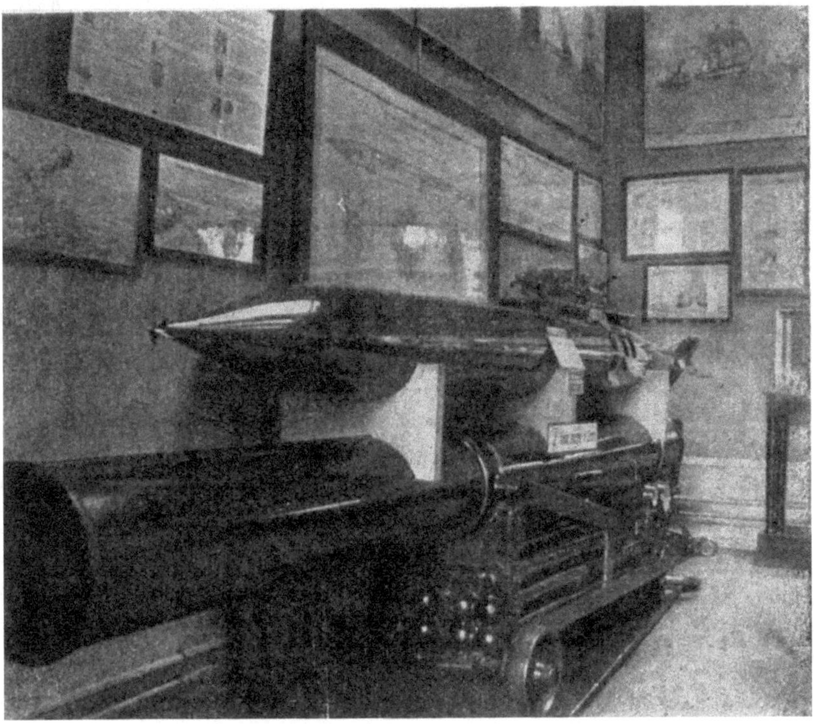

Abb. 138. Torpedo des älteren Typs (vgl. dazu Abb. 135). (Aus den Sammlungen des Deutschen Museums München.)

aufgegebene Anfangsrichtung innezuhalten, eigentlich viel einfacher in ihrer Wirkung durch die fast allen vegetabilen Torpedoformen eigene Torsion (vgl. Abb. 135, 136) ersetzt sein könnten, die noch den Vorteil mit sich bringt, die Bewegung entsprechend ihrer Schraubenlinie hemmungsfreier, also rascher (oder bei gleicher Schneligkeit weniger Kraft erfordernd und weiter reichend) zu gestalten.

Gewöhnlich hat man den Torpedos die Gestalt eines Fisches gegeben (Fischtorpedo), deren am Schwanzstück sitzende Propellerschrauben, durch die eingebaute Maschine in Bewegung gehalten wird und das Geschoß befähigt, etwa 1000—3000 m mit einer Geschwindigkeit von 35 Seemeilen zurückzulegen (Abb. 138). Jedes Meterdutzend mehr an Strecke würde also ein erhebliches Übergewicht der neuen Konstruktion sichern.

Es kann uns natürlich nur ganz fern liegen, diese technischen Möglichkeiten, die sich ebensogut auf die Unterseeboote selbst beziehen, zu erörtern, aber über einige zu sehr in die Augen springende Einzelheiten kann ich unmöglich alle Bemerkungen unterdrücken.

Da wäre vor allem die frappante prinzipielle Identität des Baues zwischen gewissen Flagellaten und den Fischtorpedos in Bezug auf Gewichtsverlagerung. Wenn man Fig. 201, 207 auf Abb. 136 mit Abb. 138 vergleicht, erübrigen sich weitere Erörterungen und man versteht, warum alle diese Torpedoformen der Natur an ganz bestimmter Stelle auffällig große Stärkekörner hervorbringen, die für die einzelnen Arten (besonders *Phacus pleuronectes* und *longicauda*) ganz typisch sind. Sie sitzen dort, wo wir den schwersten Teil des Torpedos, die Maschine einzusetzen für praktisch befunden haben und sind hier wie dort für die Balance unentbehrlich.

Zweitens sehen wir in einer Führung des Torpedos durch Schraubenlinien nach Art der Euglenen (vgl. Abb. 136), denn derartiges schwebt uns zu allerehest vor, ein Mittel, um die größte Sorge des Marinetechnikers, nämlich die seitliche Verbiegung des Torpedos durch den starken Wasserdruck im Moment des Abschießens, zu mindern. Jetzt begegnet man diesen Übelstand auf verschiedene Weise, zumeist so wie die französische Kriegsmarine, die bei ihren Unterwassertorpedorohren mulden- und halbrohrförmige Schirme vorbaut, um die Schußrichtung zu wahren. Das anströmende Wasser kann seitlich einen schwimmenden *Phacus pyrum* (vgl. Abb. 135) oder eine ähnliche Form niemals ablenken, denn es wird selber durch die steile Schraubenführung an dem Körper so entlang geleitet, daß es dadurch nur zu einem das Vorwärtsgleiten beschleunigenden Vehikel wird.

Im übrigen macht man von diesen Tatsachen, durch praktische Einsichten darauf gelenkt, bereits Gebrauch, wenn man gezogene Kanonenrohre verwendet, ja man kennt sie in praxi eigentlich schon seit den Zeiten, seitdem man Drehpfeile konstruiert hat.

Unter einem gezogenen Geschütz versteht der Artillerist eine Kanone, in deren „Seelenwand" flache „Züge," das heißt Vertiefungen spiralig eingeschnitten worden, um dem Geschoß auf seiner Flugbahn eine Drehung zu geben.

Diese Flugbahn im Wasser: Schwimmbahn ist es, der zuliebe von der Pflanzenzelle so viele Einrichtungen aufgeboten werden. Sie hängt von der Richtung, Geschwindigkeit, dem Widerstand des Mediums, der Schwerkraft und der Drehung des schwimmenden Objektes ab. Alle Langgeschosse (Abb. 139) und konsequenterweise alle nicht kugeligen Zellen, würden sich aber überschlagen, wenn dies nicht durch besondere

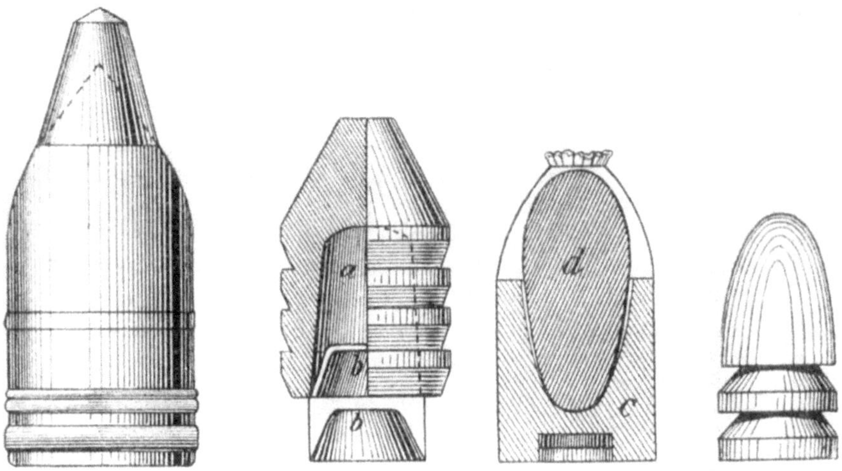

A B C D

Abb. 139. Geschoßformen, die durch Pflanzen verwirklicht sind. A = deutsches 24 cm-Stahlvollgeschoß mit Kappe, B = Miniégeschoß, C = Dreyses Langblei für Zündnadelgewehre, *d* = das Geschoß, D = Stauchgeschoß.

Einrichtungen verhütet wird. Der Geschützkonstrukteur hat als das bewährteste hierfür eben die Anbringung der Züge erprobt. Dadurch wird dem Geschoß die stete Drehung um die Längsachse erteilt und seine Bahn gesichert.

Man kann diesen Effekt im allgemeinen auf zweierlei Weise erreichen. Entweder man versieht das Geschoß mit den von uns oben angedeuteten Führungslinien bzw. spiraligen Flügelkanten. Dies ist der Fall bei den Drehpfeilen des Mittelalters, neben deren Bild des Vergleichs halber ruhig ein Schema einer entsprechenden organischen Form, nämlich des Flagellaten *Pyramidochrysis* gesetzt werden darf. Die Drehpfeile haben übrigens bekanntlich in den Fliegerpfeilen des Weltkrieges ihre Wiedererstehung erlebt.

Eine zweite Anwendung dieses Prinzipes sind die Turbinengeschosse, die Preußen zuerst vor 60 Jahren für seine 12- und 24-Pfünder einführte (Abb. 140 C), nachdem schon Reichenbach vor 100 Jahren zur Erzielung der Längsdrehung entsprechende spiralige Längsstreifen an den Bleigeschossen anbrachte. (Abb. 140 B).

Am Vorteilhaftesten bewährte sich jedoch die Aufzwängung einer Führung bei den Geschossen durch die Einführung der Züge, die seitdem auch den Handfeuerwaffen nicht mehr fehlen.

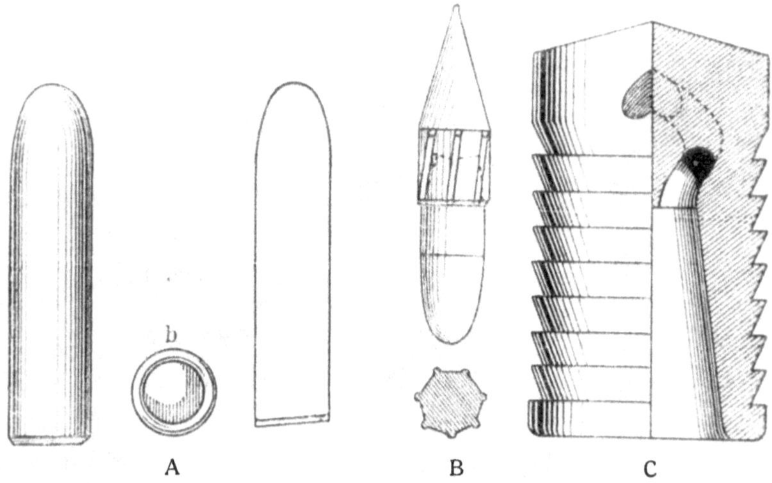

Abb. 140. Geschoßformen. A = deutsches Stahlmantelgeschoß, *b* = Ansicht des Bodens, B = Langgeschoß von Reichenbach, C = Turbinengeschoß.

Die Natur hat bei dieser Anwendung des Schraubenprinzips — denn um dieses handelt es sich doch — den älteren Weg nicht verlassen, und bringt die „Züge" nach wie vor an den sich bewegenden Objekten an. Prinzipiell ist es dabei ganz gleich, ob die Torsion durch die „Mutter" oder die Schraube bewirkt wird.

Und so stehen wir wieder einmal auf dem Gebiet der Geschütztechnik, auf dem man es ganz gewiß nicht vermutete, Natur in Wettbewerb mit dem Menschengeist treten und ihm in manchem sogar vorauseilen zu sehen.

Die Turbinengeschosse mögen den Botaniker noch in einer bestimmten Beziehung besonders interessieren. Sie, so wie die französischen Minié-

Geschosse (Abb. 139 B), benutzen als Führungsmittel auf ihrem Zylindermantel spiralige Einkerbungen, die sich in Form eines Schuppenpanzers bei einer Flagellatengruppe (nämlich den sogen. Mallomonaden) wiederholen, die durch ihre pelagische Lebensweise ganz besonders auf Überwinden eines ständigen Schwimmwiderstandes eingestellt ist.

Gerade diese Mallomonaden besitzen noch eine Erfindung, die nicht unwesentlich ihr Schweben im Wasser erleichtert. Wie schon bei geringer Vergrößerung ersichtlich, ist ihr Hinterende, oft jedoch auch der ganze Körper mit Stacheln besetzt, die ihnen den Namen Pelzmonaden (*Mallomonas*) verschafft haben. Schon die ersten Forscher, die einigermaßen nach einem Kausalverständnis der lebendigen Form rangen, waren sich darüber klar, daß es sich dabei um Mittel zur Erhöhung der Reibung zwischen Oberfläche und Wasser handelt und man bezeichnete herkömmlicherweise alle diese Borsten, die für Planktonten, seien es nun Tiere oder Pflanzen, typisch sind, als Balancier- oder Schwebestangen. Ihre Beschreibung erübrigt sich, wenn man die Abb. 124—126, die ausgewählte Vertreter zusammenstellen, betrachtet.

Hier wäre gewiß die beste Gelegenheit gewesen, um die Betrachtung auf die aufdringliche Übereinstimmung menschlicher und organischer Erfindungen hinzulenken, denn nichts liegt näher als der Vergleich dieser Gebilde mit den Auslegern der Boote primitiver Völkerschaften oder den Pontons, in manchen Fällen sogar mit den Rudern, namentlich, wenn, wie es bei dem Rädertier *Polyarthra* der Fall ist, der Organismus mit veritablen Rudern auch richtige Ruderschläge ausführt, um sich schwebend zu erhalten. (Vgl. Abb. 124 u. 137).

Die Auslegerboote der malayo-polynesischen Völker bedienen sich des gleichen Prinzipes, die Schwimmfähigkeit ihrer Fahrzeuge durch lange dünne Baumstämme die parallel mit den Booten im Wasser liegen (Abb. 141) zu erhöhen. Manchmal, und dies ist der Fall bei den Booten der Marshallinsulaner, wurden sehr eigenartige Balanciervorrichtungen ersonnen, die frappant sogar äußerlich an den Körper gewisser Planktonkrebse (z. B. *Polyphemus* oder *Bythotrephes*) erinnern.

In manchen Fällen sind es Kränze von Fächern, welche eine vollkommene Schwebefähigkeit herstellen; und dann kombiniert sich die eine Erfindung manchmal mit der anderen, wie dies bei der vielstudierten Planktonkieselalge *Planktoniella*, auch bei der Coccolithoporidengattung *Deutschlandia* der Fall ist, da bei beiden die Fächer in einer flachen Schraubenlinie angeordnet sind, also der Wellenbewegung gegenüber wieder wie ein Turbinenrad wirken und durch den Rückstoß die Zelle vorwärts treiben (Abb. 126).

Schließlich, und damit sei diese Betrachtung durch den Hinweis auf einen der allermerkwürdigsten Mechanismen der Pflanzenzelle abgeschlossen, treffen wir das Turbinenprinzip auch zur aktiven Bewegung von Lebensformen in ruhendem Wasser angewendet.

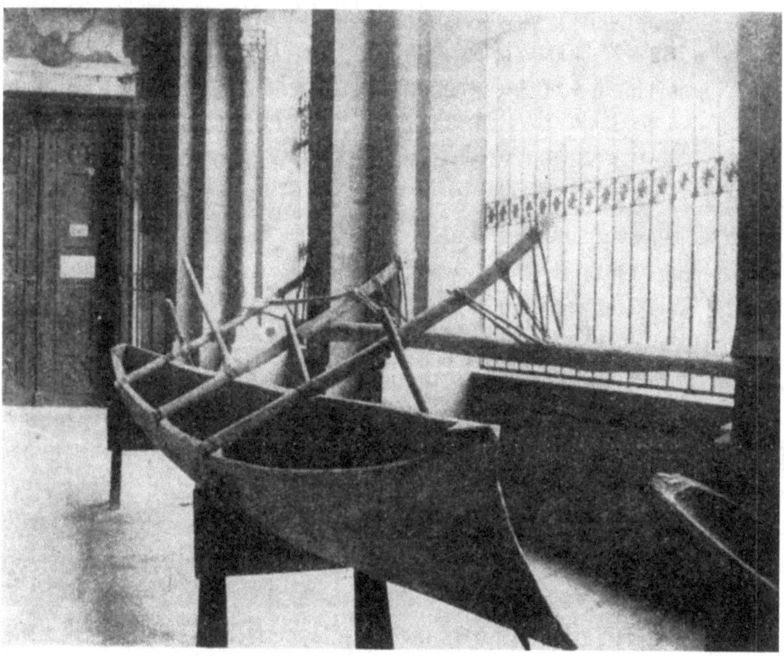

Abb. 141. Auslegerboot von den S moa-In eln, eine Erfindung des primitiven Menschen. (Aus den Sammlungen des Deutschen Museums in München.)

O. Müller[1] hat den nach seinen Untersuchungen auf Abb. 142 wiedergegebenen feineren Bau der Raphe bei den Diatomaceen festgestellt und als erster darauf hingewiesen, daß die schraubig verlaufenden Spalten, welche den Kieselpanzer dieser Zellen durchsetzen, von Plasma erfüllt sind, dessen Bewegung durch die Reibung am Wasser dann als Rück-

[1] Vgl. O. Müllers zahlreiche Aufsätze in den Berichten der Deutschen botanischen Gesellschaft (seit 1885).

wirkung die bekannten Gleitbewegungen der Kieselalgen nach sich zieht. (Vgl. Abb. 135).

Kein Techniker wird daran zweifeln, daß er hier das Leitrad einer Naturturbine vor sich hat; dem Flüssigkeitsstrom wird dadurch eine Richtung aufgedrängt, deren Rückwirkung sich in einem Fortschieben

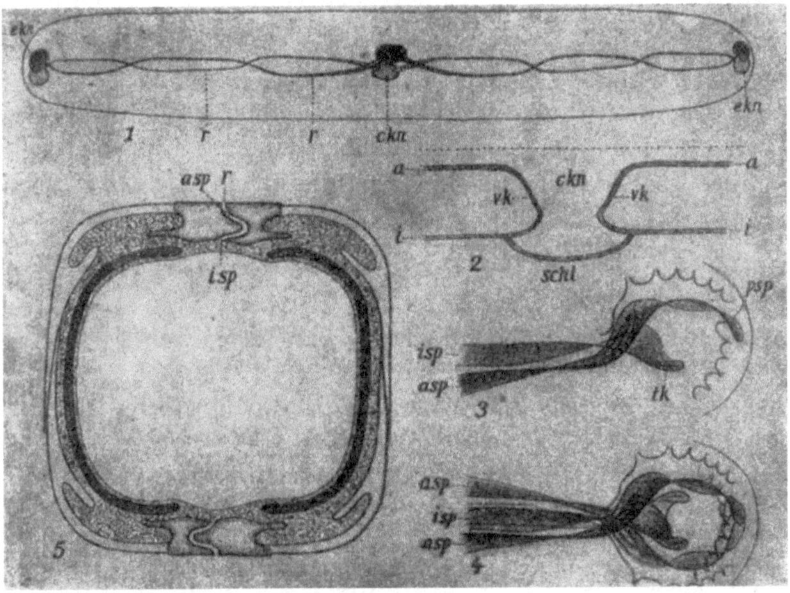

Abb. 142. Die Raphebildungen von' *Pinnularia*, eine Turbinenbildung der Pflanze. 1 = Epithek und Hypothek übereinander, um den Verlauf der Raphe zu zeigen (*ekn* = Endknoten), 2 = Verbindung der Raphekanäle im Zentralknoten, 3 = Endknoten mit äußeren (*asp*) und inneren (*isp*) Spalten und Trichterkörper (*tk*), sowie Polspalten (*psp*), 4 = dasselbe in der Verbindung beider Schalen 5 = Querschnitt durch die Zelle, um den Verlauf der Spalten zu zeigen. (Nach O. Müller und Lauterborn.)

des ganzen Apparates äußern muß. Wenn irgendwo, ist hier die echte Reaktionswirkung eines Segnerschen Wasserrades verwirklicht. Und so liegt Müllers oft angefeindete Hypothese durchaus im Rahmen unserer Beweisführung.

Ich bin mir dessen bewußt, daß sie lückenhaft ist und nur eine Skizze darstellt, hoffe aber, daß es mir doch gelungen ist, die Richtigkeit des verfochtenen Prinzipes klar zu machen und nur darauf kam es mir an.

Neben der Oberflächenvergrößerung und geeigneten Schwimmform kommt es für die Planktonten des weiteren auch auf besondere Leichtigkeit an. Erreicht wird sie durch mehrerlei Mittel. Durchgängig sind ihre Zellwände so weit verdünnt, als es ihre Stabilität noch zuläßt und in dieser Beziehung bestehen wieder weitgehende Übereinstimmungen zwischen Naturformen und moderner Schiffsbautechnik. Bei beiden Konstruktionen wird durchgängig das härteste Material ohne Rücksicht auf sein Gewicht verwendet. Wir bauen mit Eisenblech und panzern die Schiffe mit Stahlplatten, die Schwebepflanzen arbeiten ausnahmslos mit Bergkristall oder Kalk. Es ist kein Zufall, daß alle Phytoplanktonten sich aus den Kreisen der Bacillariaceen, Silicoflagellaten und Coccolithoporiden rekrutieren und daß die wenigen nicht Kiesel- oder Kalkpanzer tragenden Gruppen (im engeren Schizophyceen und Chlorophyceen) nach dem anderen Anpassungstypus konstruiert sind.

Die Kiesel- oder Kalkwände sind aber äußerst zart. Daher das Glasklare, Durchsichtige, Ätherische aller Planktonten. Nicht bei den Planktonpflanzen zeigt sich das am auffälligsten, sondern bei Tieren mit sonst schweren Gehäusen, wie z. B. pelagische Mollusken, deren Schale ganz durchsichtig wird und ihren gesamten Kalkgehalt aufgibt. Auch bei den pelagischen Cephalopoden ist die Schale bis auf ein ganz durchsichtiges dünnes Plättchen rückgebildet.

Das zweite Mittel ist die Erleichterung des Gewichtes durch Produktion von Substanz, die leichter als das Wasser ist. Solches findet sich im Süßwasser bei *Volvox* und *Eudorina*, deren Kugel mit leichter Gallerte ausgefüllt ist; auch viele der limnetischen *Desmidiaceen* sind in Gallertmäntel eingekleidet, desgleichen fast alle als „Wasserblüte" bekannten Spaltalgen. Im Kreise der Kieselalgen ist um so ausgesprochene Schwebeformen (Abb. 143) wie *Fragilaria*, *Asterionella* oder *Cyclotella* ein Mantel aus Gallertfäden gesponnen. Im Meere bedecken die Gallertmassen der *Phaeocystis Pouchetii* (Abb. 74) oft die Oberfläche der nordischen Ozeane. Dichte Gallertmäntel kennzeichnen die Radiolarien des Süßwassers (*Heliozoen*) und des Meeres.

Das merkwürdigste und originellste Mittel kommt wieder an die Technik des Menschen heran, dessen Kultur für Anwendung von Gallerten als Schwimmittel keine Möglichkeit kennt. Ihm ist es aus Erfahrung wohlbewußt, daß Öl und Fett auf dem Wasser schwimmen und die

Entrahmungsmaschinen, sowie zahlreiche Apparate der chemischen Industrie sind auf diesem Prinzip aufgebaut.

Die Pflanzenzelle macht davon ebenfalls Gebrauch. Es ist durchwegs Gesetz für alle Schwebepflanzen, daß sie Fette produzieren, die dann als hydrostatische Apparate wirken. Das besonders Raffinierte und technisch Wunderbare daran ist, daß sie nicht etwa nur Erleichterung bis zum Unterbieten des spezifischen Wassergewichtes anstreben. Sie würden dann alle als passive Schwimmer

A.

B.

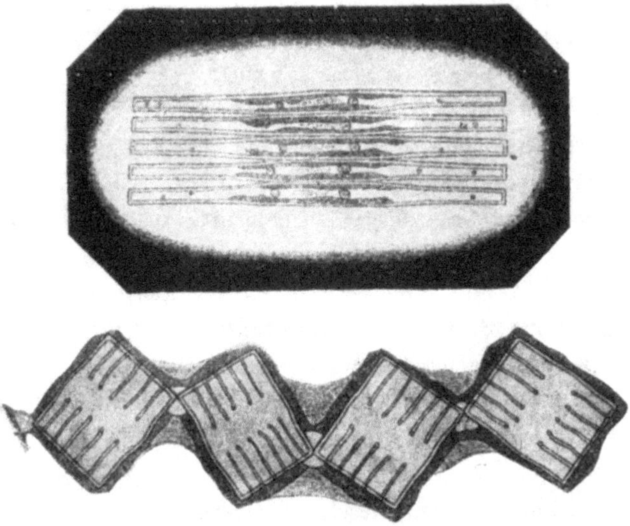

Abb. 143. Gallertebildungen der Kieselalgen. A. = *Fragilaria crotonensis*, B. *Tabellaria flocculosa*. (Nach Oltmanns.)

gleich dem Rahm auf der Wasserfläche sich ansammeln, sich gegenseitig schädigen und in der Ausnützung der Nährstoffe hemmen. Solches ist ja zeitweise tatsächlich der Fall bei dem „Blühen der Seen" wenn sich *Clathrocystis* oder *Microcystis*, *Anabaena* oder andere Spaltalgen in Massen rahmartig an dem Wasserspiegel ansammeln, dort zu Fischsterben, Fäulnis und zur eigenen Zersetzung führen. Das ist nicht ihr Interesse. Sie müssen vielmehr „schweben", d. h. sich in der oberen, noch durchleuchteten Schicht des Wassers frei und gleichmäßig verteilen. Eine ganz besondere technische Aufgabe ist ihnen damit gestellt, welche von den Zellen in geradezu bewunderungswürdiger Weise gelöst wird.

Sie bauen nämlich ihren Körper so, daß sie um ein wenig schwerer als das Wasser sind, also von Natur aus ständig sinken müssen. Sie erzeugen dadurch auch im ruhigen Wasser einen Strom, den nun ihre Turbinen- bzw. Schraubeneinrichtungen aufnehmen und wieder zur Auftriebskraft umformen. Oder wenn solche nicht hervorgebracht werden können, dann scheiden sie regulativ (hierauf liegt die Betonung) so viel Erleichterungssubstanz aus, bis wieder der nötige Auftrieb erlangt ist. Als Erleichterungsmittel gelten Gallerte, Fett (Öl) und ähnliche leichte Flüssigkeiten, sowie Gase.

Diese Fettropfen fehlen daher niemals in den pelagischen Kieselalgen und Peridineen, (Abb. 131) (auch nicht in den Planktontieren) und es ist kennzeichnend, wenn auch bisher noch wenig beachtet, daß die Fettproduktion mit der Dichtigkeit des Wassers ab- und zunimmt.

Ganz besonders interessant ist für uns die Herstellung des Schwebens durch Gasproduktion.

Wir haben diese Seite der Pflanzentechnik schon einmal von dem Standpunkt des Chemikers aus betrachtet. Damals wurden die Alge *Anabaena circinalis* und ihre Verwandten als Beispiele einer Pflanze erwähnt (vgl. hierzu S. 107), die Schwefelwasserstoff, also ein überaus leichtes Gas in besonderen Vakuolen ausscheidet. Solche Pneumatophoren, wie man die entsprechenden Apparate in der Planktologie benannt hat, sind aber weit verbreitet und oft kompliziert ausgestattet. Sie fehlen auch den Planktontieren nicht und bedingen als hydrostatische Einrichtungen das geregelte Schweben der Siphonophoren. Bei ihnen ist die Gasblase von einem durch die Zellen der Blasenwand abgeschiedenen Gasgemisch erfüllt, das zu 85,90% aus Stickstoff besteht. Einzelne dieser Tiere, so z. B. *Physalia*, ragt mit ihrem ballonartigen Gasbehälter gewöhnlich weit aus dem Wasser hervor (Abb. 144).

Hier haben wir das unmittelbare Vorbild aller Luftballons. Und brauchen dieserhalb nicht erst im Tierreich um Beispiele zu suchen, da auch das Pflanzenreich solche ins Große gesteigerte Vorbilder bietet. In den Sümpfen Floridas wucherte vor Jahrzehnten die „Wasserpest" dermaßen, daß sie dort die Schiffahrt vielenortes unmöglich machte. Seitdem ist die hübsche Pflanze, welche den Namen Wasserhyazinthe (*Pontederia = Eichhornia crassipes*) erhielt, in die Gewächshäuser der Gärtner gelangt und wird gerne gepflegt als reizendes Pflänzchen (Abb. 145), das sich auf dem Wasser trotz seinem ansehnlichen

Gewicht schwimmend erhält, weil seine Blattstiele (*crassipes!*) zu ballonarigen Luftbehältern angeschwollen sind, in denen sich, infolge ihrer Krümmungsfläche, die wie eine Linse wirkt, natürlich unter dem Einfluß der Insolation erwärmte Luft befindet. Eichhornia ist demnach ein Vorbild der Montgolfièren, wenn *Physalia* im Prinzip und in mancher Konstruktionseigentümlichkeit, deren Herausfinden ich nunmehr längst dem Leser überlassen kann, ein Typus mariner Zeppeline darstellt.

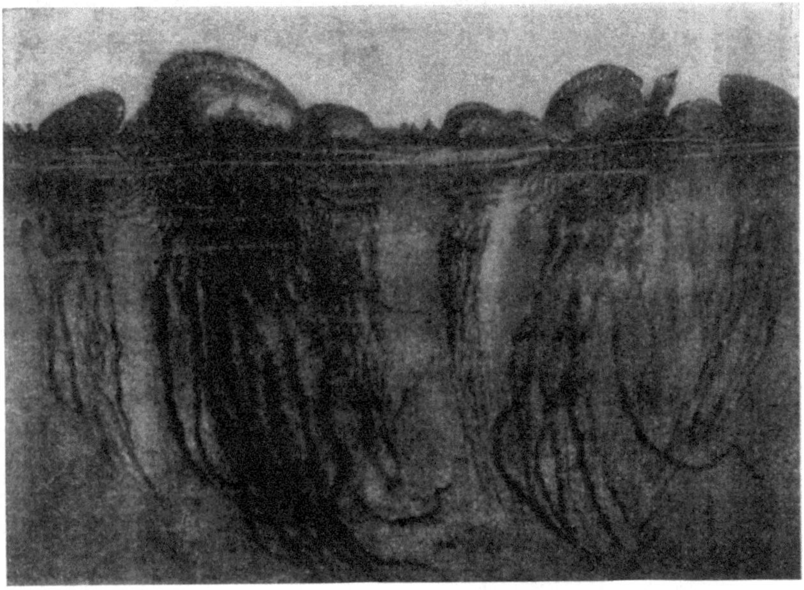

Abb. 144. Staatsquallen (Siphonophoren) mit ihren Schwimmballons.

Das Nonplusultra derartiger hydrostatischer Apparatur bieten jedoch gewisse marine Radiolarien, als deren Beispiel nach den Untersuchungen von Schewiakoff und Brandt *Acanthomia tetracopa* genannt sei. Sie und verwandte Formen besitzen an ihrem Kieselnadelskelet außen angeheftet einen dichten Gallertmantel, der leichter ist als das spezifische Gewicht des Meerwassers. Diesen Gallertmantel können die Zellen einziehen und wieder ausspannen; dadurch allein können sie ihre Wasserverdrängung ändern, aufsteigen und sinken, wodurch das moderne Unterseeboot sein technisches Naturvorbild gefunden hat. Aber nicht genug daran, auch das System der Hilfsballons, wie es im Bau der Zeppeline angewendet ist, wird von den *Thassalicollen* benützt. In ihrem äußeren Plasma sind zahlreiche Vakuolen vorhanden, die mit einer bisher noch nicht ganz genau bekannten Flüssigkeit gefüllt sind. Aus ihrer Wirkung läßt sich aber erschließen, daß sie leichter als das Meerwasser ist. Es steht ganz im Bereich der Reiztätigkeit der Zelle, diese Vakuolen zu entleeren (und dadurch schwerer zu werden) oder ihre Zahl und Größe zu vermehren.

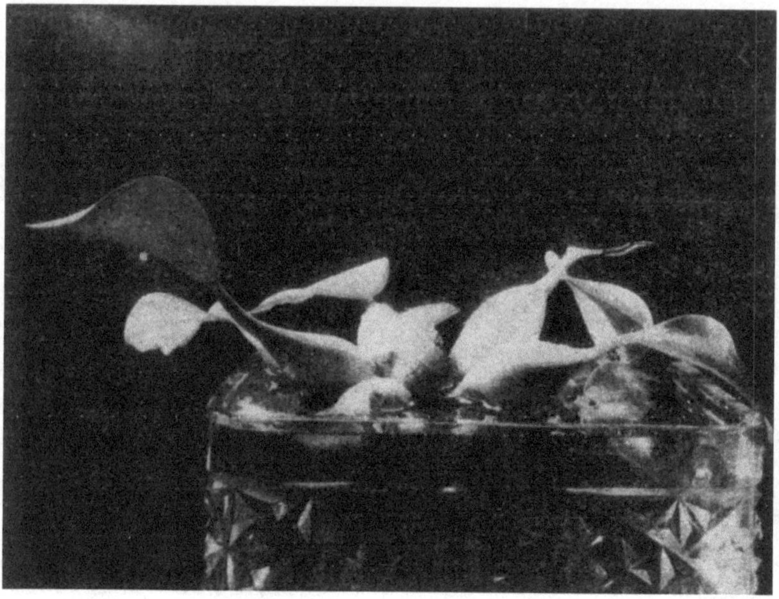

Abb. 145. *Eichhornia crassipes* mit ihren Schwimmballons. (Original.) $^1/_3$ verkl.

Bei der Entleerung sinkt die Zelle, bei der Sekretion neuer Vakuolenflüssigkeit steigt sie wie ein neugefülltes Luftschiff in die Höhe.

Ein anderes Radiolar (die *Acanthometriden*) bedient sich einer Einrichtung, welche auf den physikalischen Gesetzen der Gummibälle, wie sie der Histologe am Gefriermikrotom oder der Photograph zur Auslösung der Kameraverschlüsse verwendet, beruht.

Die Zellen besitzen ein Skelet von 20 im Mittelpunkt zusammenstoßenden Kieselnadeln (die nach dem Müller'schen Gesetz angeordnet sind); um jede der Stacheln sind zarte, hyaline und kontraktile Fäden so angebracht, daß ihr eines Ende mit dem Stachelende, das andere mit den äußeren Ektoplasmaschichten verbunden ist. Wenn die Fasern sich zusammenziehen, verringert sich der Umfang der Zelle und das im Gallertmantel befindliche Wasser wird herausgepreßt; erschlaffen die elastischen Fasern, schwillt das Körperchen wieder an. Dementsprechend sinkt es aber oder steigt empor (Abb. 146).

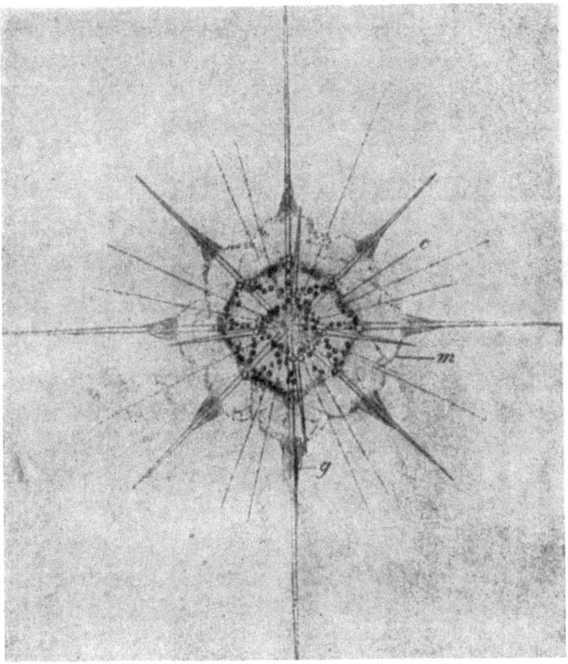

Abb. 146. Radiolar mit seinem hydrostatischen Apparat. (Nach Claus.)

In beiden Fällen sieht sich der Techniker vor Naturerfindungen, denen er teilweise gerade nur Errungenschaften der neuesten Zeit an die Seite stellen kann.

Montgolfièren produziert die Pflanzenzelle übrigens nicht bloß im Wasser. Ein Warmluftballon von ziemlicher Leistungsfähigkeit wird von den einheimischen Nadelbäumen, im besonderen von den Kiefern (*Pinus*) hergestellt.

Pinus ist ein Windblütler, der im Mai in seinen Staubblüten kolossale Mengen von Pollenkörnern bildet. Jede dieser Zellen

(Abb. 147) ist in einer derben Hülle eingeschlossen, die beiderseits mit Luft gefüllte Säckchen trägt. Die Pollenkörner fallen aus den Staubbeutelfächern auf die Oberseite der darunter stehenden Staubblätter, wo sie liegen bleiben (Abb. 147 *C*). Die Morgensonne bescheint sie und zufolge des bekannten physikalischen Gesetzes, das auch jedem Luftschiffer jederzeit in praktische Erinnerung gerufen wird, erwärmt sich im Innern

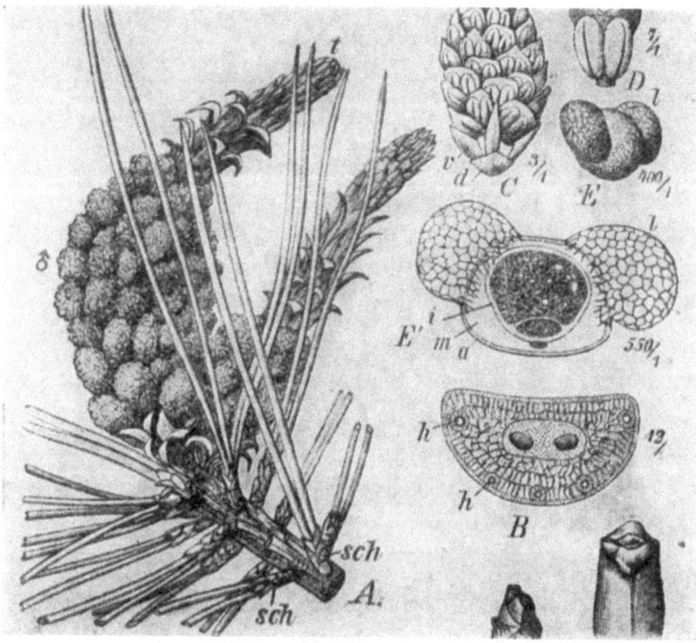

Abb. 147. Kiefernblüten(*Pinus silvestris*)-trieb (*A*) mit Pollen (*E* und *E'*), die Warmluftbehälter (*l*) mit sich führen. Schematisch.

des Ballons die eingeschlossene Luft rascher als die umgebende. Das Staubkorn wird schon vom leisesten Luftzug abgeholt und steigt sofort empor. Man kann sich an windstillen Maitagen leicht davon überzeugen, daß über dem Kiefernwald eine leuchtend goldgelbe Wolke feinen Staubes steht. Gelegentlich einer zufälligen Beobachtung an einer Felswand im Gebirge weiß ich, daß der Pollen an 30—50 m über den Wipfeln noch in Massen schwebt.[1] Während dem Tagesmaximum bleiben sie

[1] allerdings lagen an der besonnten Felswand die Verhältnisse besonders günstig.

auch oben schweben und sinken erst in den Abendstunden, entsprechend der Abkühlung langsam nieder. Gerade auf die Samenblüten, die sich frei auf der Spitze der Langtriebe erheben.

Pinus führt also im Dienste seiner Arterhaltung regelrechte Luftschiffahrten aus; mehr an technischer Leistung kann wohl einer Pflanze nicht zugemutet werden.

Die Pflanzenzelle hat damit einen gewissen Kreis von Anpassungen durchmessen, in dem ihre vielseitigen Leistungen sich auf das Erstaunlichste spiegeln. Ihre Membran hat sich als ein Material erwiesen, das bei jeder technischen Prüfung als Sieger hervorging. In Bezug auf

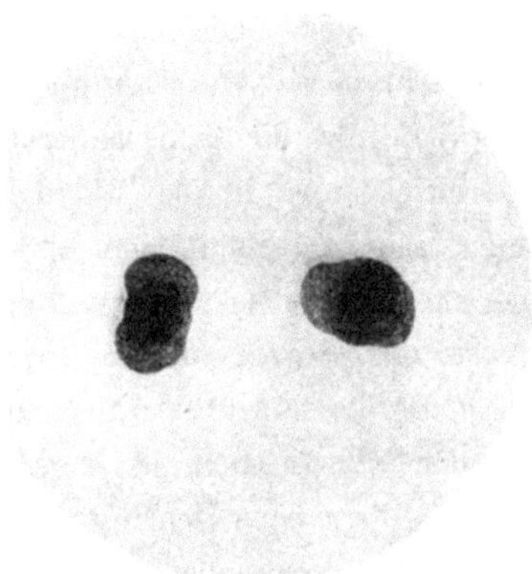

Abb. 148. Kiefernpollen, eine natürliche Montgolfière. (Original.)

Druck- und Zugfestigkeit, Biegungsfestigkeit und Tenazität ist sie ein kaum übertroffenes Material. Nur in einer letzten Beziehung ist sie uns noch nicht näher bekannt geworden. Und das ist ihre Elastizität. Mit ihrer Betrachtung ist dann etwa das abgerundet, was mir über die technischen Leistungen der Pflanze so klar ins Bewußtsein getreten ist, daß ich es versuchen durfte, in einem Bilde nutzbringend auch für andere zusammenzufassen.

Die Elastizität der Pflanzenmembran ist dem Urmenschen und den Kindern geläufiger, denn der Kulturmenschheit, die es verlernt hat mit Pfeil und Bogen umzugehen, obzwar im russischen Heer noch um 1813 tscherkessische Bogenschützen antraten und das Bogenschießen in der Schweiz, in Flandern und England noch immer ein beliebter Sport ist. Die Pfeilbogen der Antike waren zwar zumeist Antilopenhörner, die der Orientalen aber Holz oder Bambus, deren Elastizität damit seine höchste Anerkennung fand. Unübertrefflich galt hierin im deutschen und englischen Kulturkreis das Eibenholz (*Taxus*), mit dem Schußleistungen bis auf 800 m keine Seltenheit sind.

Interessanterweise kann die Pflanze hierzu nicht nur das Rohmaterial liefern, sondern verwendet die Elastizität als technisches Prinzip zur Herstellung von Bögen selbst im Organismus der Schleimpilze (*Myxomyceten*) und Lebermose (*Hepaticae*).

In den Sporenkapseln der Schleimpilze finden sich zwischen den Sporen eingelagert allenthalben feine elastische Zellfäden, sog. Elateren, deren Elastizität dazu dient, die Sporen auseinander zu schleudern und dadurch auszusäen. Gleiches findet man in den Sporenkapseln des Brunnenlebermosoes (*Marchantia*), An dessen Elateren findet sich eine feinere Struktur, die zu besonders elastischen Leistungen befähigt. In der Elaterenzelle sind in der Wand zwei elastische Wandverdickungen eingelagert die in regelmäßigen Spiralen einen Achsenstab so umschlingen, wie am Stab des Merkur die zwei Schlangen den Kaduceus. Es ist also das Prinzip der Scherenspreizen und der Federung, von dem z. B. der Kamerabau neuerer Zeit so viel Gebrauch macht, im Bau der Pflanze ebenfalls angewendet (Abb. 149).

Benutzt ist hierbei das Bestreben der festen Körper, nach erlittener Gestaltsänderung wieder ihre ursprüngliche Form anzunehmen. So definiert die Mechanik den Begriff der Elastizität. Die Materialprüfung erstreckt sich hierbei sowohl auf Verschiebungs- wie auf Volumelastizität. Wird z. B. ein Silberdraht von 1 m Länge und 1 mm² Querschnitt so aufgehängt, daß er an seinem unteren Ende mit dem Gewicht eines Kilogramms beschwert ist, so verlängert er sich erfahrungsgemäß um 0,14 mm. Ein doppeltes Gewicht verlängert ihn um das Doppelte. Auch die Verlängerung des Drahtes zieht eine proportionale Verlängerung nach sich, allerdings nur innerhalb einer gewissen Grenze. Andererseits steht die durch die nämliche Kraft hervorgebrachte Verlängerung zum Querschnitt des Drahtes im umgekehrten Verhältnis.

Nach diesen Gesetzen ist also das elastische Verhalten eines Körpers vollständig bekannt, wenn man weiß, um welchen Bruchteil seiner Länge ein Draht von 1 mm² Querschnitt durch eine Zugkraft von 1 kg verlängert wird. Diese Ziffer wird durch den Dehnungskoeffizienten angegeben. Und dieser beträgt bei Silber $^1/_{7300}$, bei Gold $^1/_{8000}$, bei Eisen

$^1/_{21000}$, Stahl $^1/_{19000}$, bei Tannenholz aber $^1/_{1113}$. Je kleiner der Koeffizient ist, desto elastischer ist die betreffende Substanz, so daß also Holz in dieser Tabelle am besten abschneidet und die Pflanze wieder einmal Sieger geblieben ist. Umso mehr, als Kautschuk, der elastischeste aller Körper ist, weil sein Elastizitätskoeffizient gar nur $^1/_{300}$—$^1/_{350}$ beträgt. Und daß der Bast in Bezug auf das Tragvermögen bei der

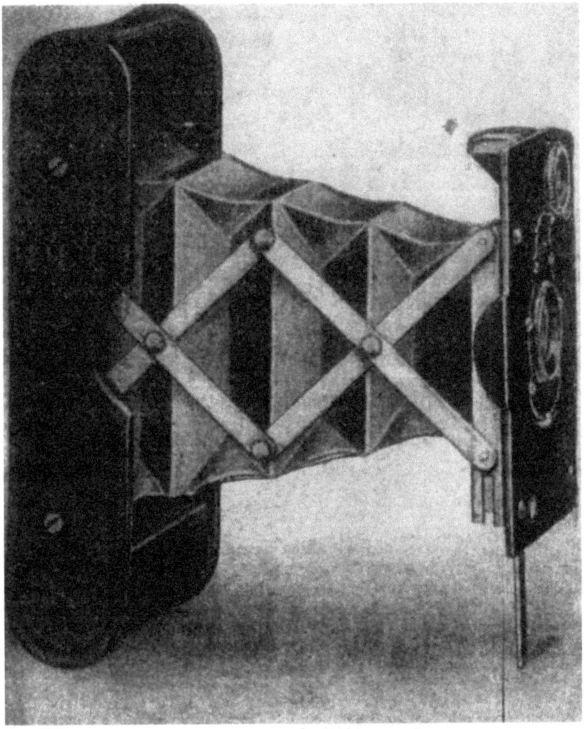

Abb. 149. Scheerenspreizen einer modernen photographischen Kamera.

Elastizitätsgrenze nicht nur dem Schmiedeeisen, sondern mitunter sogar den besten Qualitäten Stahl zur Seite gestellt werden kann, haben wir bereits gehört (S. 200 u. ff.).

Mit solchem Material konnte die Pflanze es allerdings wagen, auch ballistische Probleme zu lösen, und sich nicht nur Schleudern, sondern auch Katapulte, wahre pflanzliche Geschütze zu bauen. Sie sind meisthin in den Dienst ihrer Fortpflanzung gestellt. Ist dies doch so ziemlich die einzige Gelegenheit, bei der für sie das Bedürfnis gegeben ist, rasch auf einen weiteren Kreis ihrer Umgebung mit ihrer Pollen- und Samenverbreitung zu wirken.

Und so seien hier zur Abrundung unseres langsam überreichlich anschwellenden Tatsachenmateriales schließlich noch drei Fälle von vegetabilen ballistischen Konstruktionen beschrieben, in denen die Pflanze ein Vorbild menschlicher Kulturbestrebungen gewesen ist.

Eine große Anzahl von Gewächsen bringt Schleuderfrüchte hervor, deren Zweck es ist, die Samen oder Sporen möglichst weit entfernt wegzuschleudern, um die neue Generation in fremde, ihrem Gedeihen günstige Umgebung zu bringen und den von der Mutter besiedelten Lebensraum von der Konkurrenz der Nachkommenschaft frei zu halten. Zu diesem Zweck wird in den einfacheren Fällen der Turgor in Anspruch genommen. So z. B. von dem Pilzchen *Pilobolus cristallinus* (Abb. 2 b), das auf einem von Zellsaft geschwellten Endkeulchen seiner Fäden den osmotischen Druck autoregulativ so steigert, daß das obere die Sporen tragende Köpfchen bis einen Meter weit weggeschleudert wird, was angesichts der Kleinheit des nur kaum 3—4 Millimeter messenden Geschützes eine ballistische Leistung erster Ordnung ist.

Diese Sporenartillerie eignet einer ganzen Zahl von Pilzen, von denen einzelne gelegentlich solcher Entladungen sogar knallen (z. B. *Sphaerobolus*).

In anderen Fällen geschieht das Abwerfen von Sporen nicht durch Turgorsteigerung, sondern durch Ausnutzung der Elastizität der Zellmembran. Solches gilt z. B. von den Sporangien der Farne Diese Pflanzen umschließen ihre Sporen mit einer Kapsel, in deren Wandung ein Ring von Zellen so eingebaut ist, daß durch Krümmung ihre Elastizität bis an die Grenze in Anspruch genommen ist. Da nun der Elastizitätskoeffizient steigt, je weniger saftreich die Pflanzenfaser ist, muß bei dem Absterben und dadurch bedingten Austrocknen der Sporangien mit Sicherheit der Moment kommen, in dem diese Grenze überschritten und der Inhalt durch die, gleich elastischen Federn auseinanderschnellenden Teile der Sporenkapselwand verstreut werden muß.

Wieder sehen wir hier das Prinzip der elastischen Feder (vgl. auch S. 51) in Anwendung, dem wir schon einmal unter den technischen Leistungen der Pflanze begegneten.

Da nicht nur der Aufbau, sondern auch die Zerstörung von Kulturwerten zu dem Kreis menschlichen Kulturlebens zu gehören scheint, haben die Menschen von je besondere Aufmerksamkeit den Gesetzen des Wurfes zugewandt, auf denen letzten Endes alle Kriegführung beruht.

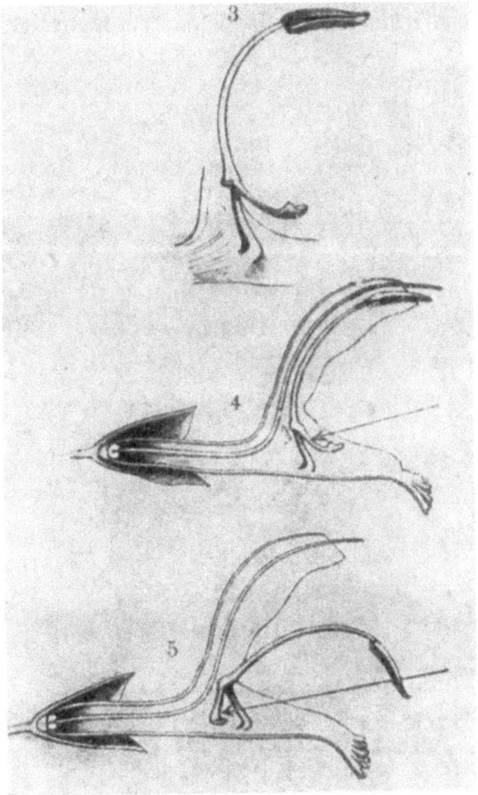

Abb. 150. Schlagwerk des Salbeis in schematischem Längsschnitt (3) in Funktion (4—5). Nach Kerner.

Es kann uns nicht zugemutet werden, hier ein Kompendium der Ballistik aufzurollen, obzwar dies nur dazu dienen würde, auf das Erstaunlichste nachzuweisen, bis in welche Einzelheiten hinein die Pflanze diese Gesetze beherrscht und zu ihrer Anwendung Vorsorge trifft.

Einige der wichtigeren Tatsachen werden genügen, um die nötige Beweiskraft für das Gesagte aufzubringen.

Es ist vorteilhaft, das Geschoß beim Abfeuern in eine Drehbewegung zu versetzen. Dies ist uns schon entgegengetreten, als wir in den Schwimmformen der Flagellaten Gegenstücke der Projektile erkannten (vgl. S. 241).

Eine zweite Erfahrungstatsache lehrte uns die Flugbahnen der Geschosse so zu berechnen, daß sie mit einem Winkel von 45° beginnen. Es wird dadurch die günstigste Möglichkeit ausgewertet.

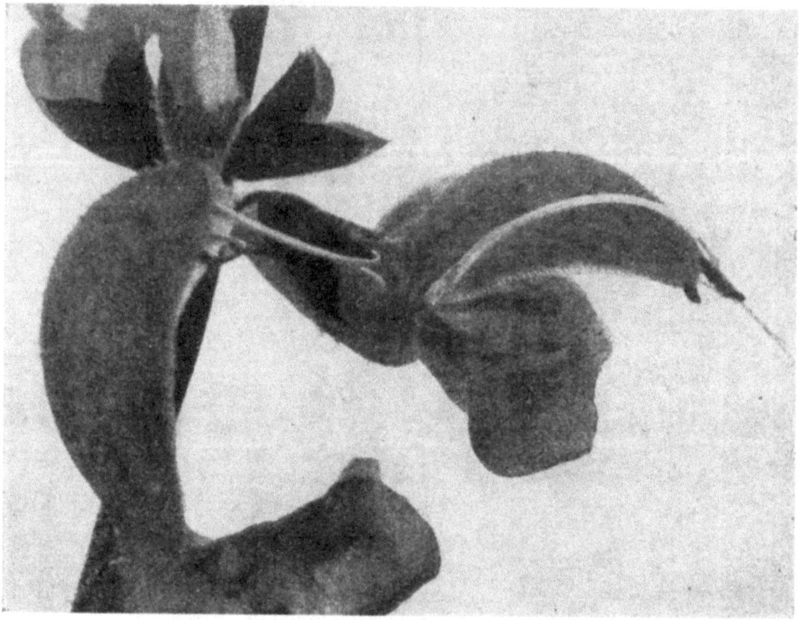

Abb. 151. Wiesensalbei (*Salvia*) mit seinem Staubfädenschlagwerk. (Original.) (Schwach vergr.)

Drittens trachtet man, allen Geschossen eine möglichst günstige Flugform zu geben, die aus den beigegebenen Abbildungen 139—140 rascher zu ersehen ist, denn aus einer theoretischen Betrachtung.

Besonders beachtet man, daß der Luftwiderstand mit der Geschwindigkeit des Geschosses wächst, und daß schwerere Geschosse mit kleinem Querschnitt und einer Zuspitzung am Vorderende diesen am besten überwinden. Dies hat zur allgemeinen Einführung der Langgeschosse (Abb. 140 *A—B*) geführt, weil diese eine hohe Querschnittsbelastung besitzen. Als günstige Formen haben sich dabei mehr als 2, sogar 4 (und bei Artilleriegeschossen sogar 5) Kaliber ergeben.

Alle diese Einsichten und noch vieles, was hier gar nicht gestreift wurde, hätte der Geschützkonstrukteur längst der Pflanze ablernen können. Wo es ihr darauf ankommt, mehr rasante Bahnen zu erzielen, also weit wegzuschleudern, wendet sie gezogenes Geschütz an, d. h. sie versetzt die Fruchtklappen oder Fruchtkörper im Moment des Aufspringens in Drehbewegungen, wodurch sich die Längsdrehung dem Geschoß mitteilt. Dies ist der Fall bei den Pilzen *Penicillium*, *Botrytis*,

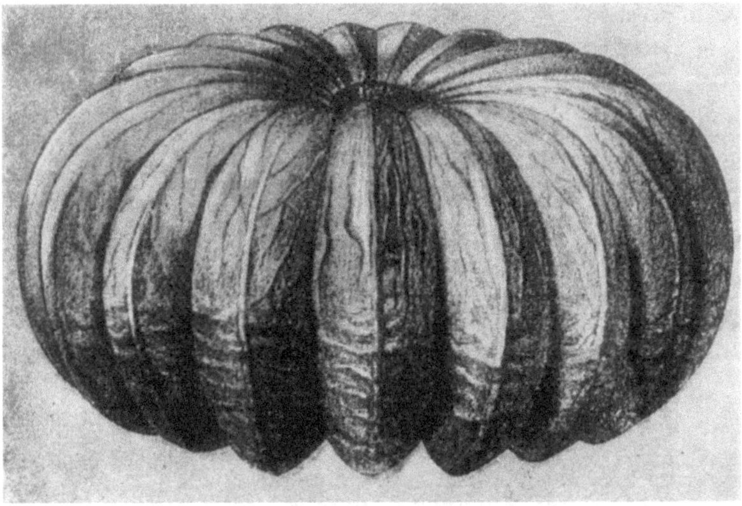

Abb. 152. Frucht von *Hura crepitans*, eine „Bombe" der Pflanzenwelt. (Nach Wettstein.)

oder bei *Wistaria sinensis*, die dadurch ihre Früchte 10 m weit abschießt.

Mehrfacher Kaliber ist im allgemeinen häufiger (Abb. 139 C,) als die Form der Schrotkörner, die allerdings auch nicht fehlen, ebensowenig wie Turbinengeschosse (Abb. 140 C_1), als welche wohl Früchte gelten können, die durch ihre Form in einer Bogenlinie abfallen.

Die Zuspitzung am Vorderende kehrt bei vielen geschleuderten Samen wieder (Abb. 140 B_1) und auch der Abgangswinkel von 45° ist bei den meisten derartigen vegetabilen Geschossen genau vorgesehen. Die

Studien von C. Steinbrinck[1] bieten hierüber der Militärwissenschaft eine schier unerschöpfliche Fülle von belehrenden Tatsachen, wenn sie auch dort noch nicht genügend ausgewertet sind.

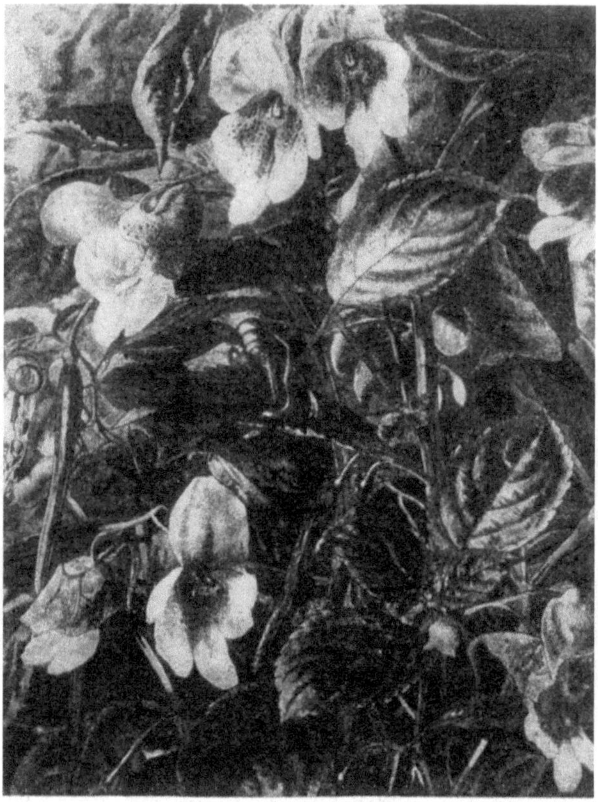

Abb. 153. Springkraut (*Impatiens*) mit seinen elastischen Fruchtmechanismen. (Nach Warburg.)

Es werden dadurch von vielen Pflanzen mit Schleuderfrüchten, so gute Flugbahnen erzielt, daß sich die Pflanze mutatis mutandis sogar neben den artilleristischen Leistungen des Weltkrieges sehen lassen kann. Die Frucht der Spritzgurke (*Momordica*) ein „Turgorgeschütz" (auch eine noch unausgewertete technische Möglichkeit) explodiert bei der geringsten Verletzung und spritzt ihre Samen meterweit. Die *Cyclan-*

[1] C. Steinbrinck, Untersuchungen. 1878.

theren (Abb. 152) sind wahre Bomben, die mit heftigem Knall explodieren, wobei ihnen eine federnde Klappe die Auslösung besorgt. Die Frucht des Sandbüchsenbaumes (*Hura crepitans*) hat die beste ballistische Leistung. Sie schießt 14 m weit.

Die Früchtchen des Springkrautes (*Impatiens*, Abb. 153), sowie die der *Geraniaceen* sind eigentlich Bogenschleuderer, denen gespannte Federn die Antriebskraft ihrer Geschosse verleihen. Von ihnen ist es

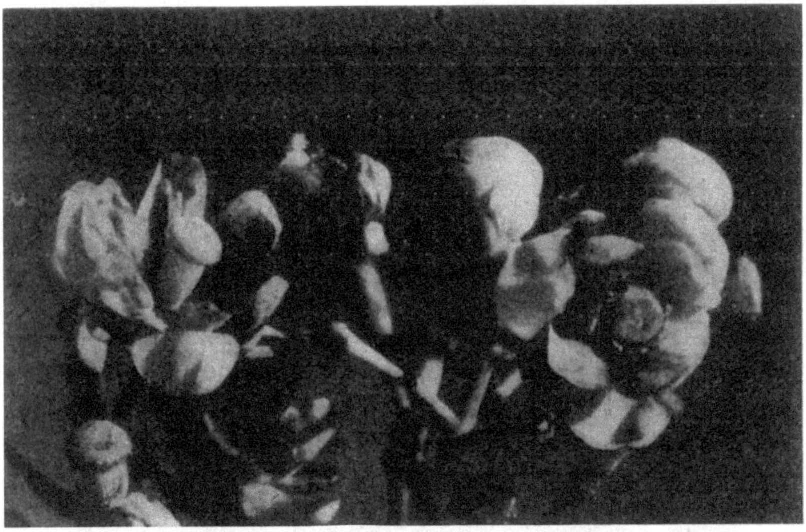

Abb. 154. Die Minenwerfer des Sauerdorns. *Berberis*-Blüten mit ihren Reizbewegungen (rechts) ausführenden Staubfäden. (Original.) Schwach vergr. (Vgl. Abb. 155.)

nur mehr ein Schritt zu so vollkommenen Apparaten wie sie einige Blüten hervorgebracht haben und die den Beschluß unserer langen Liste der Pflanzentechniken machen mögen.

Gemeint ist hierbei der Staubfaden des Sauerdorns (*Berberis*), der mit einem lebenden Schleudermechanismns versehen, eines der klassischen Beispiele mechanischer Zelleistungen ist.

Berberis hat bewegliche Staubfäden (Abb. 154), die an ihrer Basis mit Sinneshaaren versehen, durch deren Reizung zu plötzlichen osmotischen Bewegungen veranlaßt werden. Berührt man den Fuß des Staubfadens mit einer Nadel, so springt sofort der ganze Staubfaden mit merklichem Ruck nach vorn, und da er in zwei seitlich angehängten löffelartigen Staubbeuteln Pollen trägt, stäubt er den Störenfried der Blüte ein. Das ist der Zweck der ganzen Vorrichtung, die immer von der Botanik als eines der merkwürdigsten Beispiele pflanzlichen Sinneslebens gewertet wird, während sie ein nicht minder merkwürdiges für ein in unserer Technik nicht existierendes osmotisches Onager ist.

Denn mit den Waldeseln (Abb. 155) mittelalterlicher Belagerungskunst, die in den Steinschleuderern tiroler Landesschützen und den

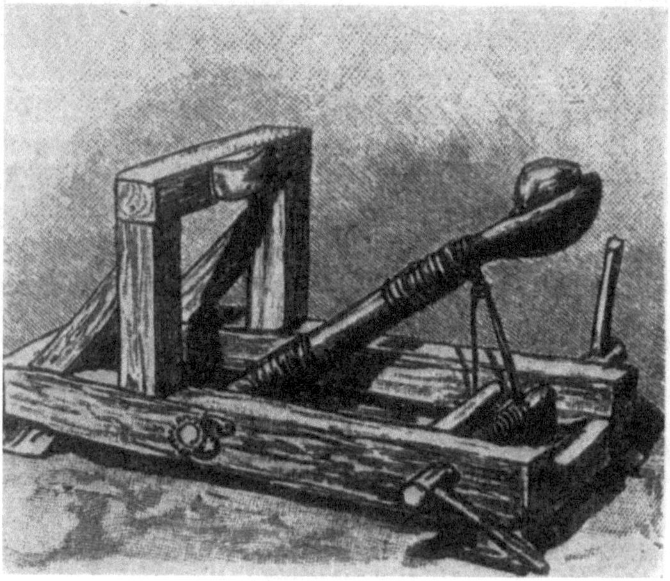

Abb. 155. Ein Onager (Steinschleudermaschine) des Mittelalters. (Vgl. Abb. 154.)

Minenwerfern ihre moderne Auferstehung erlebten, kann man auf Einrichtung und Wirkung hin die Staubfäden von *Berberis* in eine Parallele stellen.

Nur in der Wirkung gleich, anders jedoch im mechanischen Prinzip funktionieren endlich die Schlagwerke des Salbei (*Salvia*) (Abb. 150/51) — die der Mechaniker nur zu sehen braucht, um sofort zu wissen, daß er hier eine Anwendung des Hebelprinzipes vor sich hat, wie es im ungarischen Dorfbrunnen wieder verwendet ist. Wenn man den kürzeren Arm niederdrückt, wird der längere einen entsprechend ansehnlicheren Weg beschreiben, im Fall der Blüte dem Blütengast mit dem gefüllten Eimerchen voll Blütenstaub in den Pelz fahren, im Fall des Dorfbrunnens den Eimer bis zum Wasserspiegel hinabsenken, um zu schöpfen.

Es weiß eben die Pflanze vom ersten Augenblick an, in dem ihr zum Leben erwachenden Keimling den ersten Lösungsvorgang in seinen Nährstoffvorräten einleitet, bis zu dem Moment, in dem sie mit Blühen und Verbreitnng ihrer Nachkommenschaft den Kreis ihres Einzellebens abschließt, stets das ganze Register aller chemischen und physikalischen Gesetze zu handhaben, auf dessen teilweiser Meisterung wir so stolz sind, daß wir oft im Übermut unsere Technik gleichsam als die Krone unserer Kultur und das echteste Zeichen der die Natur überragenden Intelligenz des Menschen einschätzen wollten.

V. Schlußzusammenfassung.

Als wir an die vorliegenden Untersuchungen herantraten, stellten wir uns als Problem: Entwicklung als ein Werdendes, das Leben als Aktivität aufzufassen und gelangten dadurch zur Nötigung, der Pflanzenzelle ein „Kulturdasein" mit technischen, künstlerischen, sozialen Leistungen zu vindizieren. Als Beweis für die Richtigkeit unserer Ansicht mußte es gelten, wenn es gelang, Zeugnisse dieser Aktivität aufzutreiben.

Und in einem Untersuchungsgang, dessen Mühsal den kaleidoskopisch sich aufdrängenden Bildern kaum anzusehen ist, haben wir nun wenigstens das eine dieser Gebiete, das der technischen Leistungen durchschritten. Die anderen (das der künstlerischen Leistungen wurde wenigstens in der Frage der Baustile gestreift), sind nicht weniger dankbar, erfordern aber ebenso mühsame Untersuchungen für sich und werden nicht ausbleiben.

Nun bin ich mit der mir gestellten Aufgabe zu Ende und nichts anderes bleibt mehr zu tun, als in einem plastischen Bilde das Erarbeitete nochmals zu überblicken und auf seinen schon fließenden Nutzen, auf seine Tragweite hin, durchzudenken.

Und da darf man voll Stolz und freudigem Erstaunen das Wort aussprechen: Unermeßlich und unausdenkbar ist der Gewinn, den wir nunmehr sichern können. Die Pflanze besitzt technische Leistungen. Daran haben wir nicht gezweifelt. Nie hat aber jemand daran gedacht, daß diese technischen Leistungen so allumfassend, ausgedehnt, unerhört, hochgesteigert, kompliziert, dermaßen dem menschlichen Können überlegen sind, wie hier nachgewiesen ist.

Zu allen diesen Epitheta gibt uns das überreiche Tatsachenmaterial wohlberechtigten Anlaß, das in den vorausgehenden Seiten ruht.

Jede Art von technischem Können ist damit als Kultureigenschaft des Pflanzenplasmas nachgewiesen.

Das Mechanische Können der Pflanze hat Formen hervorgebracht, die auf dem Prinzip des Kreisels beruhen. Als Beispiel diene die Flagellatengattung *Errera* (S. 233). Die Pflanze bewegt sich als Kieselalge nach dem Prinzip des Segner'schen Wasserrades (S. 243, Abb. 142). Sie schuf sich in den Elateren Organe, die nach Art der Scherenspreizen funktionieren (S. 252, Abb. 149). Die Kieselalgen haben ihren Bergkristallpanzer ausgespreizt wie wir einen Koffer spreizen (Abb. 13); sie verwenden an seinen Ecken Beschläge (S. 40 Abb. 20). In den Zellen sind die Zellorgane nach Art der Kugellager (S. 168 Abb. 83) angeordnet. Die Schließzellen der Spaltöffnungen sind dem Wesen nach automatische Verschlüsse (Abb. 42 S. 51). In ihnen sind elastische Federn tätig (Abb. 42 S. 51), ebenso in den Schleuderfrüchten (Abb. 152 S. 259). Die Pflanze hat das Prinzip der Evakuationspumpe (S. 28 Abb. 12) angewendet und erfunden.

Aus dem Können des Maschineningenieurs verwendet die Pflanze folgende Konstruktionen: Die technische Grundform der Röhre in den Gefäßen (S. 29 Abb. 8), sie baut Hebewerke gelegentlich des Saftsteigens (S. 27), hydraulische Pressen (S. 48 Abb. 24) in den Hydathoden, sie schuf sich Röhrenkühler in den Gefäßen und Interzellularen (S. 176 Abb. 82), Kühleinrichtungen mit Kohlensäurebetrieb in *Dischidia* (Abb. 60 S. 122), Entwässerungsanlagen mit ihren Transpirationseinrichtungen (S. 27), Oberflächenkondensatoren in *Leucobryum* und den Zyphellen der Flechten (S. 20 Abb. 3), ihre Zirkulation leistet dasselbe wie in der Menschentechnik die Holländer, Stofftreiber, Waschtrommeln und Tigger (S. 71 Abb. 32), sie verwendet Dichtungen (S. 53), Kammerfilterpressen (S. 92 Abb. 46), Turbinen in größter Mannigfaltigkeit (S. 225 Abb. 128), sie verwendet I-Träger (S. 196 Abb. 108), mit denen sie Gebilde konstruiert nach Art der Gitterbrücken (S. 202 Abb. 113) und Paulischen Brücken (S. 207 Abb. 111), sie steift ihre Röhren mit Diaphragmen aus (S. 207 Abb. 115), schafft sich in *Marchantia* Schornsteine (S. 121), lagert in den „Kalkdrüsen“ Kesselstein ab (S. 125) und bildet Taue zum Festhalten in den Lianen (S. 22 Abb. 5).

Die Formen unserer industriellen Technik muten vielfach wie und manchmal sogar wie unzulängliche Kopien von Pflanzeneinrichtungen an. So wiederholen die Gradierwerke das Prinzip der Blätter (S. 135 Abb. 65), die photographische Platte verwertet den photochemischen Prozeß, die Reduktionstechniker arbeiten nicht so rationell wie die Pflanzenzellen (S. 130), die Alkoholindustrie bedient sich des chemotechnischen Könnens der Hefepilze (S. 131), das fraktionierte Filtrieren des Bierbrauers wiederholt biologische Vorgänge (S. 95), unsere Beleuchtungslinsen sind Kopien der Bergkristalllinse der Glockenblumen (S. 162 Abb. 76), Zementbereitung hat ihr Vorbild in der Pflanzenwelt (S. 83), die Abwasserreinigung ist eine biologische Technik (S. 84), das Färben, die Lackbereitung, die Herstellung von Gallerten (S. 86) sind als kolloidale Techniken eine Nachahmung biologischer Vorbilder, auch die Herstellung von Samten, Filzen, Parfümen imitiert Leistungen der Pflanzenzelle (S. 192 Abb. 103).

Die Pflanzenzelle kann Wärme erzeugen (S. 140), kann Licht vollkommener als wir herstellen (S. 144), ihre osmotischen Leistungen werden nur unvollkommen nachgeahmt bei der Melasseentzuckerung (S. 106). Sie verwendet in *Phacus* Balanciergewichte (S. 238 Abb. 136), benutzt Kristallisationsschalen (S. 77 Ab. 35), kennt elektrolytische Vorgänge (S. 127), bereitet im Viszin bessere Klebestoffe als wir (S. 89) und unsere Korkindustrie steht ganz auf ihrer Mithilfe.

Auch auf Schiffskonstruktionen lassen sich die Pflanzengewebe ein. Man findet bereits an Einzellern Kiele, so bei *Pyramidochrysis* (S. 239) und Steuerruder (*Rhizosolenia* S. 232 Abb. 126); alle gebräuchlichen Propellertypen (S. 229 Abb. 133) und noch einige dazu sind verwirklicht, ebenso bei den Kieselalgen das Prinzip der Turbinenschiffe (S. 242 Abb. 142); einzelne Algen sind veritable Bojen (Abb. 246 S. 144), sie haben Ausleger (z. B. *Chaetoceras*, S. 241 Abb. 125), verwenden Taucheinrichtungen gleich den Unterseebooten (S. 247 Abb. 146), wenden in den Septen der Diatomeen das Schottensystem an (S. 207 Abb. 43) und bilden für Landreisen Segel (z. B. die Ulmusfrüchte, und Kabel in den Wurzeln (Abb. 100).

Überraschend viele Einzelheiten sind durch die Pflanzenzelle dem

Artilleriekonstrukteur vorweggenommen: Es gibt im Pflanzenreich Gebilde nach Art der Turbinengeschosse (*Mallomonas*, S. 241 Abb. 140 und Früchte (Abb. 152)), Torpedoformen (*Phacus*, S. 237 Abb. 138), Drehpfeile und Fliegerpfeile (S. 239 Abb. 140); das Prinzip der gezogenen Geschütze ist angewendet (S. 238 Abb. 136), Minenwerfer und Onager sind tätig (S. 260 Abb. 148); man kennt die Rotation der Geschosse (S. 257), man kennt explodierende Bomben (S. 259), das Prinzip der elastischen Federn (S. 254 Abb. 150) und Sicherungsbauten nach Art der Panzertürme bei Kieselalgen (S. 34 Abb. 13).

Auch der Luftschiffer wird seine technischen Leistungen wieder finden. *Anisonema* steuert ihren „Flug" durch eine Schleppgeißel nach dem Prinzip eines Schlepptaues (S. 234 Abb. 131), *Anabaena* ist ein wahrhafter Gasballon (S. 107), der *Pinus*pollen eine Montgolfière (S. 215 Abb. 121) und Fallschirme (S. 217 Abb. 123) werden von Früchten sonder Zahl in höchst raffinierter Konstruktionen angewendet, Höhensteuer von den Flagellaten.

Dem Chemiker sind die technischen Leistungen ein Gegenstand des Neides und ein Vorbild. In ihnen findet er Lösungen (S. 65), die Anwendung von Filtern (S. 89), Kolloiden (S. 82), die Vorgänge der Sublimation (S. 78), Destillation (S. 120), Oxydation (S. 128), Reduktion (S. 130), Elektrolyse (S. 127); die Pflanze hat besondere Techniken für Analysen in der Fäulnis und für Synthesen, durch die sie in Zucker, Stärke, Fett, Eiweiß, Kautschuk und Enzymen zusammengesetzte Körper darstellt, die ihm versagt blieben.

Schließlich hat auch der Architekt seine Leistungen in denen der Pflanze wiedergefunden. Sein Eisenhochbau kopiert ihre Gesetze (S. 37 Abb. 15), seine Gerüstbauten, Verspreizungen und Verspannungen sind denen der *Dasycladiaceen* nicht überlegen (S. 88), sein Fachwerk ist ebensowenig etwas Neues wie die Anwendung von Ziegeln, deren Prinzip von den kolloidalen Zellen (S. 84 Abb. 40) viel vollkommener vorweggenommen wurde, so wie der Mörtel durch die Adsorption (S. 83) der Zellflächen. Die Pflanze hat Gebilde, die in den Hohlziegeln und Kohleziegeln (S. 173) imitiert werden, sie kennt Verblendungen (S. 176), I-Träger, das Mauerwerk der Antike aber auch ganz neue verzahnte Formen (S. 180 Abb. 92), den Begriff der Fenster, der Türrahmen in den Schließzellen (S. 51 Abb. 26), sie hat Füllungen und Pilaster (Abb. 30 S. 61), ist das Vorbild aller Säulen (S. 184 Abb. 104) mit Architrav und Basis, sie erbaut Gewölbe in ihrem Zellengefüge (S. 178 Abb. 181), hat in den Lenticellen das Prinzip der Dachlucken, bei *Marchantia* das des Schornsteines angewendet (S. 177 und baut vor allem in ganz bestimmten Stilen.

Mehr findet sich im vorliegenden Werk nicht nachgewiesen, obwohl es ein Leichtes wäre, die Zahl der Belege zu vervielfachen, mit einer umfassenderen technischen Kenntnis als der meinen noch viele Brücken zwischen historischen und modernen Techniken sowie der Pflanzenaktivität zu schlagen. Um aber das Gesetz zu finden, dazu genügt das bisherige, und darum halte ich dieses Buch, den Vorläufer einer ganzen Literatur und Forschungsrichtung dennoch für abgerundet.

Schon jetzt ist Frage über Frage, Anregung über Anregung Problem über Problem aufgetürmt. Es ist möglich, über technische Phylogenie der Pflanze und des Menschen zu forschen, eine Philosophie der Erfindungstätigkeit wird in ihren Grundlagen sichtbar, das Telelogieproblem zieht von allen Seiten neu beleuchtet, die Aufmerksamkeit auf sich, die neue Wissenschaft der Biotechnik ist begründet und fordert die analytische Durchpflügung ihres Gebietes.

Alles das ist Sache einer erfolgverheißenden und arbeitsreichen Zukunft.

Um aber auch jene, die — und zwar mit Berechtigung — von einer neuen wissenschaftlichen Idee fordern, daß sie durch ihre Heuristik ihre Zumutung beweise, von uns so viele neue Arbeit und geistige Umstellungen zu fordern, von dem heuristischen Wert der hier dargestellten neuen Forschungsrichtung zu überzeugen, will ich noch auf zwei Parallelreihen hinweisen: auf die neuen Probleme, die meiner Wissenschaft der Botanik nunmehr gestellt sind und auf jene die überreich im Fluß der Darstellunu für den Techniker auftauchten.

Neue botanische Fragestellungen zeigten sich uns in der Möglichkeit, eine Ökonomie der Nahrungsverteilung im Zellstaat festzustellen (S. 149). Neu zu schaffen ist eine cytologische Mechanik (vgl. S. 170), an der es heute völlig fehlt. Fruchtbar ist es, die kolloidale Natur der Pflanzenmembran als Erklärungsprinzip der mechanischen Leistungen der Zellwand heranzuziehen (vgl. S. 157), was bisher kaum in Angriff genommen wurde.

Höchst fruchtbar erscheint das Stadium der Schwimmbewegungen der Einzeller (vgl. S. 234) nach den von uns ausgeführten Gesichtspunkten; man wird damit zu einem mechanischen Verständnis der Formgestaltung auf einem Gebiet kommen, wo es bislang noch ganz fehlt.

Neu war im Rahmen der Darstellung für den Botaniker das nun erlangte tiefere Verständnis für die Funktion der gehöften Tüpfel (S. 93) als Teile einer Kammerfilterpresse, die Auffassung der Zelllinsen als Beleuchtungsapparate (Abb. 163), der Nachweis von Kühleinrichtungen im Pflanzenstaat (S. 123), neu war endlich die Deutung der Hydathoden als hydraulische Pressen (S. 47).

Völlig reformierend auf die physiologische Pflanzenanatomie muß natürlich auch die hier nachgewiesene Berechtigung einer Ausdehnung der Organprojektion als allgemeines Erklärungsprinzip der Organgestaltung wirken.

Freut es den Verfasser, damit innerhalb seiner eigenen Wissenschaft Erfolge erzielt zu haben, so hat es aber vielmehr allgemeinen und namentlich praktischen Wert, daß er auch dem Techniker neue Wege und Möglichkeiten von der Botanik her aufzeichnen konnte.

Neue Probleme stellt die Pflanze dem Techniker mit ihren bisher unbekannten Turbinen- und Propellerformen sowie besonderen Auslegern und Torpedoformen (vgl. S. 236). Besonders wichtig ist praktisch das Studium der Vakuolenhaut (vgl. S. 105) als Grundlage einer Umwälzung im Bau von Behältern (Kesseln), die hohe Spannungen zu ertragen haben. Neue Möglichkeiten zeigt die Pflanzenzelle bei der ökonomischeren Gestaltung von Röhrenwandungen (S. 29), neu sind die Aussichten auf bessere Verwertung der kolossalen Kräfte, die in der Quellung ruhen (vgl. S. 105). Ungehobene Schätze bergen die Erkenntnisse über Kollenchym (S. 192), die Möglichkeit osmotischer Maschinen, von Wachsgefäßen (S. 112) über die Verspannungen und Gerüstbauten (S. 35), im Pflanzenkörper. Der Architekt hat neue Anregungen, die zur Verwendung kolloidaler Baumaterialien, (vgl. S. 191) führen könnten; vor allem aber reißt sich ihm mit der Frage des Organstiles ein ungeheures Problem voll tiefster künstlerischer und organischer Einsichten auf.

Eine neue Welt von Arbeit, Möglichkeiten und Erkenntnissen liegt schimmernd da, sichtbar geworden durch die glückliche Idee den Entwicklungsgedanken konsequenter zu fassen und die Pflanzenzelle als ein Werdendes und Arbeitendes zu werten.

Es ist aber auch eine neue Welt, in die dieser fruchtbare Gedanke tritt, in einem Zeitalter voll tiefer Zerstörung von Vergangenheiten, in einer Menschheit, die darauf angewiesen ist: die heimische Natur, die Weltkräfte überhaupt nun bei dem Neubau der Kultur des XX. Jahrhunderts ganz anders auszunutzen wie bisher.

Es ist mir ein tiefes Gefühl von Genugtuung, daß ich, mit dieser Gabe, meiner Pflicht, beizutragen an dem großen Kampf um die Ideale des Seins, gerade in den großen Jahren der Erneuerung unseres Volkes nachkommen konnte.

Register.

FSC
www.fsc.org
MIX
Papier | Fördert gute Waldnutzung
FSC® C083411

Zeitfracht Medien GmbH
Ferdinand-Jühlke-Straße 7
99095 Erfurt, Deutschland
produktsicherheit@kolibri360.de